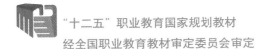
"十二五"职业教育国家规划教材
经全国职业教育教材审定委员会审定

国家卫生和计划生育委员会"十二五"规划教材
全国卫生职业教育教材建设指导委员会"十二五"规划教材
全国高职高专院校教材

供护理、助产专业用

# 护理心理学基础

## 第2版

主 编 李丽华
副主编 张渝成 张 茗
编 者（按姓氏笔画排序）

刘立新（沧州医学高等专科学校）
李 赢（长沙卫生职业学院）
李龙飞（黑龙江护理高等专科学校）（兼秘书）
李丽华（黑龙江护理高等专科学校）
李姗姗（甘肃卫生职业学院）
张 茗（泉州医学高等专科学校）
张纪梅（厦门医学高等专科学校）
张渝成（重庆医药高等专科学校）
周立超（黑龙江护理高等专科学校）
韩 冰（大庆医学高等专科学校）

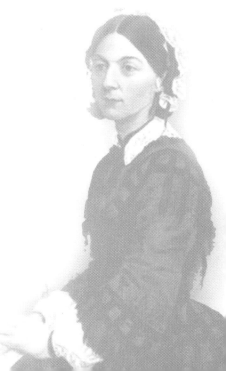

人民卫生出版社

图书在版编目（CIP）数据

护理心理学基础/李丽华主编. —2 版. —北京：
人民卫生出版社，2013

ISBN 978-7-117-18478-6

Ⅰ.①护…　Ⅱ.①李…　Ⅲ.①护理学-医学心理学-
高等职业教育-教材　Ⅳ.①R471

中国版本图书馆 CIP 数据核字(2013)第 310807 号

| | | |
|---|---|---|
| 人卫社官网 | www. pmph. com | 出版物查询，在线购书 |
| 人卫医学网 | www. ipmph. com | 医学考试辅导，医学数据库服务，医学教育资源，大众健康资讯 |

护理心理学基础
第 2 版

主　　编：李丽华
出版发行：人民卫生出版社（中继线 010-59780011）
地　　址：北京市朝阳区潘家园南里 19 号
邮　　编：100021
**E – mail**：pmph @ pmph. com
购书热线：010-59787592　010-59787584　010-65264830
印　　刷：北京人卫印刷厂
经　　销：新华书店
开　　本：850×1168　1/16　　印张：12　　插页：8
字　　数：347 千字
版　　次：2005 年 12 月第 1 版　　2014 年 2 月第 2 版
　　　　　2018 年 1 月第 2 版第 7 次印刷（总第 19 次印刷）
标准书号：ISBN 978-7-117-18478-6/R·18479
定　　价：36.00 元

打击盗版举报电话：**010-59787491**　　**E-mail：WQ @ pmph. com**
（凡属印装质量问题请与本社市场营销中心联系退换）

# 修订说明

第一轮全国高职高专护理专业卫生部规划教材出版于1999年,是由全国护理学教材评审委员会和卫生部教材办公室规划并组织编写的"面向21世纪课程教材"。2006年第二轮教材出版,共23种,均为卫生部"十一五"规划教材;其中8种为普通高等教育"十一五"国家级规划教材,《基础护理学》为国家精品教材。本套教材是我国第一套高职高专护理专业教材,部分教材的读者已超过百万人,为我国护理专业发展和高职高专护理人才培养作出了卓越的贡献!

为了贯彻全国教育工作会议、《国家中长期教育改革和发展规划纲要(2010—2020年)》、《教育部关于"十二五"职业教育教材建设的若干意见》等重要会议及文件精神,在全国医学教育综合改革系列精神指引下,在护理学成为一级学科快速发展的前提下,全国卫生职业教育护理类专业教材评审委员会于2012年开始全国调研,2013年团结全国25个省市自治区99所院校的专家规划并共同编写完成第三轮教材。

第三轮教材的目标是"服务临床,立体建设,打造具有国内引领、国际领先意义的精品高职高专护理类专业教材"。本套教材的编写指导思想为:①坚持国家级规划教材的正确出版方向。②坚持遵循科学规律,编写精品教材。③坚持职业教育的特性和特色。④坚持护理学专业特色和发展需求,实现"五个对接":与服务对象对接,体现以人为本、以病人为中心的整体护理理念;与岗位需求对接,贯彻"早临床、多临床、反复临床",强化技能实训;与学科发展对接,更新旧的理念、理论、知识;与社会需求对接,渗透人文素质教育;与执业考试对接,帮助学生通过执业考试,实现双证合一。⑤坚持发挥教材评审委员会的顶层设计、宏观规划、评审把关的作用。⑥坚持科学地整合课程,构建科学的教材体系。⑦坚持"三基五性三特定"。⑧坚持人民卫生出版社"九三一"质量控制体系。⑨坚持"五湖四海"的精神,建设创新型编写团队。⑩坚持教学互长,教材学材互动,推动师资培养。

本套教材的特点为:

1. **教材体系创新** 全套教材包括主教材、配套教材、网络增值服务平台、题库4个部分。主教材包括2个专业,即护理、助产;5个模块,即职业基础模块、职业技能模块、人文社科模块、能力拓展模块、临床实践模块;38种教材,其中修订23种,新编15种。以上教材均为国家卫生和计划生育委员会"十二五"规划教材,其中24种被确定为"十二五"职业教育国家规划教材立项选题。

2. **教材内容创新** 本套教材设置了学习目标、导入情景/案例、知识拓展、课堂讨论、思考与练习等栏目,以适应项目学习、案例学习等不同教学方法和学习需求;注重吸收护理行业发展的新知识、新技术、新方法;丰富和创新实践教学内容和方法。

3. **教材呈现形式创新** 本套教材根据高职高专护理类专业教育的特点和需求,除传统的纸质教材外,创新性地开发了网络增值服务平台,使教材更加生活化、情景化、动态化、形象化。除主教材外,开发了配合实践教学、护士执业考试的配套教材,实现了教材建设的立体化。

4. **教材编写团队创新** 教材编写团队新增联络评审委员、临床一线护理专家,以保证教材有效的统筹规划,凸显权威性、实用性、先进性。

全套教材将于2014年1月出版,供全国高职高专院校使用。

# 教材目录

说明：

- 职业基础模块：分为传统和改革2个子模块，护理、助产专业任选其一。
- 职业技能模块：分为临床分科、生命周期、助产3个子模块，护理专业在前两个子模块中任选其一，助产专业选用第三个子模块。
- 人文社科模块：护理、助产专业共用。
- 能力拓展模块：护理、助产专业共用。
- 临床实践模块：分为护理、助产2个子模块，供两个专业分别使用。

| 序号 | 教材名称 | 版次 | 主编 | 所供专业 | 模块 | 配套教材 | 评审委员 |
|------|---------|------|------|---------|------|---------|---------|
| 1 | 人体形态与结构 | 1 | 牟兆新 夏广军 | 护理、助产 | 职业基础模块Ⅰ | √ | 路喜存 |
| 2 | 生物化学 | 1 | 何旭辉 | 护理、助产 | 职业基础模块Ⅰ | √ | 黄 刚 |
| 3 | 生理学 | 1 | 彭波 | 护理、助产 | 职业基础模块Ⅰ | √ | 赵汉英 |
| 4 | 病原生物与免疫学※ | 3 | 刘荣臻 曹元应 | 护理、助产 | 职业基础模块Ⅰ | √ | 陈命家 |
| 5 | 病理学与病理生理学※ | 3 | 陈命家 丁运良 | 护理、助产 | 职业基础模块Ⅰ | √ | 吕俊峰 |
| 6 | 正常人体结构※ | 3 | 高洪泉 | 护理、助产 | 职业基础模块Ⅱ | √ | 巫向前 |
| 7 | 正常人体功能※ | 3 | 白 波 | 护理、助产 | 职业基础模块Ⅱ | √ | 巫向前 |
| 8 | 疾病学基础※ | 1 | 胡 野 | 护理、助产 | 职业基础模块Ⅱ | √ | 杨 红 |
| 9 | 护用药理学※ | 3 | 陈树君 秦红兵 | 护理、助产 | 职业基础模块Ⅰ、Ⅱ共用 | √ | 姚 宏 |
| 10 | 护理学导论※ | 3 | 李晓松 | 护理、助产 | 职业基础模块Ⅰ、Ⅱ共用 | | 刘登蕉 |
| 11 | 健康评估※ | 3 | 刘成玉 | 护理、助产 | 职业基础模块Ⅰ、Ⅱ共用 | √ | 云 琳 |
| 12 | 基础护理学※ | 3 | 周春美 张连辉 | 护理、助产 | 职业技能模块Ⅰ、Ⅱ、Ⅲ共用 | √ | 姜安丽 |
| 13 | 内科护理学※ | 3 | 李 丹 冯丽华 | 护理、助产 | 职业技能模块Ⅰ、Ⅲ共用 | √ | 尤黎明 |
| 14 | 外科护理学※ | 3 | 熊云新 叶国英 | 护理、助产 | 职业技能模块Ⅰ、Ⅲ共用 | √ | 李乐之 党世民 |
| 15 | 儿科护理学※ | 3 | 张玉兰 | 护理、助产 | 职业技能模块Ⅰ、Ⅲ共用 | √ | 涂明华 |
| 16 | 妇产科护理学 | 3 | 夏海鸥 | 护理 | 职业技能模块Ⅰ | √ | 程瑞峰 |

| 序号 | 教材名称 | 版次 | 主编 | 所供专业 | 模块 | 配套教材 | 评审委员 |
|------|----------|------|------|----------|------|----------|----------|
| 17 | 眼耳鼻咽喉口腔科护理学※ | 3 | 陈燕燕 | 护理、助产 | 职业技能模块Ⅰ、Ⅲ共用 | √ | 姜丽萍 |
| 18 | 母婴护理学 | 2 | 简雅娟 | 护理 | 职业技能模块Ⅱ | √ | 夏海鸥 |
| 19 | 儿童护理学 | 2 | 臧伟红 | 护理 | 职业技能模块Ⅱ | √ | 梅国建 |
| 20 | 成人护理学※ | 2 | 张振香 蔡小红 | 护理 | 职业技能模块Ⅱ | √ | 云 琳 |
| 21 | 老年护理学※ | 3 | 孙建萍 | 护理、助产 | 职业技能模块Ⅰ、Ⅱ、Ⅲ共用 | √ | 尚少梅 |
| 22 | 中医护理学※ | 3 | 温茂兴 | 护理、助产 | 职业技能模块Ⅰ、Ⅱ、Ⅲ共用 | √ | 熊云新 |
| 23 | 营养与膳食※ | 3 | 季兰芳 | 护理、助产 | 职业技能模块Ⅰ、Ⅱ、Ⅲ共用 | | 李晓松 |
| 24 | 社区护理学 | 3 | 姜丽萍 | 护理、助产 | 职业技能模块Ⅰ、Ⅱ、Ⅲ共用 | √ | 尚少梅 |
| 25 | 康复护理学基础 | 1 | 张玲芝 | 护理、助产 | 职业技能模块Ⅰ、Ⅱ、Ⅲ共用 | | 李春燕 |
| 26 | 精神科护理学※ | 3 | 雷 慧 | 护理、助产 | 职业技能模块Ⅰ、Ⅱ、Ⅲ共用 | √ | 李 莘 |
| 27 | 急危重症护理学※ | 3 | 王惠珍 | 护理、助产 | 职业技能模块Ⅰ、Ⅱ、Ⅲ共用 | | 李春燕 |
| 28 | 妇科护理学※ | 1 | 程瑞峰 | 助产 | 职业技能模块Ⅲ | √ | 夏海鸥 |
| 29 | 助产学 | 1 | 魏碧蓉 | 助产 | 职业技能模块Ⅲ | √ | 程瑞峰 |
| 30 | 优生优育与母婴保健 | 1 | 宋小青 | 助产 | 职业技能模块Ⅲ | | 夏海鸥 |
| 31 | 护理心理学基础※ | 2 | 李丽华 | 护理、助产 | 人文社科模块 | | 秦敬民 |
| 32 | 护理伦理与法律法规※ | 1 | 秦敬民 | 护理、助产 | 人文社科模块 | | 王 瑾 |
| 33 | 护理礼仪与人际沟通※ | 1 | 秦东华 | 护理、助产 | 人文社科模块 | | 秦敬民 |
| 34 | 护理管理学基础 | 1 | 郑翠红 | 护理、助产 | 能力拓展模块 | | 李 莘 |
| 35 | 护理研究基础 | 1 | 曹枫林 | 护理、助产 | 能力拓展模块 | | 尚少梅 |
| 36 | 传染病护理※ | 1 | 张小来 | 护理、助产 | 职业技能模块Ⅱ | √ | 尤黎明 |
| 37 | 护理综合实训 | 1 | 张美琴 邢爱红 | 护理、助产 | 临床实践模块Ⅰ、Ⅱ共用 | | 巫向前 |
| 38 | 助产综合实训 | 1 | 金庆跃 | 助产 | 临床实践模块Ⅱ | | 夏海鸥 |

注:凡标"※"者已被立项为"十二五"职业教育国家规划教材。

# 全国卫生职业教育护理类专业教材评审委员会名单

**顾　　问**

郭燕红　李秀华　尤黎明　姜安丽　涂明华

**主任委员**

巫向前　熊云新

**副主任委员**

金中杰　夏海鸥

**委　　员**（按姓氏拼音字母排序）

陈命家　程瑞峰　党世民　黄　刚　姜丽萍
李　莘　李春燕　李乐之　李晓松　刘登蕉
路喜存　吕俊峰　梅国建　秦敬民　尚少梅
王　瑾　杨　红　杨　军　姚　宏　云　琳
赵汉英

# 主编简介与寄语

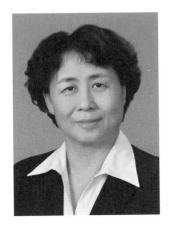

李丽华，教授。现任黑龙江护理高等专科学校党委副书记、副校长，心理学省级学科带头人，黑龙江省卫生系统首批有突出贡献中青年专家。从事教学工作32年，主要承担医学心理学、护理心理学、心理健康教育的教学工作。先后主编国家及省部级规划教材与统编教材21部，在国家级及国家核心刊物发表论文19篇，并有部分论文获奖；主持并完成8项国家级、省部级科研课题，并获多项成果奖。曾荣获全国高职高专"大学生心理健康教育"先进个人、黑龙江省教育厅高校师德先进个人。并赴澳大利亚、德国等国家多所大学及职业院校考察学习。

兼任国家心理咨询师考试黑龙江省专家组成员，中国卫生心理协会心身医学专家委员会委员，省卫生职业学校心理健康教育学会理事长。

**写给同学们的话：**

人们用"美丽、善良、真诚、温柔"来赞誉护士，那是因为当护士面对痛苦不堪的病人时，她会用接纳和真诚的态度使病人鼓起摆脱病魔的勇气；用关爱抚慰病人忐忑不安的心灵；用温柔的双手拉着病人走出心灵的沼泽。希望同学们学会护理心理学的知识和技术，践行"以病人为中心"的整体护理理念，成为人们心中的"白衣天使"！

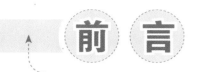

# 前言

本教材按照"十二五"期间教育部高职高专护理类专业培养目标、国家卫生和计划生育委员会行业要求以及社会和岗位对高职高专护理人才的期待,对教材进行设计和编写,教材以现代医学模式和整体护理观为指导,强调心理学基础知识、基本理论和方法与护理学专业实践的有机融合,力求在国内现有同类教材的基础上有所突破和创新,形成自己的特色。

全教材共分为九章。第一章为绪论,介绍护理心理学的相关概念、护理心理学研究的对象与任务、护理心理学的形成与发展以及护理心理学的研究方法;第二章至第四章为心理学的基础知识和基本理论,重点介绍心理过程、个性,主要心理学流派的经典理论,心理应激与心身健康;第五、六章介绍心理评估及心理干预技术等与心理护理密切相关的主要方法和常用技术;第七、八章重点阐述病人心理的一般规律、不同病人的心理特点以及病人心理护理的程序;第九章主要涉及护士心理健康的影响因素与护士自身心理健康的维护。

本教材结合高职高专学生的认知特点,在编写过程中将本教材结构及体例做如下设计:在每章之前列出知识、技能及职业素质三维学习目标,明确学习重点;每章的重要节设置了"导入情景",用临床真实情景激发学生的学习兴趣;各章节中穿插"知识链接"以激发学生思考、拓展学生视野、提高自学乐趣;章末的"难点释疑"、"课后练习"、"问题解决"等栏目可以让学生巩固所学重点知识;"实践体验"用以培养学生感受和理解病人情感的能力。

在教材内容选择上,遵循"三基"、"五性"的原则,以专业培养目标为导向,以职业技能的培养为根本,满足三个需要。在教材的撰写过程中,我们强调了教材内容不用晦涩难懂的专业术语,要保证教材中的理论知识和技术"易懂、好学、易用"。例如,教材中的心理学基础知识和基本理论内容的取舍,心理评估工具以及心理干预技术的选择等,都遵循了这一要求;另外,我们将护理程序贯穿于病人心理护理过程,提高了理论的实用性和可操作性;我们还将临终关怀、感受性训练等知识和方法写入实践指导中,丰富了实践教学内容,加强对学生人文素质的提高。

本书编写过程中,各位编者及所在学校给予了大力支持,将自己的教学、临床经验及成果凝练成文字编入教材中。同时,本书还参考了国内外学者的著作和学术论文,一并向相关作者和单位表示衷心的感谢。

护理心理学是一门发展中的新兴学科,其理论和方法还不能形成严密的体系,许多问题还有待进一步探讨研究。限于编者水平及时间有限,书中不妥及谬误之处在所难免,诚望读者、同行、专家不吝赐教。

李丽华

2013 年 11 月

# 目 录

第一章　绪论 ……………………………………………………………………… 1

第一节　概述 …………………………………………………………………… 1
一、护理心理学及相关学科 ……………………………………………… 1
二、护理心理学的研究对象及任务 ……………………………………… 2
第二节　护理心理学发展概况 ………………………………………………… 3
一、新医学模式与护理观的转变 ………………………………………… 3
二、护理心理学的形成与发展 …………………………………………… 5
三、护理心理学的意义 …………………………………………………… 5
第三节　护理心理学常用的研究方法 ………………………………………… 6
一、观察法 ………………………………………………………………… 6
二、调查法 ………………………………………………………………… 7
三、实验法 ………………………………………………………………… 8
四、心理测验法 …………………………………………………………… 8
五、个案法 ………………………………………………………………… 8

第二章　心理学基础知识 ………………………………………………………… 12

第一节　心理的实质 …………………………………………………………… 12
一、心理是脑的功能 ……………………………………………………… 12
二、心理是客观现实主观能动的反映 …………………………………… 14
第二节　心理过程 ……………………………………………………………… 14
一、认识过程 ……………………………………………………………… 14
二、情绪、情感过程 ……………………………………………………… 26
三、意志过程 ……………………………………………………………… 29
第三节　人格 …………………………………………………………………… 30
一、人格概述 ……………………………………………………………… 30
二、人格倾向性 …………………………………………………………… 31
三、人格心理特征 ………………………………………………………… 34
四、自我意识 ……………………………………………………………… 39

第三章　心理学基本理论 ………………………………………………………… 43

第一节　精神分析理论 ………………………………………………………… 43
一、心理结构理论 ………………………………………………………… 44
二、人格结构理论 ………………………………………………………… 44

三、心理发展理论 ………………………………………………………… 45

四、焦虑与自我防御机制 ………………………………………………… 46

五、释梦理论 ……………………………………………………………… 47

第二节　行为学习理论 ……………………………………………………… 48

一、行为的概念 …………………………………………………………… 48

二、行为学习的原理 ……………………………………………………… 48

第三节　人本主义理论 ……………………………………………………… 51

一、马斯洛的需要层次理论 ……………………………………………… 51

二、罗杰斯的自我形成理论 ……………………………………………… 52

第四节　认知理论 …………………………………………………………… 53

一、认知心理学的发展 …………………………………………………… 53

二、认知理论的主要观点 ………………………………………………… 53

第四章　心理应激与心身健康 …………………………………………… 58

第一节　心理应激 …………………………………………………………… 58

一、心理应激概述 ………………………………………………………… 58

二、心理应激的影响因素 ………………………………………………… 61

三、应激反应与应对 ……………………………………………………… 62

四、心理应激的评估 ……………………………………………………… 65

第二节　心理应激与心身健康 ……………………………………………… 67

一、应激对心身的影响 …………………………………………………… 67

二、应激对心身的影响机制 ……………………………………………… 69

三、心理应激的调适 ……………………………………………………… 70

第五章　心理评估技术 …………………………………………………… 76

第一节　心理评估概述 ……………………………………………………… 76

一、心理评估的概念 ……………………………………………………… 76

二、心理评估的原则与条件 ……………………………………………… 77

三、心理评估的过程 ……………………………………………………… 77

第二节　护理工作中常用的评估方法 ……………………………………… 78

一、行为观察法 …………………………………………………………… 78

二、访谈技术 ……………………………………………………………… 80

三、心理测验法 …………………………………………………………… 82

四、综合分析技术 ………………………………………………………… 83

第三节　常用的心理测验方法 ……………………………………………… 83

一、明尼苏达多项人格调查表 …………………………………………… 83

二、艾森克人格问卷 ……………………………………………………… 84

三、评定量表 ……………………………………………………………… 85

第六章　病人心理干预 …………………………………………………… 90

第一节　心理干预概述 ……………………………………………………… 90

一、心理干预的概念 ……………………………………………………… 91

二、心理干预的分类 ……………………………………………………………… 91
三、心理干预的适用范围 ………………………………………………………… 91
四、心理干预的原则及注意事项 ………………………………………………… 92
第二节　护理工作中常用的心理干预技术 …………………………………………… 94
一、支持疗法 ……………………………………………………………………… 94
二、精神分析疗法 ………………………………………………………………… 96
三、行为疗法 ……………………………………………………………………… 97
四、认知疗法 ……………………………………………………………………… 100
五、家庭疗法 ……………………………………………………………………… 102
第三节　病人心理危机干预 …………………………………………………………… 103
一、心理危机的概念及表现 ……………………………………………………… 103
二、影响心理危机的主要因素 …………………………………………………… 105
三、危机干预的概念与实施程序 ………………………………………………… 105
四、危机干预技术 ………………………………………………………………… 106
五、危机干预的具体措施 ………………………………………………………… 107

第七章　病人心理 ……………………………………………………………………… 111
第一节　病人角色与心理需要 ………………………………………………………… 111
一、病人角色 ……………………………………………………………………… 111
二、病人的心理需要 ……………………………………………………………… 113
三、病人的一般心理表现 ………………………………………………………… 114
第二节　不同年龄段病人的心理特点 ………………………………………………… 117
一、儿童病人的心理特点 ………………………………………………………… 117
二、青年病人的心理特点 ………………………………………………………… 119
三、中年病人的心理特点 ………………………………………………………… 120
四、老年病人的心理特点 ………………………………………………………… 121
第三节　不同病症病人的心理特点 …………………………………………………… 122
一、急性病病人的心理特点 ……………………………………………………… 122
二、慢性病病人的心理特点 ……………………………………………………… 123
三、手术病人的心理特点 ………………………………………………………… 124
四、传染病病人的心理特点 ……………………………………………………… 125
五、恶性肿瘤病人的心理特点 …………………………………………………… 126
六、疼痛病人的心理特点 ………………………………………………………… 127
七、器官移植病人的心理特点 …………………………………………………… 127
第四节　疾病各阶段病人的心理特点 ………………………………………………… 128
一、疾病初期病人的心理特点 …………………………………………………… 128
二、疾病治疗期病人的心理特点 ………………………………………………… 128
三、疾病恢复期病人的心理特点 ………………………………………………… 129
四、临终病人的心理特点 ………………………………………………………… 129

第八章　病人心理护理 ………………………………………………………………… 134
第一节　心理护理概述 ………………………………………………………………… 134

一、心理护理概念 …………………………………………………………………………… 134
二、心理护理的目标 ………………………………………………………………………… 134
三、心理护理的原则 ………………………………………………………………………… 135
四、心理护理与整体护理 …………………………………………………………………… 135
第二节 心理护理程序 ………………………………………………………………………… 136
一、心理护理程序的概念 …………………………………………………………………… 136
二、心理护理程序的步骤 …………………………………………………………………… 136
第三节 影响心理护理质量的因素 …………………………………………………………… 142
一、护士的人文素质 ………………………………………………………………………… 142
二、病房环境 ………………………………………………………………………………… 143
三、人际关系 ………………………………………………………………………………… 143
四、诊疗技术 ………………………………………………………………………………… 144

第九章 护士心理健康与维护 ……………………………………………………………… 148

第一节 影响护士心理健康的因素 …………………………………………………………… 148
一、护士职业的压力 ………………………………………………………………………… 148
二、社会心理支持系统不足 ………………………………………………………………… 149
三、维护心理健康的知识和技能的缺失 …………………………………………………… 150
四、社会文化方面的偏见 …………………………………………………………………… 150
五、护士自身心理素质 ……………………………………………………………………… 151
第二节 护士心理健康的自我维护 …………………………………………………………… 152
一、优化职业心态 …………………………………………………………………………… 152
二、维护职业尊严 …………………………………………………………………………… 153
三、保持和谐的人际关系 …………………………………………………………………… 153
四、学会劳逸结合 …………………………………………………………………………… 154
五、寻求专业的心理干预 …………………………………………………………………… 155

实践指导 ……………………………………………………………………………………… 159

实践一 气质问卷调查表、A 型行为类型评定量表测验操作练习 ………………………… 159
实践二 讨论人本主义理论在护理领域的应用 …………………………………………… 160
实践三 讨论心理应激对健康的影响 ……………………………………………………… 161
实践四 案例访谈练习 ……………………………………………………………………… 162
实践五 SCL-90 测验操作练习 …………………………………………………………… 162
实践六 "放松疗法"的操作技术 …………………………………………………………… 163
实践七 体验临终病人的心理变化过程 …………………………………………………… 164
实践八 制订心理护理计划 ………………………………………………………………… 165
实践九 讨论"护士如何维护自身的心理健康?" ………………………………………… 166

附录 …………………………………………………………………………………………… 168

附录一 常用心理测量表(问卷) …………………………………………………………… 168
一、气质问卷调查表 ………………………………………………………………………… 168
二、A 型行为类型评定量表 ………………………………………………………………… 170

三、90 项症状自评量表(SCL-90) ································· 171

四、生活事件量表(LES) ············································· 173

五、社会支持评定量表(SSRS) ····································· 175

六、医学应对问卷(MCMQ) ········································· 176

七、艾森克人格问卷(成人版)(EPQ-88) ························· 177

八、抑郁自评量表(SDS) ············································· 179

九、焦虑自评量表(SAS) ············································· 180

附录二　选择题参考答案 ············································· 180

中英文名词对照索引 ·················································· 182

参考文献 ······························································ 187

# 第一章 绪 论

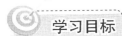

## 学习目标

1. 掌握护理心理学的概念、护理心理学的研究方法。
2. 熟悉护理心理学的研究对象与任务、新医学模式与护理观的转变。
3. 了解护理心理学的意义、形成与发展。

## 第一节 概 述

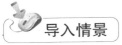
导入情景

**情景描述：**

　　杨女士，44 岁，某单位研究员，与丈夫感情良好。在一次体检中查出甲状腺肿瘤，接受手术后，在化疗问题上夫妻间产生分歧。丈夫考虑化疗痛苦，效果不确定，因此不主张化疗，提议用中药治疗。但杨女士不同意丈夫的意见，表示即使再痛苦也要坚持化疗，认为化疗会更彻底一些。此后，杨女士自感悲观、压抑，食欲不振，睡眠质量差。

**请思考：**

1. 杨女士产生的心理和行为问题的原因是什么？
2. 护士应根据什么线索来评估杨女士的状态？

## 一、护理心理学及相关学科

### （一）护理心理学定义

　　**护理心理学**（nursing psychology）是研究护理人员和护理对象的心理现象及其心理活动规律、特点，解决护理实践中的心理问题，以实施最佳护理的一门应用学科。护理心理学是护理学和心理学的有机结合，它的主要任务是研究运用心理学的理论、技术和方法解决护理实践中的心理问题。它是医学心理学的分支学科，又是现代护理学的重要组成部分。因此，护理心理学是心理学与护理学相结合而形成的一门交叉学科。

　　随着现代护理学模式的不断完善和心理学应用研究向各个领域的渗透，护理心理学也将不断发展，并对现代护理学的理论与实践、发展与改革产生深远的影响，成为 21 世纪护理学领域的一门非常重要的学科。

### （二）与护理心理学相关的几个学科

　　1. **普通心理学**（general psychology） 是研究心理现象发生和发展一般规律的学科。其

笔记

1

研究内容包括感知觉、记忆、思维的一般规律;人的需要、动机及各种心理特征的一般规律;心理与客观现实的关系、心理与脑的关系、各种心理现象间的相互联系及这种联系在人的心理结构中的地位与作用等。普通心理学是每一门应用心理学的基础,学习护理心理学首先应学好普通心理学的基本知识。

2. 医学心理学(medical psychology) 是研究心理活动与病理过程相互影响的心理学分支。医学心理学是把心理学的理论、方法与技术应用到医疗实践中的一门学科,是医学与心理学结合的边缘科学。医学心理学同时具有自然科学和社会科学性质,研究内容包括基本理论、应用技术和客观实验。医学心理学兼有心理学和医学的特点,它研究和解决人类在健康或患病以及两者相互转化过程中的一切心理问题,即研究心理因素在疾病病因、诊断、治疗和预防中的作用。

3. 生理心理学(physiological psychology) 是心理学研究的重要组成部分,它探讨的是心理活动的生理基础和脑的机制。研究内容包括神经系统的结构与心理功能、内分泌系统的作用、本能、动机、情绪、睡眠、记忆、精神障碍等心理现象和行为的神经过程和神经机制。

4. 临床心理学(clinical psychology) 是运用心理学的理论和原理,帮助病人纠正自己的心理和行为障碍,通过心理干预和培养健全的人格,使人们更有效地适应环境,更具有创造力。研究内容包括心理评估、心理诊断和心理治疗以及心理咨询、会谈等内容。

5. 变态心理学(abnormal psychology) 又称病理心理学,它主要研究异常心理或行为的表现形式、发生原因、机制及其发展规律,探讨鉴别评定的方法及矫治与预防的措施。变态心理有多种表现形式,按心理过程或症状分为感觉障碍、知觉障碍、注意障碍、记忆障碍、思维障碍、情感障碍、意志障碍、行为障碍、意识障碍、智力障碍、人格障碍等;按临床精神疾病的表现或症状分为神经症性障碍、精神病性障碍、人格障碍、药物和酒精依赖、性变态、心理生理障碍、适应障碍、儿童行为障碍、智力落后等。

6. 心身医学(psychosomatic medicine) 是研究心身疾病的病因、病理、临床表现、诊治和预防的学科。心身医学是研究精神和躯体健康相互关系的一个医学分支。

## 二、护理心理学的研究对象及任务

### (一)护理心理学的研究对象

护理心理学的研究对象包括护理的服务对象和护理人员两部分。20 世纪 80 年代初,美国护理学会将护理定义为"护理是诊断和处理人类对其现存和潜在健康问题的反应"。因此,护理心理学不仅要关注病人的心理,还要关注有潜在健康问题人群的心理。在心理护理的过程中,护理人员作为护理活动的主体,其心理状态、个性特征和心理护理技能等都会对心理护理的效果产生影响。所以,护理心理学的研究对象就应该是病人和存在潜在健康问题的健康人以及护理人员。

### (二)护理心理学研究的任务

1. 护理心理学要研究病人一般与特殊的心理活动规律和特点 健康人患病后,大部分人的心理活动都会受到消极心态的影响,产生不同程度的焦虑、抑郁等负性情绪。一般情况下,不同年龄和个性的人,患病后的心理反应各有差异,如年轻人会担心个人发展、婚姻等问题;中年人更担心仕途和专业发展问题。另外,病人的个性特点对其疾病的发生、发展及预后都会产生不同程度的影响。所以,护理心理学也要研究病人的特殊心理活动特点,从而更好地对病人开展个性化心理护理。

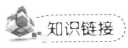

**知识链接**

人是各种各样的,由于社会职业、地位、民族、信仰、生活习惯和文化程度不同,所得的疾病与病情也不同,要使千差万别的人都能达到治疗或康复所需要的最佳身心状态,本身就是一项最精细的艺术。

——南丁格尔

2. 护理心理学要研究个体心身交互作用对心身健康的影响　个体的生理活动与心理活动相互依赖、相互制约、相互促进,统一制约着个体的心身发展,生理活动是心理活动的物质基础,心理活动对个体的生理活动又具有能动的调节作用。护理心理学的任务就是深入研究个体心身相互作用的机制,揭示疾病与心理社会因素之间的内在联系,促使护士对护理对象采取针对性的心理护理措施。

3. 护理心理学要研究心理社会因素与疾病对人的心理活动的影响　人们的心理活动与躯体生理活动之间的相互关系,揭示了疾病与心理因素之间的内在联系。一方面,心理社会的应激事件是如何导致人体产生一系列的病理生理变化的;另一方面,疾病会对病人的心理活动产生消极影响,一些严重的疾病,如恶性肿瘤、精神疾病等还会导致病人产生严重的心理问题。护理心理学要研究社会因素及疾病对人的心理活动的影响规律,使护理人员掌握这些规律,更好地对病人实施整体护理。

4. 护理心理学要研究人的亚健康状态的形成及转归　随着人们生活压力的增大、社会竞争的加剧,介于健康与疾病之间的亚健康问题已经受到学者们的高度关注。亚健康是一种临界状态,处于这个状态的个体虽然没有明确的疾病,但已经出现了体力、精力、效能感和适应能力的下降,这种状态极易导致心身疾病的发生。护理心理学要研究社会文化因素、情绪因素、人格因素及不良行为方式等导致亚健康状态的形成和转归的规律。

5. 护理心理学要研究心理护理的理论、技术和方法　主要是针对护理对象即健康人群、亚健康人群及病人现存的、潜在的心理问题,研究心理评估技术,确定个性化的心理护理方法;研究如何运用心理学知识和技术促进护理对象的心身健康。其目的是促进护理心理学理论和技术的完善和发展,增进人类的全面健康。

6. 护理心理学要研究护理人员应具备的心理品质及其培养　护理人员通过护理工作为病人减轻痛苦,这是一项崇高的职业。从事护理工作的人必须具有优良的心理品质,如对病人要有同情心,要尊敬和体贴他们;工作中要具备敏锐的观察力,尽力满足病人的合理需求;在工作中要表现出高度的责任心和精湛娴熟的技术,以增强病人的安全感等。因此,现代护理工作对护理人员的心理素质提出了更高的要求,如何培养这些优良的心理素质也是护理心理学的重要任务。

# 第二节　护理心理学发展概况

## 一、新医学模式与护理观的转变

### (一)新医学模式的形成

**医学模式**(medical model)又称医学观,是指医学发展的指导思想,是某一时代各种医学思想的集中反映,包括疾病观、健康观、诊断观和治疗观等。一种医学模式影响着医学工作的思维和行为方式,使之带有一定的倾向性和行为风格,从而影响医学工作的结果。随着人类对健康需求的不断变化和提高,医学模式也在不断地发展和完善,而护理心理学的发展

笔记

亦与医学模式的转变有着紧密联系。

医学模式是人类与疾病作斗争的经验总结。它随着医学科学的逐步发展与人类健康需求的逐步扩大而不断发生变化。在历史上,医学模式已经历了几次重大的变革:从远古时期的神灵主义医学模式,到一千多年前兴起的自然哲学医学模式,再到 20 世纪初期的生物医学模式,直到今天,才演化为生物-心理-社会医学模式。

1. 神灵主义医学模式　在远古时期,人们还无法科学与客观的认识自然,应对自然的能力也十分有限,他们便把一切自然现象归结为鬼神所致,认为疾病是天谴神罚的结果。所以,一旦染上某种疾患,唯一的办法便是求神问卜、念咒烧符、祈求神灵保佑,这一时期的所谓医学模式并无什么医学内涵,主要是巫术当道。

2. 自然哲学医学模式　自然哲学医学模式的主要特点是摆脱了迷信和巫术的桎梏,开始用朴素的唯物论和辩证法来解释疾病。如我国传统的医学就认为,世间万物都是由金、木、水、火、土 5 种元素构成,人体各器官又与这 5 种元素相对应,它们彼此相生相克、相互制约,又靠相互协调来保障人体的健康。在中医看来,人类致病的因素来自两个方面:一是自身的喜、怒、忧、思、悲、恐、惊等情绪;二是外界的风、寒、暑、湿、燥、火等。中医的所谓“望、闻、问、切”、“辨证施治”等治疗手段,都是来自自然哲学思想。

3. 生物医学模式　20 世纪初,随着生物科学的高度发展,医学家发现人类疾病主要是由生物因素引起的,危害人类生命健康的原因是传染病、寄生虫和营养不良等生物因素。根据这一医学观念,医学家们针对致病的生物因素进行了深入研究,取得了很多开创性的成果,为保障人的健康、拯救人的生命,作出了巨大的贡献。

随着科学技术的高速发展,生物医学模式的缺陷日益突显出来,它只关注了人的生物属性,而忽略了人的社会属性;也只着眼于发病的局部器官,而没有看到人的整体系统;只重视躯体的生物因素,而忽视了人的心理和社会因素;在医学科学研究中,轻视了心理社会因素对人类健康的影响。

4. 生物-心理-社会医学模式　20 世纪 70 年代,美国精神病学家、内科教授恩格尔(Engel)在美国的《科学》杂志上发表了题为“需要一种新的医学模式——对生物医学的挑战”的文章,呼吁必须建立生物-心理-社会医学模式。这一建议立即得到世界卫生组织的认同。从此,医学模式开始从生物医学模式向更新、更客观、更先进的生物-心理-社会医学模式的转变。新医学模式要求医学把人看成是一个多层次的、完整的连续体,所以,在临床的治疗与护理实践中,要同时思考生物、心理和社会各因素对健康与疾病的影响。

医护行为开始着眼于病人,医护双方变成了合作关系,护理行业受到重视,在这种思想的影响下,我国也开始实施“以病人为中心”的责任制护理,要求责任护士对病人的心身健康实行有目的、有计划的整体护理,并明确提出了心理护理的概念。它改变了以前护理只注重疾病,不注重整个病人;只关注病人的生理变化,不关注病人的心理变化;只看到疾病的生物性原因,没有看到身心的交互作用。现代化的护理理念和技术促进了护理心理学的产生和发展,更适应了生物医学模式向生物-心理-社会医学模式的转变。同时,新的医学模式也对护理心理学的发展起到重要的指导意义。

（二）护理观的转变

在一百多年前,护理学的先驱南丁格尔(Nightingale)曾经说过:“护理工作的对象,不是冷冰冰的石头、木头和纸片,而是有热血和生命的人类。”但是,由于长期以来,人们受生物医学模式的影响和制约,护理工作严重偏离了南丁格尔的思想。在护理理念上,过分注重人的疾病,“见病不见人”,而忽略了病人心理对疾病的影响、社会及文化等方面的需求;在护理实践和方法上,视病人为一架没有生命的机器,生病是零部件出现了故障,治疗与护理就是对该部件进行必要的维修。把一系列护理工作,看成是生产流水线,大家都有明确分工,各司其职,无人顾及病人的心理感受。

现在,医学模式已从过去的生物医学模式,转变为生物-心理-社会医学模式。为适应这一新的医学模式的需要,护理理念应从过去的"以疾病为中心"转变为"以人的健康为中心";护理对象应从单纯的病人扩大到疾病边缘的人和亚健康的人;护理目标应不仅着眼于生理上的异常,还要顾及到人的心理状态的平衡与完美;护理的任务应该从只为病人提供生理方面的护理延伸到心理、社会文化等多方位的整体护理;护士角色也不仅是病人的看护者,更是身心健康的教育者、疏导者、管理者和研究者。所以,一个适应上述要求的护理工作者,不仅要具备扎实的护理学功底,还要掌握与护理学相关的心理学基础知识。为此,一门新型的、应用性很强的护理学与心理学交叉学科——护理心理学形成和发展起来了。

## 二、护理心理学的形成与发展

在南丁格尔之后,人们逐渐认识到加强病人的健康教育以及让病人保持生理和心理平衡的重要意义。美国的护理学家率先提出了"护理程序"的概念,以"重视人是一个整体,除生理因素以外,心理、社会、经济等方面的因素都会影响人的健康状态和康复程度"的新观点来重新认识护理对象,进一步提出了"在疾病护理的同时,重视人的整体护理"的专业发展目标。

20世纪50年代末,美国明尼苏达大学提出并践行了责任制护理,使其在全世界得以普遍实施。1978年,世界卫生组织提出"2000年人人享有卫生保健"的全球战略目标,更加推动了现代护理学的发展速度,使其进入了整体护理发展的阶段,护理心理学也随之进入了系统化、科学化的学科发展轨道。

## 三、护理心理学的意义

### (一)适应"以病人为中心"的现代护理模式

从20世纪30年代开始,心理与健康之间的相互影响越来越受到人们的重视。传统的"生物医学模式"逐渐被现代的"生物-心理-社会"医学模式所取代。在生物医学模式的影响下,护理工作实行的是"以疾病为中心"的功能制护理,即按照人体的不同功能,由护士各负其责。这种分工操作是仿效工厂流水作业的方法,忽视人具有整体性和社会性的特点。20世纪80年代,我国开始实行"以病人为中心"的责任制护理,并明确提出了心理护理的概念。这些现代化的护理理念和技术的推广,既促进了护理心理学的形成与发展,也适应了生物医学模式向生物-心理-社会医学模式的转变的需要。

### (二)全面提高护理质量

护理的对象是人,人是有复杂心理活动的,必须了解人的心理活动,才能使服务对象满意。护士学习了护理心理学,掌握了病人的心理活动规律,全面地认识了疾病和病人,才有可能采取相应的心理护理技术进行心理护理。这样的护理才会使病人感到生理上舒适、心理上舒畅。病人的这种良好心理状态能够促进其良好的生理功能,良好生理功能又会反过来促进其形成良好的、积极的心理状态。生理与心理的这种积极地交互作用促进病程向健康方向发展,从而全面而有效地提高了护理质量。

### (三)提高护理心理评估和心理干预的能力

学习护理心理学最重要的是让护理人员掌握临床护理心理评估和干预的技术。心理评估就是科学地运用多种手段从各个方面获取信息,来评估病人在住院期间的心理状态,并对某一心理现象进行全面、客观、系统地描述;对其心理问题或心身障碍作出心理诊断。心理干预则是指护理人员运用医学心理知识,以科学的态度、恰当的方法、美好的语言对病人的精神痛苦、心理顾虑、思想负担、疑难问题进行疏导。一般采用启发、诱导、说服、解释、安慰、劝解等干预方法,帮其摆脱困境。通过学习使护理人员提高应用心理评估和心理干预技术的能力。

### (四)培养护士良好心理素质

新的护理环境下要求护士应具备良好的心理素质、敏捷的思维、丰富想象力、精确的语言表达能力、丰富的情绪感染力以及良好的沟通能力等。然而,护士也是普通人,各有其气质特点和性格特征,同样受其自身生理、心理、社会变化的影响而可能出现各种情绪和心理的变化,如心理状态调整不好,在一定程度上会对护理工作及其质量带来负面影响。故护士应有意识地调节和改变自我,注重培养和优化自己的职业心理素质。在护理心理学的理论指导下,在实践中不断磨炼,强化训练,努力使自己成为业务技术精湛、心理素质优良、知识结构完善的护理工作者。

## 第三节 护理心理学常用的研究方法

德国心理学家冯特(Wundt)运用自然科学的实验法来研究心理现象,并于1879年在德国莱比锡大学建立第一个心理实验室,这是心理学发展的历史性转折,使心理学成为了一门具有自身科学体系的独立科学。护理心理学作为心理学的一个分支,其研究方法从属于现代心理学,但又有其自身学科的特殊性。

由于护理心理学研究中常涉及社会学、心理学、生物学等有关学科的因素和变量,加上护理心理学的基础理论尚且薄弱,许多心理现象的定量难度大,本身常有一定的主观性,因此运用好研究方法尤其重要。

## 一、观 察 法

观察法(observational method)是指研究者通过感官或借助于一定的科学仪器,在一定时间内有目的、有计划地考察和描述客观对象并收集研究资料的一种方法。观察法是最原始,应用最多,并简单易行而有效的方法。

### (一)分类

1. 依据研究情境不同 观察法分为自然观察法和控制观察法。自然观察法是指在自然情境中对研究对象的行为进行直接观察、记录、分析、解释某些行为变化的规律。控制观察法是在研究者预先设置的情境中对研究对象进行观察研究。

2. 根据研究目的和要求不同 观察法可分为以下几种:

(1)连续观察法:是指对同一对象的同一问题所进行的持续的、反复的观察。这种方式多用于对病人个性化心理问题的研究。如针对某个因患急性心肌梗死而进入重症监护病房的病人,了解其病情变化是否与他的情绪波动有显著相关,就必须对这个病人情绪状态与病情发展的关系进行持续、反复的观察,才可能获得比较可靠的结论,进而掌握其心理活动的一些规律。

(2)轮换观察法:是指对同一问题进行观察研究时,需变换几次甚至几十次对象施以反复观察。这种方式比较适用于对病人心理状态的一些共性问题的研究。如想了解患某一类疾病的人最常见的心理活动特点是什么,仅通过观察一个病人的典型心理反应来做结论显然是不行的,必须分别对患此类疾病的不同病人的心理活动进行观察,才可能归纳出他们因患有某种疾病而产生心理变化的共同特点。

(3)掩饰观察法:是指研究者的观察活动需在被研究者不知情的情况下进行,力求使被研究者的心理活动变化在自然情境中真实流露。如观察中为避免被研究者受到干扰,可采用在隔间墙壁上装置单向视屏的方法。这种观察方式既适用于病人共性心理问题的研究,

笔记

也适用于病人个体心理问题的研究。观察若在室内进行,一般需设置"里明外暗"的观察室,研究者可通过单向"观察窗",任意地对研究对象的所有言行做详细观察,而不被研究者所察觉,以获得较可靠的研究资料。

### (二)观察法的基本原则

1. 重复性原则 由于客观因素的影响,仅根据 1 ~ 2 次观察即作出结论,是不可信的,只有多次反复地观察,才有助于发现研究对象心理活动的稳定性特征,其结果才更可信。

2. 主题性原则 是指在每一次具体观察研究的过程中,只能确定一个观察主题,观察一种行为,以避免观察指标设置太多,彼此造成干扰,无法得到准确的研究结论。

3. 真实性原则 是采取隐蔽性观察的研究方式进行观察,这种方式是为了防止被观察者的心理活动出现某些不真实的表现,如被观察者一旦知道了研究者的意图,一是产生"迎合"心理,主动配合研究者,表现出符合研究者主观愿望的心理活动;二是产生"逆反"心理,可能会一反常态地表达自己的心理反应。因此,上述两种情况都是被观察者以假象掩饰真实心理状态的结果,都会使所研究的资料失去意义。

### (三)观察法的优点和局限性

1. 观察法的优点 它具有直观性、可靠性、生动性、及时性等特点,更接近真实,不受被观察者的意愿和回答能力影响,而且简便易行,灵活性强,可随时随地进行。

2. 观察法的局限性 一般情况下,只有行为和自然的物理过程才能被观察到,而无法了解被观察者的动机、态度、想法和情感,其观察结果也会受到主观意识的影响,此方法也不适用于大面积调查。

## 二、调 查 法

调查法(survey method)是指研究者以所需研究的问题为范围,预先拟定一些问题,让被试者根据自己的意愿选择作答,再对其调查结果进行统计分析的一种方法。这种研究方法比较简便、可行,调查所得结果可提供一定参考价值,在社会心理学等领域被广泛采用。对护理心理学研究而言,在分析病人心理需要、了解护患关系等问题时,通常可采用调查研究法。

### (一)调查研究的主要方式

1. 问卷调查法 一般多用于短时间内大范围人群的资料收集。

(1)问卷调查表的一般结构 问卷一般由卷首语、问题与回答方式、编码和其他资料 4个部分组成。

(2)问卷调查的一般程序 一般程序分为设计调查问卷、选择调查对象、分发问卷、回收和审查问卷。然后,再对问卷调查结果进行统计分析和理论研究。

2. 访谈调查法 访谈调查法又称询问法,是指调查人员将所要调查的事项写出访谈提纲,然后采取当面、电话或书面等不同的形式,按提纲向被调查者询问情况获取需资料,访谈调查法是护理心理学收集第一手资料最常用、最基本的方法之一。

### (二)调查研究的注意事项

1. 精心设计和策划 进行调查前必须精心设计调查表。研究者应力求就某范围的调查获得较大的信息量,以便在资料分析时得到更多有价值的结果。信息量小的调查问卷往往易导致片面的结论。

2. 确保真实并承诺 为确保调查结果的真实性,调查问卷一般可采用无记名方式收集资料,以打消被调查者的顾虑。访谈调查时,则需要调查者积极营造一个和谐、宽松的谈话氛围,必要时调查者还可以向被调查者作出替他保守个人隐私的承诺,以便被调查者能无拘无束地袒露心迹。

3. 抽样要具有代表性 调查研究的成败,主要取决于所抽样本的代表性,故调查法的另一名称叫做抽样调查。随机抽样和分层抽样都是可增强调查结果代表性的常用方法。

4. 文字表达要通俗并简练 调查者在自行设计问卷时,一定要注重文字表达上的言简意赅和通俗易懂,还应考虑如何方便作答,尽量选用"是非法"、"选择法"答题方式供被调查者使用,以便人们能在比较轻松的状态下顺利地完成问卷。

## 三、实 验 法

实验法(experimental method)是指在观察和调查的基础上,对研究对象的某些变量进行操纵或控制,创设一定的情境。实验法是一种以探求心理现象的原因和发展规律的研究方法,包括以下几种:

1. 实验室实验(laboratory experiment) 是自然科学研究和社会科学研究都需采用的一种方法。虽然实验室实验常需借助仪器,且以自然科学研究所用居多,但并不意味着实验法与使用仪器及自然科学之间存在必然联系。护理心理学实验研究的内容,既有自然科学的,也有社会科学的。如研究病人的情绪状态与机体免疫机制的交互影响的课题,可主要采用自然科学的实验研究方式;而研究语言暗示对病人情绪调节作用的问题,则可着重于社会科学的实验研究方式。实验室实验的优点在于研究的控制条件严格,可排除许多的干扰因素,能获得说服力较强的研究结果等。

2. 现场实验(field experiment) 是将实验法延伸到社会的实际生活情境中进行研究的一种方法。与实验室实验的不同之处在于,它是在现场(自然)情况下控制条件进行的实验。从对控制实验的干扰因素来看,现场实验虽不如入实验室那么便利,但它具有更接近真实生活、研究范围更加广泛、实验结果容易推广等优点。因此,在社会心理学、管理心理学等领域的科学研究中被广泛采用。现场实验也是护理心理学研究的常用方法之一。

3. 模拟实验(imitative experiment) 是指由研究者根据研究需要,人为地设计出某种模拟真实社会情境的实验场所,间接地探求人们在特定情境下心理活动发生及变化规律的一种研究方法。如研究者可设计模拟护患交往的情境,请有关人员扮演病人,以观察护士个体的人际沟通能力,进而深入了解、力求解决一些共性问题。模拟情境虽是人为设计的,只要被试者未察觉自己置身于人为情境,所产生的心理行为反应与现场实验很接近,是比较真实的、可信的。所以,模拟实验情境的设计要客观、科学、严谨,使被试者不能察觉,力求得到最接近真实的结果。

## 四、心理测验法

测验法(test method)也称心理测验,是指使用某种引起行为反应的工具,即用心理量表作为中介来揭示人们各种心理现象产生的本质特征的一种研究方法。在护理心理学研究中,常采用心理测验的方法来揭示研究对象的心理活动规律。

## 五、个 案 法

个案法(ease study)就是对某一个体或群体组织在较长时间内(几个月、几年乃至更长时间)连续进行调查、了解、收集全面的资料,研究其心理发展变化全过程的方法。

个案法最显著的特征是描述客观世界的真实事例,所得的材料比较科学准确,具有较高的文献价值。研究对象在很大程度上是一个不能复制的过程,所以对这一过程中所发生的典型个案要进行深入细致的分析研究,其中包括收集有关个案的背景、具体材料、调查访问结果及相关人员作出的评价,如实地描述这一过程中发生的"故事"。

从事个案研究必须是多种方法并重,才能收集到各种有价值的较全面的研究资料。个

笔记

案法是护理心理学领域研究常采用的方法之一。

（李丽华）

**【难点释疑】**　在生物医学模式影响下,护理工作按人体的不同功能进行分工操作,正如有的护士负责量体温、有的负责打针、有的负责送药,这样分工的结果提高了工作效率,却忽视了病人的社会因素和心理活动。而生物-心理-社会医学模式要求医护人员在临床实践中不仅要看到疾病,注意到功能,而且要把病人视为身心统一的、活生生的人;不仅看到病人这一单一个体,还要了解与他所患疾病有关的社会联系,并以此为依据进行全面恰当的护理,才能使病人感到生理上舒适、心理上舒畅,从而大大提高护理的质量。

**【课后练习】**

**A1 型题**

1. 美国学者恩格尔在《科学》杂志上撰写文章提出医学模式转变的年代是
   A. 1976 年　　　　B. 1977 年　　　　C. 1978 年　　　　D. 1979 年　　　　E. 1980 年

2. 现代世界的医学模式正处于的阶段是
   A. 神灵主义向生物医学模式转变
   B. 机械医学向生物医学模式转变
   C. 自然哲学向机械医学模式转变
   D. 生物医学模式向生物-心理-社会医学模式转变
   E. 自然哲学向生物-心理-社会医学模式转变

3. 护士的职业要求,情绪应具备的最重要品质是
   A. 应变性　　　　B. 两极性　　　　C. 强烈性　　　　D. 多面性　　　　E. 稳定型

4. 德国心理学家冯特的第一个心理实验室创办于
   A. 1679　　　　B. 1769　　　　C. 1789　　　　D. 1879　　　　E. 1900

5. 对监护病房的危重病人,观察情绪和行为反应的方法为
   A. 实验法　　　　　　　　B. 连续观察法　　　　　　　　C. 轮换观察法
   D. 掩饰观察法　　　　　　E. 调查法

6. 医院要了解病人对护理工作的满意程度一般采取
   A. 控制观察法　　　　　　B. 现场实验法　　　　　　C. 问卷调查法
   D. 自然观察法　　　　　　E. 心理测验法

7. 护理心理学的研究对象不包括
   A. 病人　　　　　　　　B. 亚健康状态的人　　　　　　C. 健康人
   D. 社会工作者　　　　　E. 护士

8. 以下不是护士学习护理心理学的意义的为
   A. 完善护士的角色人格　　　　　　B. 培养护士良好的心理素质
   C. 提高护理质量　　　　　　　　　D. 适应现代护理模式
   E. 有助于病人康复

9. 护理心理学的主要研究任务是
   A. 研究心理行为的物理学基础　　　　B. 研究心理行为的化学基础
   C. 研究心理行为的物理化学基础　　　D. 研究心理行为的生物学和社会学基础
   E. 研究心理行为的人类学基础

10. 应用心理评估能有效地帮助护士了解
    A. 认知方面存在的心理问题　　　　B. 情绪方面存在的心理问题
    C. 人格方面存在的心理问题　　　　D. 行为方面存在的心理问题

　　E. 以上都是

**A3 型题**

（11～12 题共用题干）

护士小赵一遇到突发事件即极度紧张、手忙脚乱,该特质缺陷所致其执业行为,给病人身心造成巨大压力。

11. 针对其实施的护士职业心理素质的优化途径首选

　　A. 优势教育

　　B. 模拟教育

　　C. 分层教育

　　D. 特色教育

　　E. 符合教育

12. 护士胜任职业角色的最主要因素是

　　A. 气质性格类型

　　B. 社会适应性

　　C. 人际能力

　　D. 情绪控制能力

　　E. 忠于职守

（13～15 题共用题干）

某医院采取抽样方法,针对住院的危重症病人的病情及心理反应进行调查研究,并对其心理护理效果进行评估。

13. 对于在监护病房的危重病人,观察其情绪和行为反应的方法为

　　A. 控制观察

　　B. 自然观察

　　C. 实验观察

　　D. 测验观察

　　E. 以上均是

14. 以当前为起点采用多种研究方法追踪至未来的研究方法为

　　A. 个案研究

　　B. 抽样研究

　　C. 前瞻性研究

　　D. 以上均是

　　E. 以上均不是

15. 在临床对心理护理效果的研究常采用

　　A. 个案研究

　　B. 抽样研究

　　C. 回顾性研究

　　D. 临床实验研究

　　E. 以上均不是

【实践体验】 刘女士,48 岁,某公司经理。被人称作"女强人",由于长期处在竞争激烈的商界,致使身体患有多种疾病,加上正处在更年期,常常感觉无名的焦虑和抑郁。又因无暇顾及家庭、丈夫和女儿,与他们经常发生冲突,大家都感觉很痛苦。最近夫妻俩办理了协议离婚。近来,刘女士感觉失落、烦躁、绝望。一天,她感到头晕目眩,到医院测量血压高达 210/120mmHg,医生建议马上住院治疗。住院的这些日子,情绪变得异常抑郁,不愿意说话。

请说出你的体验：

1. 首先,作为一位商界的赢家,她的内心是一种怎样的感受?

2. 其次,你能感受到一位年近半百并身患多病、又与亲人分离的女人其内心的痛苦与挣扎吗?

3. 住院后她心里都想了些什么?

【问题解决】　朱女士,35 岁。6 年前生完孩子即被诊断为系统性红斑狼疮,脸上逐渐出现明显的蝶形红斑。由于长期使用激素治疗,导致病人出现满月脸和股骨头坏死。1 年后已经不能独立行走,需要借助双拐。病人已经不能照顾家庭和孩子,丧失部分生活自理能力。目前,病人对治疗失去信心,常感到悲观、绝望,对未来充满忧虑。

请你分析：

1. 应采用何种方法对病人目前的心理状况进行评估?

2. 护士可以为病人提供哪些帮助?

# 第二章 心理学基础知识

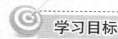

## 学习目标

1. 掌握感觉、知觉、记忆、思维、人格、需要、动机、能力、气质、性格的基本概念。
2. 熟悉情绪、情感的分类以及情绪对健康的影响;气质类型及其典型表现。
3. 了解性格形成与发展的影响因素。
4. 学会分析人的一般心理现象,维护身心健康;能在实际工作中进行基本的心理测量。
5. 具有基本的心理分析能力。

## 第一节 心理的实质

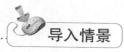

**情景描述:**

王先生,铁路工人,一年前在铁路施工中发生意外,致使铁钎从他面部刺入,穿过额部,从头顶飞出,对前额叶造成严重损伤。昏迷数分钟后王先生便清醒过来,能说话,也能活动。治疗 2 个月后,其生理功能恢复正常,可是亲友发现王先生受伤前后判若两人。伤前他为人随和,和同事相处融洽;伤后却变得偏执、优柔寡断、喜怒无常,对人粗暴无礼。

**请思考:**

1. 王先生在受伤前后哪些方面发生了变化?
2. 结合情景描述说明什么是心理的器官?

### 一、心理是脑的功能

#### (一)心理是物质进化的结果

在动物进化过程中,有了神经系统,才有心理活动。动物的脑越发达,心理活动越复杂。无脊椎动物时期,动物神经系统经历了网状神经、成对神经和节状神经阶段,动物心理出现了感觉阶段。从脊椎动物开始出现了管状神经,有了中枢神经系统和周围神经系统,神经管的前端出现了脑,动物心理发展到知觉阶段,可以对外界事物的各种属性综合地进行反应。如鸽子有较强的空间知觉和运动知觉能力,能够运用知觉调节运动方向,控制多变的飞行行为。动物演化到了高级哺乳动物,出现了思维的萌芽,高级动物虽然具备了一定的思维和解决问题的能力,但与人类相比,其思维能力仍带有明显的幼稚性,思维仍处于以动作和表象为基础的具体思维阶段,而不能进行以概念为基础的抽象思维。心理的发展是以脑的进化为物质基础的,心理的产生依赖于脑,随着神经系统和脑的逐渐完善,心理活动从简单到复杂。

### (二) 脑是心理的器官

历史上,曾有人把心脏看做是人产生心理活动的器官。但随着科学的发展,逐渐认识到心理活动器官不是心脏而是脑。实验证明,脑部受到损害的人,其心理活动可以受到严重破坏,出现对客观现实的歪曲认知,情绪变得不稳定,意志活动消失或增强,或出现记忆、言语、思维等紊乱;一旦脑功能恢复正常,心理活动也随之改变。

### (三) 人的心理的发展

人的心理的发生、发展是与脑的发育完善紧密相连的。根据有关大脑研究的资料表明:发育正常的成人脑重平均为1400g,刚出生的婴儿脑重平均为390g。随着个体的健康发展,脑的重量明显增加,出生后9个月的幼儿平均脑重达660g,此时的幼儿与父母之间已开始建立起言语、情绪、行为等较复杂的心理联系;2.5~3岁的幼儿脑重达900~1000g,此时心理活动发展迅速,幼儿的行动有了随意性,除了正常的情绪反应外,开始产生较为复杂的情感体验;7岁时脑重达1280g,此时心理发展趋于成熟,自我意识得到发展,形象思维开始向逻辑思维发展,想象力丰富,情绪体验深刻;12岁时儿童脑重已达到成年人水平,此时心理发展已经成熟,逻辑思维占主导地位,能运用道德观念来评价事物的好坏与是非。由此可见,人类高度发展的心理活动是以高度发达的大脑为物质基础的。

随着科学技术的发展,神经生理学、神经心理学、生物化学等学科的深入研究,以及脑磁共振技术等方法的使用,也已证明脑的一定部位与相应的心理功能密切相关,这些部位受到损伤会引起相应的心理功能丧失(图2-1)。例如,枕叶病损时,会导致视觉障碍;额叶某些部位病损时,就不能很好地根据语言信号来调节自己的行动等。这充分说明心理活动和脑组织密切相关,脑是心理的器官,心理是脑的功能。

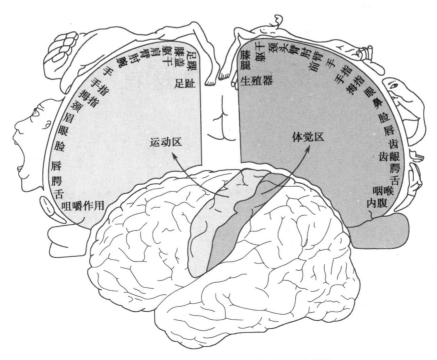

图2-1　运动区与体觉区所管制的相关部位

## 二、心理是客观现实主观能动的反映

### （一）心理反映的内容来自于客观现实

无论什么样的心理活动,它们都有自己的反映对象,因而也就有自己的心理内容。心理活动的内容来自客观现实,或都能在客观现实中找到它的成分。从简单的感知到复杂的思维,无一不是客观现实中的事物及其特性、关系作用于人的感官,反映到人脑中而产生的心理活动。如感觉到花的颜色、形状和香味,是因为客观环境中有花的存在。研究每天太阳的方位变化,是因为客观现实中存在着"日出于东而没于西"这种自然现象,它反映到人脑中,从而产生关于地球自转与太阳方位关系的思维活动。虽然有时人可以在头脑中创造出现实中不存在的形象,浮现出不现实或超现实的幻景奇想,但构成这些不现实或超现实的心理活动的原始材料却都能在客观现实中找到。并且,人构造这些超现实形象或事物的主观愿望与创造动机,也是对当时客观现实的反映。

### （二）心理是客观现实的主观映象

这种主观映象与所反映的客观现实是很相像的,但两者本质不同。客观现实是具有物质实在性的具体事物,而主观映象只是一种精神现象。心理反映带有主观的特点。心理反映的内容是客观的,但对客观事物的反映都是由每一个具体的人进行的,每一个人都有与他人不同的个体特点,如知识经验不同、思想观点不同、人格特征不同,这些个体的特点总会影响一个人对客观事物的反映。大家同看一部电影,但对电影的领会和感受却不尽相同,这就说明心理反映有主观性。

### （三）人的心理是一种积极能动的反映

人脑对客观世界的反映不是像镜子一样机械的被动地反映,而是人心理积极能动的反映。心理反映具有选择性,人对客观世界的反映是根据主体的需要、兴趣、任务而有选择地进行的,人在反映中具有主动权。人的反映不仅能认识世界,还能通过意志作用去改造世界,在反映现实的过程中,还能根据实践的检验不断调整自己的行动,是符合客观规律,并随时纠正错误的反映。这些都表现了人的心理反映的能动性。

# 第二节　心理过程

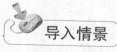 导入情景

**情景描述:**

2013 年 3 月 12 日上午 9 时,某医院组织召开议题为"新建外科病房软装设计"的会议。会上院长提出在对病房设计与规划时不但要满足功能要求,同时应考虑病人的心理及生理特点,对病房要进行良好的视线设计,创造舒适宜人的色彩环境。

**请思考:**

1. 你认为医院外科病房应如何进行色彩设计?
2. 你能解释你提出的病房色彩设计的理由吗?

笔记

# 一、认　识　过　程

人类通过认识过程能动地反映着客观世界的事物及其关系,从而为人们认识环境与改造环境提供依据。

认识过程(cognitive process)是人们获取知识经验的过程,包括感觉、知觉、记忆、思维、想象、注意等心理现象。现代认知心理学以信息加工的观点来解释认识过程,认为认识过程就是信息的接受、编码、储存、提取和使用的过程。

**(一)感觉**

1. 感觉的概念　**感觉**(sensation)是人脑对直接作用于感觉器官的客观事物的个别属性的反映。任何客观事物都有许多个别属性,如颜色、声音、气味、味道、温度等。当这些个别属性直接作用于人的眼、耳、鼻、舌、皮肤等感觉器官时,就在大脑中引起相应的视觉、听觉、嗅觉、味觉、肤觉等感觉。感觉虽然很简单,却有着极为重要的意义。它是一切高级、复杂心理活动的基础。人的知觉、记忆、思维等复杂的认识活动,必须借助于感觉提供的原始资料才能得以展开;情绪体验、个性形成,也必须依靠人对环境和身体内部状态的感觉。因此,没有感觉,一切较复杂、较高级的心理现象就无从产生。

2. 感觉的种类　人们通过各种不同的感觉器官来获得外界或自身的各种信息。根据信息的来源不同,可把感觉分为外部感觉和内部感觉两大类。

(1)外部感觉:是接受外部刺激、反映外界客观事物个别属性的感觉。它包括视觉、听觉、嗅觉、味觉和皮肤感觉。其中,视觉是我们认知外部世界的主导感觉。人从外部接受的全部信息中,80%以上是通过视觉获得的。

(2)内部感觉:是接受机体内部的刺激,对机体自身的运动和状态的感觉。它包括运动觉、平衡觉和内脏觉。其中,运动觉是反映骨骼肌运动和身体位置状态的感觉,平衡觉是反映头部运动速率和方向的感觉,内脏觉是反映内脏各器官活动状况的感觉。

3. **感受性和感觉阈限**　**感受性**(sensitivity)是感觉器官对适宜刺激的感觉能力(或感觉的灵敏程度)。研究人的各种感觉能力具有重要的意义,一是了解感觉能力如何随刺激强度的变化而变化,从而更好地训练、提高感觉能力;二是研究感觉能力的测定,以便根据工作和实践的需要提高(如侦察、检验工作需要有灵敏的感觉)或降低(如手术时要降低痛觉的灵敏程度)某种感觉能力。心理学用感觉阈限来度量感觉能力。**感觉阈限**(sensory threshold)是指能引起感觉的、持续了一定时间的刺激量。感受性有绝对感受性和差别感受性之分,分别用绝对感觉阈限和差别感觉阈限来衡量。

(1)绝对感受性和绝对感觉阈限:感觉是由刺激物引起的,但并非所有的刺激物都能引起人的感觉,除刺激物性质适宜外,刺激还必须达到适当的限度。把一粒非常轻微的灰尘慢慢放在被试者的手掌上,他不会有感觉。但是,如果灰尘的数量一次次慢慢的增加,达到一定数量时,就会引起被试者的感觉。这个刚能引起感觉的最小刺激量叫绝对感觉阈限,而对这种最小刺激量的感觉能力就叫绝对感受性。绝对感觉阈限和绝对感受性之间成反比关系,即绝对感觉阈限的值越小,绝对感受性越高;绝对感觉阈限的值越大,绝对感受性越低。例如,人类视觉的绝对感受性可达到相当高的程度,在完全暗适应条件下,仅几个光子的能量即可引起光感;不同人的听觉感受性差别很大,婴儿可听到20 000Hz 的声音,老年人只能听到10 000 ~ 12 000Hz 的声音。

(2)差别感受性和差别感觉阈限:差别感受性就是刚能觉察出同类刺激最小差别量的感觉能力。这是从能否觉察出刺激量的变化或差别方面来考察感觉能力。刺激量的变化(增或减)一定要达到一定的量,个体才能觉察出来。如原刺激量是100g,加上 1g,个体觉察不到100g 与101g 之间有差别;增加到103g 时,觉察到100g 与103g 之间有差别。这种刚刚能觉察到刺激物最小差别量的能力,叫差别感受性。这种刚刚能感觉出的两个同类刺激的最小差别量,叫差别感觉阈限,它是衡量差别感受性的指标。差别感觉阈限与差别感受性之间也成反比关系,即人的差别感觉阈限越大,差别感受性越低;差别感觉阈限越小,则差别感受性越高。

感受性和感觉阈限的研究,对疾病的诊断及治疗工作具有重要意义。病人对病房中的光线、声响、气味等的感受性各不相同,临床护理工作中要了解、掌握病人的感受性水平及发展情况,在病房管理中强调光线柔和、放轻谈话声、脚步声等对于疾病的康复具有积极作用。

4. 感觉的特性

(1) 感觉适应:由于刺激物对感觉器官的持续作用,从而使感受性提高或降低的现象叫感觉适应。如人从亮处进入暗室,由什么都看不见到慢慢看清楚周围的环境,这是对暗适应,是视觉感受性提高了。反之,若在暗室里待久了,突然到强光照射的地方,最初很耀眼,看不清外界的东西,稍后才能逐步看清东西。这是对光适应,是视觉感受性降低了。温觉、嗅觉适应现象也很明显,如入热水浴不久就不觉其烫,入芝兰之室久而不闻其香,都是感觉适应现象。

(2) 感觉对比:指同一感觉器官在不同刺激物的作用下,感觉在强度和性质上发生变化的现象。视觉中的对比很明显。例如,把一个灰色小方块放在白色的背景上,看起来小方块显得较暗;若把这个小方块放在黑色的背景上,看起来小方块就显得较明亮。对比现象在味觉中也很明显。例如,刚刚吃过山楂再吃苹果,觉得苹果很甜;若刚吃过甘蔗再吃苹果,会觉得苹果很酸。

(3) 后像:指在刺激作用停止后,感觉在短暂的时间内仍不消失的现象。后像在视觉中表现得特别明显。如夜晚将火把以一定速度作划圈动作,就出现一个火圈;电扇转动时,几个叶片看上去像一个圆盘,这些就是视觉后像作用的结果。

(4) 联觉:指一种感觉引起另一种感觉的现象。彩色感觉最容易引起联觉。红、橙、黄等类似太阳、火光的颜色,引起人温暖的感觉,因而被称为暖色;蓝、青、绿等类似蓝天、海水、树林的颜色,往往引起寒冷、凉快的感觉,被称为冷色。音乐家常会发生视听联觉,在声音作用下大脑中产生某种视觉形象。不同的色调也会引起不同的心理效应。红色使人兴奋,蓝色使人镇静,绿色使人和缓,玫瑰色使人振奋等。在建筑设计、环境布置上要考虑色觉的联觉作用。根据联觉现象,近年来人们创造出了彩色音乐,把声音形象转化为彩色形象。

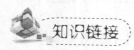 知识链接

**影响痛觉感受性的因素**

痛觉是一种极其复杂的感觉。强烈的疼痛不仅导致躯体功能的紊乱,而且对病人的心理和日常生活造成很大的伤害。影响痛觉感受性的因素主要有:

1. 对疼痛的态度　个体对疼痛的态度极大地影响个体的痛觉感受性。

2. 注意　个体对疼痛的注意或分心,所产生的疼痛感受也有所不同。在寂静的夜里,病人会感到伤口更痛,而在白天由于各种刺激的干扰,分散了病人对疼痛的注意,反而觉得疼痛轻些。

3. 暗示　暗示对痛觉感觉性的影响很大,在催眠过程中,暗示可以使人降低甚至丧失痛觉感受。

4. 情绪　情绪能明显地影响疼痛的感受。恐惧、焦虑、失望、不耐烦等负性情绪,可使痛阈降低;而愉快、兴奋、乐观等正性积极情绪,可使痛阈提高。

 笔记

**(二) 知觉**

1. 知觉的概念　知觉(perception)是人脑对直接作用于感觉器官的客观事物的整体属性的反映。例如,某一物体,看上去是圆的形状,红的颜色;用手触摸,表皮光滑,有一定硬度;用鼻子闻,有清香的水果气味;用口舌品尝,是酸甜的滋味……于是人脑便把这些属性综

合起来,形成对该事物整体的映像,知道它是"苹果",这种对事物的整体属性的反映就是知觉。

感觉和知觉虽然都是人脑对当前事物的直接反映,但两者之间存在区别。感觉反映的是事物的个别属性,而知觉则反映事物的整体属性。感觉是一种最简单的认知活动,而知觉则是高于感觉的一种认知活动。

感觉和知觉又是密不可分的。感觉是知觉的基础,知觉总是在感觉的基础上进行的。所以,对事物的个别属性的感觉越丰富,对事物的知觉也就越完整、越正确。然而在实际生活中,人们很少产生单纯的感觉,而总是以知觉的形式直接反映客观事物。由于感觉和知觉密不可分,所以通常把感觉和知觉统称为感知。

2. 知觉的分类

(1) 根据知觉过程中起主导作用的器官,把知觉分为视知觉、听知觉、嗅知觉、味知觉和触知觉等。

(2) 根据知觉对象的不同,把知觉又可分为物体知觉和社会知觉。物体知觉是对事和物的知觉,包括空间知觉、时间知觉和运动知觉;社会知觉是对人的知觉,包括对别人的知觉、自我的知觉和人际的知觉。

3. 知觉的特性

(1) 知觉的选择性:人的周围环境是丰富多彩的,但是人们在一定时间里,总是选择对自己有重要意义的刺激物为知觉对象,而把其余刺激物当作背景。知觉的对象能够得到清晰的反映,而背景只能得到比较模糊的反映。

知觉中的对象与背景是相对的,可以互相转换。哪些事物成为知觉对象,哪些成为背景,都不是固定不变的。在一种情况下是知觉对象的刺激物,在另一种情况下则成为知觉的背景,而原来是背景的刺激物则反而成为知觉的对象。图 2-2 的双关图形,就是用来说明知觉对象与背景相互转换的例子。

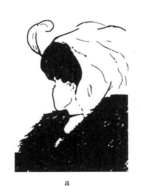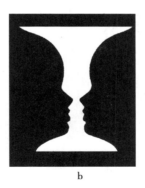

**图 2-2 对象和背景转换的双关图**
a. 少妇和老人　b. 花瓶和人像

知觉选择的对象与主观因素和客观刺激的特点有关。人们容易主动选择那些与个人的需要、情绪、知识经验等相关事物作为知觉的对象;另外,当客观刺激物强度较大、对比明显、运动变化以及空间位置接近等具有吸引力的事物也易成为知觉的对象。

(2) 知觉的整体性:当事物的部分属性作用于感觉器官时,人们能够根据过去的知识经验,以事物的整体特征来反映所知觉的对象。知觉之所以具有整体性,是因为客观事物对人而言是一个复合的刺激物。由于人在知觉时有过去经验的参与,大脑在对来自各器官的信息进行加工时,就会利用已有经验对缺失部分加以整合补充,将事物知觉为一个整体(图 2-3、图 2-4)。

笔记

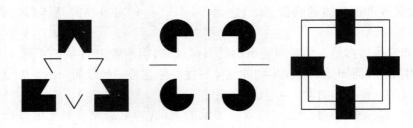

图2-3 主观轮廓

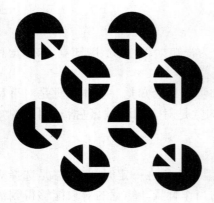

图2-4 知觉的整体性

组成事物整体的各部分和属性对整体知觉的作用并不都是一样的,其关键性的成分对知觉的整体性起决定作用。如漫画家作画,只要抓住了事物的特点和关键部分,不管画的比例正确与否,线条粗细如何,人们一眼就能看出画的是什么,反映的是什么意思。

(3) 知觉的理解性:人在知觉过程中,不是被动地反映知觉的对象,而是主动地用已有的知识经验对知觉对象作出某种解释,使其具有一定的意义(图2-5、图2-6)。知觉的理解性与人们的知识经验密切相关,例如,同一张 X 线片,医生能从其中发现病灶,而外行人只能看到一片模糊图像。

(4) 知觉的恒常性:在知觉过程中,当知觉的条件在一定范围内发生变化时,其知觉对象的映象仍保持相对稳定不变。

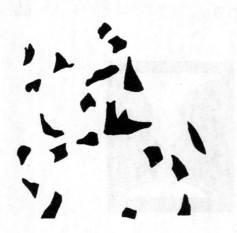

图2-5 斑点图

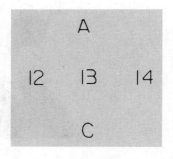

图2-6 知觉的理解性

知觉的恒常性普遍存在于各种感觉中,其中,在视知觉中表现得最为明显。当我们观察同一物体时,知觉并不完全随观察条件(距离、角度、明暗度等)的改变而改变,而是表现出大小恒常性、亮度恒常性和颜色恒常性等。例如,看同一个人,由于距离远近不同投在视网膜上的视像大小相差很大,但我们总是认为他的高矮没有改变,这是大小恒常性;不论坐在教室的哪个座位上,我们觉得教室的房门总是长方形的,不会因观察角度不同造成它在视网膜上成像的不同而认为它是菱形或梯形,这是形状恒常性;不论是在中午的强光下或是傍晚的暗淡光线下,我们感到煤炭总是黑的,粉笔总是白的,颜色知觉不会因光照的不同而改变,这是颜色恒常性。

知觉的恒常性在人的生活实践中具有重大意义。它能使人在不同情况下按照事物的实际面貌认识事物,从而使人有可能根据对象的实际情况改造世界。如果知觉不具有恒常性,人就难以适应瞬息万变的外界环境。

4. **错觉**　是在特定条件下对客观事物必然产生的失真的、歪曲的知觉。错觉有时给生活和社会带来麻烦,造成损失,但是,人们也可根据错觉发生的规律,运用错觉为社会服务。错觉有许多种,可以发生在各种感知觉中,如视错觉、听错觉等。其中以视错觉最为常见。

(1) 视错觉:图2-7列举了视错觉的几个典型例子,A图中等长的两横线看起来上长下短;B图中两横线本来是平行的,但看成不平行的;C图中两个中心等圆看起来右面的显得大了点;D图看起来是一个螺旋,而实际上是一个个圆圈组成的。

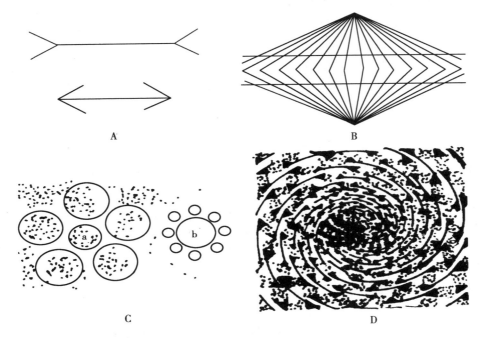

**图2-7　视错觉**

(2) 形重错觉:这是由不同感官之间相互作用而产生的错觉。如受经验和定势的影响,使人觉得1kg铁比1kg棉花要重些,这是因为视觉而对重量感发生错觉。

(3) 时间错觉:在相同的一段时间内,由于心情、兴趣等不同,人们会觉得时间有时过得特别快,有时又过得特别慢。

(4) 运动错觉:对主体或客体在运动觉方面的错觉。如在火车开动之前,常因邻近车厢的移动,觉得自己车厢已经开动。

5. **幻觉**　是在没有外界刺激物作用于感觉器官的情况下产生的一种虚幻的知觉。幻觉与错觉不同,错觉的产生是确有外界刺激物作用于感觉器官,只是反映不正确而已;而幻觉的产生并没有外界刺激物作用于感觉器官,只是个体虚幻的知觉。幻觉多种多样,如听幻觉、视幻觉、嗅幻觉等。幻觉可以影响人的行为和思想。身心健康的人很少有幻觉,只有在特殊心理状态下,如疲劳、入睡前、刚睡醒时,才偶尔出现幻觉,且时间短暂。对精神病人来说,幻觉则是一种常见症状,持续很久,是严重的知觉障碍。

**(三)记忆**

1. **记忆的概念**　记忆(memory)是过去经验在人脑中的反映。人们感知过的事物、思考过的问题、体验过的情感、从事过的活动,都不同程度地被保留在头脑中,并在一定条件下能够恢复,这就是记忆。如多年的同学聚会时,会将阔别多年的老同学认出,并将与其相关的故事回忆起来,即使是很久以前的事情也仿佛历历在目。

从信息加工的观点来看,记忆就是人脑对输入的信息进行编码、存储和提取的过程。现代心理学家把人脑比作电子计算机,认为人脑对外界输入的信息首先要进行编码,只有经过编码的信息才能被接受储存;信息的存储依赖于人们已有的知识结构,信息的编码越完整、越严密,提取就越容易,反之就较为困难。

记忆是人们学习、工作和生活的基本能力,人凭借记忆才能积累知识和经验,不断成熟起来。没有记忆的参与,人们就无法去认识周围的世界,更无法去解决复杂的问题。总之,没有记忆,就没有人类心理的存在和发展,就没有我们现在人类的文明。

2. 记忆的分类

（1）按记忆的内容分为形象记忆、动作记忆、情绪记忆和逻辑记忆。形象记忆是以感知过的事物形象为主要内容的记忆。如我们看过的画面、听过的声音、嗅过的气味、触摸过的事物等都会在头脑中留下映象。动作记忆是以做过的动作或运动为内容的记忆,也称运动记忆。动作记忆是技能形成的基础,这种记忆的特点是,识记得较慢,但记住后容易保持、恢复,不易遗忘。情绪记忆是以体验过的情绪或情感为内容的记忆叫做情绪记忆,也称情感记忆。逻辑记忆是以概念、判断、推理等为主要内容的记忆。逻辑记忆是人类特有的记忆,通过语词表现出来。如对定义、概念、定理的记忆。

（2）按信息保持的时间长短分为瞬时记忆、短时记忆和长时记忆。瞬时记忆又称感觉记忆,信息存储的时间很短,约为 0.25 ~ 2 秒,如视觉后像的记忆、回声的记忆等。短时记忆是指信息在头脑中保持在 1 分钟之内的记忆。例如,当我们从电话簿上查到一个电话号码后,立刻就能根据记忆拨号,但过后就很快忘了这个号码,这就是短时记忆。所以,也有人把短时记忆比作电话号码式记忆。长时记忆是指信息在记忆中的存储超过 1 分钟以上直至许多年,乃至终生的记忆。它的信息主要来自对短时记忆信息的加工、复述,也有一些印象深刻的内容在感知过程中一次性输入而长久保存的。长时记忆代表一个人"心理上的过去",是个体经验积累和心理发展的前提。个体对社会的适应,主要靠从长时记忆中随时可提取的知识和经验。

3. 记忆的过程　记忆过程包括识记、保持、再认或回忆 3 个基本环节。

（1）识记:是识别并且记住事物。从信息加工理论的观点来看,识记是信息输入和编码的过程。识记是记忆活动的开端,是其他环节的前提和基础。

根据识记时的目的性和意志努力程度的不同,可将识记分为无意识记和有意识记。无意识记是事先没有预定目的,也不需要意志努力的识记。例如,看过某部生动的电影,读过某部有趣的小说,参加某次有意义的活动,虽然当初没有想记住的意图,但许多东西却被我们记住了,这就是无意识记。有意识记是有预定目的,经过一定意志努力的识记。例如,学习科学定义、概念、公式、定理时,不仅需要有明确的目的,而且需要一定的意志努力才能记住,这就是有意识记。

根据识记的材料有无意义或者学习者是否了解其意义,可以将识记分为机械识记和意义识记。机械识记是根据事物的外部联系,依靠简单重复而进行的识记。意义识记是指对材料理解的基础上,根据材料的内在联系,并运用已有的知识经验而进行的识记。

从记忆的总体效果上看,有意识记的效果优于无意识记,意义识记的效果优于机械识记,但它们并非相互排斥和绝对对立,而是相互依存和相互补充的。影响识记效果的因素有:识记的目的和任务、识记材料的性质和数量以及识记的方法等。

（2）保持:是将识记获得的知识、经验和技能在头脑中储存、巩固的过程。

保持是一个动态的过程。识记过的材料在头脑中的保持并不是固定不变的,而是随各种因素不断发展变化,这种变化既体现在数量上,又表现在质量上。在数量方面,保持量一般随时间推移而下降。在质量方面,则可能有以下几种变化:第一,内容简略和概括,不重要的细节趋于消失;第二,内容变得更加完整,更加合理和更有意义;第三,内容变得更具体,或者更为夸张与突出。英国心理学家巴特莱特(Bartlett)做了如下的实验:拿一张画给第一个人看,看后画下来,再把复制品给第二个人看,看后画下来,再把第二个人的复制品拿给第三个人看,看后画下来,这样依次做下去,到第18个人时,结果是图形从一只鹰变成了一只猫,记忆图形发生了质的变化(图2-8)。

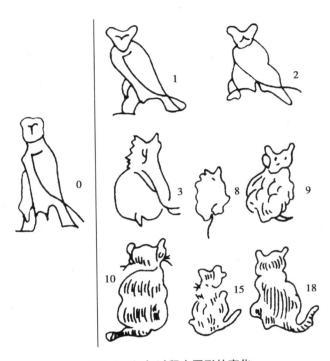

图2-8　记忆过程中图形的变化

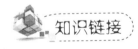

### 熟悉的事物未必容易记忆

要想对学习的材料保留长期记忆,须将材料进行编码并储存。编码之前先须注意,熟悉的事物是引起注意的原因之一。然而,熟悉并不是引起注意并产生学习的唯一原因。生活中极为熟悉的事物几乎天天重复练习,但未必有清晰的记忆。天天上下楼梯,你能记得有多少级台阶吗?天天穿脱衣服,你能记得有几个纽扣吗?像这些表面上看极为熟悉的事物,一般人都不会清楚记得。按学习的基本原理看,原因是空有练习,未加注意,缺乏动机,所以不能产生学习,自然就不会留存下记忆。

遗忘是与保持相反的过程,是指对识记的材料不能再现或错误的再现。最早对遗忘现象进行研究,并发现其规律的是德国心理学家艾宾浩斯(Ebbinghaus)。他以无意义音节作为识记材料,让受试者重复学习,得出了著名的艾宾浩斯遗忘曲线(图2-9)。从遗忘曲线中可以看出,遗忘的进程是不均衡的,先快后慢。这种变化趋势可以得出如下结论:①遗忘的数量随时间进程逐渐增加。②遗忘速度先快后慢,在识记后第一天内遗忘最快,数量也最多;随后遗忘速度逐渐减慢,遗忘数量也随之减少。③最后虽然时间间隔很长,但所剩的记忆内容基本不再减少而趋于稳定。

（3）再认或回忆:是记忆过程的最后一个环节,是对存储的信息提取的过程。这一过程

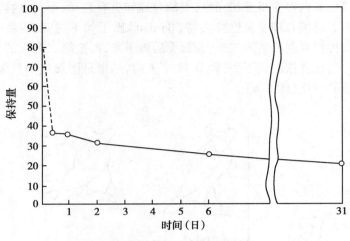

图2-9　艾宾浩斯遗忘曲线

是衡量记忆巩固程度的重要指标。经历过的事物再次出现时能够确认叫做再认。例如,遇到熟悉的人、阅读熟悉的字词等都是再认过程。经历过的事物不在面前时能在头脑中重现叫做回忆。根据回忆时的目的是否明确和是否需要意志努力,可以把回忆分为无意回忆和有意回忆。凡是没有预定的目的也不需要意志努力的回忆叫无意回忆,如"触景生情"、"每逢佳节倍思亲"等都是无意回忆,如"冥思苦想"、"搜肠刮肚",以及复习、考试时的回忆等都是有意回忆。再认与回忆没有本质的区别,但再认比回忆要容易,能再认的不一定能回忆,能回忆的一定能再认。

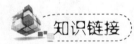知识链接

**增强记忆的方法**

1. 注意集中　一心不可二用。
2. 兴趣浓厚　对学习材料要有浓厚的兴趣。
3. 理解记忆　理解是记忆的基础,不能死记硬背。
4. 强化学习　对学习的材料在记忆的基础上再多记几遍。
5. 及时复习　对刚学过的知识趁热打铁,及时温习。
6. 经常回忆　经常尝试回忆,使记忆错误得到纠正,遗漏得到弥补。
7. 视听结合　同时利用语言、视、听觉器官的功能可强化记忆。
8. 多种手段　如分类记忆、特点记忆、语言记忆、争论记忆、联想记忆、趣味记忆、图表记忆、缩短记忆、编提纲、做笔记及纸卡片等。
9. 最佳时间　上午9~11时,下午3~4时,晚上7~10时,为最佳记忆时间。
10. 科学用脑　劳逸结合、保证睡眠、参加运动、注意营养。

### (四) 思维

1. **思维的概念**　**思维**(thinking)是人脑对客观事物概括的和间接的反映。从信息加工的观点看,思维是对信息的深入加工改造并使信息重新改组和建构的过程。

思维与感觉、知觉一样,也是人脑对客观事物的反映。但感觉和知觉是对客观事物的直接反映,他们所反映的只是客观事物的个别属性和外部现象,属于感性认识。思维则是对客观事物的概括的、间接的反映,它可以反映事物的本质属性及其规律性联系,属于理性认识。思维也是一种探索与发现性的认知活动,它常常需要人们在探索事物的新关系和新特征时,

笔记

对自己头脑中的知识经验进行更新与改组。因此,思维是一种更复杂更高级的认知过程。

2. 思维的特征

（1）概括性:是指思维在大量感性材料基础上,将同类事物共同具有的本质属性和规律性联系抽取出来,并加以概括。例如,我们在感知各种各样的具体的笔(钢笔、铅笔、圆珠笔等)的基础上,能把各种各样的笔的本质属性(写字的工具)抽取并概括出来。思维的概括性使人的认知摆脱了具体事物的局限性与对具体事物的直接依赖性,加深了对事物的认识与了解。

（2）间接性:是指思维不是直接地,而是以其他事物为媒介来反映客观事物的。例如,内科医生有时不能直接诊断病情,而需要通过病人的血液检查、X线检查、心电图等各项检查结果作为媒介物进行判断。思维的间接性,不但可以使人认识当前感知不到的东西,也可以预测未来可能发生的事情,使人的认识领域变得非常广阔和深远。

3. 思维的种类

（1）根据解决问题的方式分为:动作思维、形象思维和抽象思维。

1）动作思维:是指依据实际动作而展开的思维,其基本特点是思维与动作不可分,离开了动作思维就难以进行。

2）形象思维:是运用头脑中已有表象进行的思维活动。艺术家、设计师等在创作时,多是运用形象思维。

3）抽象思维:是以抽象的概念、判断和推理为思维的基本形式,以分析、综合、比较、抽象、概括和具体化为思维的基本过程,旨在揭露事物的本质特征和规律性联系的思维活动。抽象思维为人类所特有,是人类思维的典型形式和个体思维发展的最高阶段。

（2）根据探索答案的方向分为:求同思维和求异思维。

1）求同思维:又叫聚合思维,是根据一定的知识或事实求得某一问题的正确或最佳答案的思维。是一种有方向、有范围和有条理的思维方式。如教师引导学生寻求固定答案就是求同思维。

2）求异思维:又叫发散思维,是根据一定的知识或事实求得某一问题的多种可能答案的思维。是一种展开性的思维方式。如一题多解就是运用的求异思维。

（3）根据思维中的主动性和创造性程度分为习惯性思维和创造性思维。

1）习惯性思维:用惯常的、过去曾采用过的方法去解决问题的思维。是一种定势思维方式,缺乏主动性、独创性、新颖性。

2）创造性思维:用独创新颖的方法来解决问题的思维。它是一种具有想象性、开创性的思维方式。科学家的一切发明创造都是创造性思维的结果。

4. 思维的基本过程

（1）分析与综合:分析是在头脑里把对象由整体分解为部分,或者把整体的个别特征、方面等分解开来的过程。如把植物分成根、茎、叶、花等。综合是在头脑里把对象的各个组成部分、属性、方面、要素等按照一定的关系联系起来组成一个整体的过程。如把几个单词组合成句,把几个句子组合成段,把几个段落组合成为一篇完整的文章。分析与综合是思维活动的最基本过程,它们相互依存、互为条件,共同构成其他思维过程的基础。

（2）比较与分类:比较是在分析综合的基础上,在头脑中把事物加以对比,从中找出事物之间异同点的思维活动。有比较才有鉴别,只有通过比较,将事物间的各种特征加以对比,才能对事物的认识更精确、更深入。分类是在比较的基础上确定事物的共同点和不同点,把事物划分为不同的种类,揭示出它们之间的从属关系,使知识系统化。

（3）抽象与概括:抽象是在头脑中将各种事物的共同本质属性抽取出来,并舍弃其非本质属性的思维过程。如从钢笔、铅笔、毛笔中抽取其共同的本质属性——写字工具,而将颜色、长短、软硬等非本质属性舍掉。概括是在头脑中将抽象出来的事物的本质属性结合起来,形成概念或理论系统的思维过程。如在抽象的基础上,把各种各样笔的本质属性概括为:笔是用来书写的工具。抽象和概括是紧密联系着的。抽象是概括的基础,概括是对抽象的结果加以综合,形成概念或理论系统。概括能使人的认识由感性上升到理性,由特殊上升到一般。

5. 思维的品质

(1) 敏捷性:是指在思维过程中,能迅速地发现问题和及时解决问题。一方面是指思维活动迅速,短时间内就能获得正确的思维结果;另一方面是指在解决问题时,一旦发现效果不佳则能立即寻求新的途径,善于根据事物的发展变化机智地解决问题。相反,机械呆板,不能依时间、地点和条件的转移而随机应变,是思维不灵活的表现。

(2) 广阔性:是指在思维过程中,全面地考虑问题,既看到事物的整体,又看到其中的各个细节和各个部分。既要看到矛盾的普遍性,又要看到矛盾的特殊性。相反,思维狭窄的人,只见树木,不见森林。

(3) 深刻性:是指在思维过程中,善于透过问题的现象而深入问题的本质,善于揭露事物产生的原因,掌握事物发展的规律,预见事物的发展趋势。相反,思维肤浅的人,认识停留在事物的表面现象和外部联系上。

(4) 独立性:是指在思维过程中,对任何问题都善于独立思考,发现问题,分析问题,提出自己的见解,独立地解决问题,这是创造性思维的基本品质之一。相反,人云亦云、自以为是、故步自封,都是不良的思维品质。

(5) 逻辑性:是指在思维过程中,具有严密的逻辑思维能力。在解决问题时,思路连贯,条理清楚,层次分明,做到概念准确,判断有据,论据有理。相反,思维混乱、条理不清、无层次是缺乏逻辑的表现。

**(五) 想象**

1. **想象的概念**　**想象**( imagination )是对头脑中已有的表象进行加工改造而创造出新形象的过程。

表象是指曾经感知过的事物在头脑中留下的映像,或者说表象是对从前感知过,但没有发生的事物的反映;而想象则是对从前没有感知过当时又不在眼前的事物的反映。想象是在表象的基础上形成的,但并不是表象的简单再现;它是对头脑中存储的表象进行加工改造、重新组合,创造出新形象的过程。

想象在人类生活中具有重要的作用。首先,人类可以通过想象预见未来,对自己的行为作出计划,从而克服了行为的盲目性,增加了自觉性。其次,想象对人的创造性有促进作用,没有想象就没有创造发明。

2. **想象的分类**

(1) 无意想象:是没有预定目的、不自觉的想象。例如,一个人在教室里听讲,当老师讲到山脉和河流的时候,他便想起了自己旅游的事,不由得走了神,想到自己到了哪个名山秀水,这就是一种无意想象。

梦是无意想象的一种极端例子。做梦是没有目的的,是不由意识支配的,比清醒状态下的无意想象更加随心所欲,其内容往往不合逻辑。做梦是大脑的一种正常活动,适当做梦对于维持大脑的正常功能是必要的。研究发现,如果连续剥夺有梦睡眠,人就会出现紧张、焦虑、注意力涣散、容易激怒等反常现象。

(2) 有意想象:是有一定目的、自觉进行的想象。它包括再造想象、创造想象和幻想。

1) 再造想象:是根据语言描述或图表模型示意,在头脑中形成新形象的过程。再造想象在生活中意义重要。例如,人们可以根据作家的描述想象出人物形象,建筑工人可以通过图纸盖出一幢幢大厦,医学生可以通过解剖挂图想象人体的实体情况。

2）创造想象:是根据一定的目的、任务,在头脑中独立地创造出新形象的过程。创造想象比再造想象更为复杂和困难,它需要对已有的感性材料进行分析、综合、加工、改造,在头脑中进行创造性的构思。作家创造一个典型人物,画家构思一幅图画,服装设计师想象一款服装的新款式,都是独立进行的,这些都是创造想象的例子。

3）幻想:是和人的愿望相联系并指向未来的想象。如果幻想以客观现实为依据,符合事物发展的客观规律,经过努力可以实现就是理想;如幻想超出客观现实,不可能实现就是空想。

### （六）注意

1. 注意的概念　注意(attention)是心理活动对一定事物的指向和集中。指向性和集中性是注意的两个特点。指向性是指人心理活动有选择的指向某个对象而忽视了其他对象。也就是说人们面对丰富多彩的客观事物,总是根据自己的需要,有选择地指向特定对象。集中性是指人的心理活动离开一切无关的事物,而集中到所选择的某一对象上。例如,外科医生在给病人做手术,他的注意力都集中在病人的手术中,而对除此之外的任何信息均予以忽略。

注意并不是一个独立的心理过程,而是贯穿于心理活动的始终。通常所说的"注意听"、"注意思考",这里的注意是人在感知、记忆、思维等过程中表现或具有的状态。注意是作为各种心理活动的伴随者而保证心理过程正常进行的。

2. 注意的分类　根据注意有无目的性及是否需要意志努力,可把注意分为无意注意、有意注意和有意后注意。

（1）无意注意:是指没有预定的目的,也不需要意志努力的注意。无意注意主要是由周围环境引起的,其原因除了刺激物本身所具备的新异性、强度、对比差异以及刺激物的变化和运动外,还与个体的需要、兴趣、情感以及知识经验等密切相关。

无意注意既有积极作用,也具有消极作用。积极的一面是能帮助人们对新异事物进行定向,并获得对事物新鲜的、清晰地认识;消极的一面是使人们被动离开正在进行的活动,而对原来的活动起一定的干扰作用。

（2）有意注意:是指有预定目的,需要意志努力才能实现的注意,受人们的意志支配。影响有意注意的因素有活动的目的、社会性需要、间接兴趣以及意志努力等。有意注意是一种积极、主动的注意形式,是人类所具有的心理状态。

（3）有意后注意:有预定目的、无需意志努力就能维持的注意,是一种高级类型的注意。有意后注意是在有意注意的基础上发展起来的。当人们从事某种不熟悉的工作时,往往需要一定的意志努力;但经过一定时间后,对该工作熟悉了,就不需要意志努力而继续保持注意。这就实现了有意注意向有意后注意的转化。有意后注意既服从于当前的活动任务,又能节省意志的努力,因此,对完成长期、持续的工作特别有利。

3. 注意的品质

（1）注意的广度:也称注意的范围,是指同一时间内所能注意到的事物的数量。一般成人注意的广度为5~9个数字或字母。

注意的广度受知觉对象特点的制约。在知觉任务相同的情况下,如果知觉对象的特点不同,注意的广度会有一定的变化。注意对象越集中,排列越有规律,越能成为相互联系的整体,注意的广度也越大。

注意的广度还受知觉者活动任务与知识经验的影响。在注意对象相同的情况下,知觉者活动任务与知识经验不同,注意广度也会有一定变化。知觉活动的任务多,注意广度就小;知觉活动任务少,注意广度就大。用速示器呈现一定数量的外文字母,如果要求被试者不仅要辨认出字母的个数,同时还要指出字母在书写上的错误,这时被试者所能注意到的字母的数量要比只辨认字母数量时的注意广度小得多。知识经验对注意广度的影响也是这样,用速示器呈现一行外文字母,精通外语的人往往比不懂外语的人注意广度大得多。

（2）注意的稳定性:是指在一定时间内注意保持在某项活动上的特性,它是衡量注意品质的指标。

注意的稳定性与注意对象的特点有关。内容丰富的对象比内容单调的对象,活动、变化的对象比静止、固定的对象容易使人保持稳定的注意。注意的稳定性更重要的是与人的主体状态密切相关。如果人对所从事的活动持积极的态度,有高度的责任感,坚强的意志和浓厚的兴趣,就容易对对象保持稳定的注意。

与注意稳定性相反的状态是注意的分散,也叫分心。注意的分散是指注意不自觉地离开当前应当完成的活动而被无关刺激所吸引。注意分散的原因,主要是由于无关刺激的干扰,单调、机械刺激的长期作用等。

（3）注意的分配:是指同一时间内对两种或两种以上的刺激进行注意,或将注意指向不同对象的能力。例如,司机开车要眼观六路,耳听八方;在教学活动中,教师一边讲课,一边观察学生听讲的情况等。

（4）注意的转移:是指注意从一个对象转向另一个对象的现象。注意的转移与分心不同。注意的转移是任务的要求,随着当前的活动,有意识地进行改变;分心则是指注意偏离了当前活动和任务的要求,受无关刺激干扰,被无关事物吸引,使注意中心离开了应当注意的对象。

注意的转移和注意的稳定性、注意的分配是相互联系,彼此配合的。在同一活动中,如果没有注意的转移,注意的稳定就难以保持。每一次注意的转移,注意的分配就必然发生变化。原来注意中心对象便转移到注意中心之外,新的对象进入注意中心,整个注意范围的图像便会出现新的情况。总之,注意的各个品质是密切联系的,活动的效率不仅取决于注意的某一品质,而且取决于注意各种品质在活动时合理地应用与有机地结合。

## 二、情绪、情感过程

### （一）情绪、情感的概念

**情绪**(emotion)和**情感**(feeling)是人对客观事物是否满足自己的需要而产生的态度体验。人在认识世界和改造世界时,对于周围的事物、他人和自己的行为,常常抱着不同的态度,有着不同的体验。一些现象令人愉快,另一些现象令人悲哀,一些现象使人愤怒,另一些现象使人恐惧。愉快、悲哀、愤怒和恐惧等,都是常见的情绪和情感体验。

情绪和情感与认识不同,认识是对客观事物本身的反映,而情绪和情感则是对客观事物与个人需要之间关系的反映。情绪和情感与认识又有密切联系。首先,认识是产生情绪和情感的基础。只有被人认识的客观事物才能引起情绪和情感。从感知来说,只有感知到了某一事物才能产生相应的情感。如聋者不知道噪声之可厌,盲者不知道美丽景色之可爱。对同一事物,由于认识不同,产生的情感也会不同。阴雨绵绵,对于久旱盼雨的农民引起的是喜悦,对于因此而推迟起飞的乘客引起的是焦躁。人们对事物的认识是逐步深入和不断发展的,这就使得人们对事物所抱的态度和所产生的情绪和情感也相应地发生着变化。正如古语所说"知之深,爱之切"。其次,情绪和情感对认识也有影响。这种影响可能是积极的,也可能是消极的。积极的情绪和情感可以提高认识活动的积极性,而消极的情绪和情感则会阻滞认识的发展。

### （二）情绪和情感的区别与联系

1. 情绪和情感的区别

（1）从需要的角度看:情绪是与机体的生理需要相联系的,如人们对水、空气、运动等需要所产生的较低级的、简单的体验;而情感是与人们的社会性需要相联系的,如道德感、理智感等所引起的高级、复杂的体验。

（2）从发生的角度看:情绪是人和动物均具备的,它带有本能的特点;但情感则是人类独有的心理现象,是个体在社会生活中逐渐发展起来的。

（3）从反映的角度看:情绪带有情境性、激动性和暂时性的特点,它往往随着情境的改变而改变;而情感则具有较大的稳定性、深刻性和持久性,是人对事物稳定态度的反映。

（4）从外部的表现上看:情绪较为强烈,冲动性较大,具有明显的外部表现;而情感一般较微弱,较少冲动,外部表现不明显。

2. 情绪和情感的联系　　情绪和情感虽有区别,但它们又是同一类心理过程,因而存在着密切的联系。一方面,情感离不开情绪,稳定的情感是在情绪的基础上形成的,同时又通过情绪反应得以表达,离开情绪的情感是不存在的。另一方面,情绪也离不开情感,情绪变化往往反映内在的情感,在情绪发生的过程中常常深含着情感。因此,情绪和情感是不可分割的。

**（三）情绪和情感的分类**

1. 情绪的分类　　按情绪的状态分为心境、激情和应激。

（1）心境:是一种微弱而持久的情绪状态。它构成了人的心理活动的背景。当一个人出现愉快心境的时候,无论遇到什么事情都会感到是愉快的。当一个人处在苦闷心境的时候,无论遇到什么事情都会感到闷闷不乐,这就是心境。

心境具有弥漫性的特点。所谓弥漫性,是指心境并不是对某一特定事物的情绪体验,而是某一种特定情绪发生后并不马上消失,还要保留一段时间。在此时间内,人把这种特定情绪投射到其他事物上面,使这些事物都带上先前的情绪性质和特点。

心境产生的原因是多方面的。如工作的好坏,学习成绩的优劣,生活习惯的改变,人际关系的融洽程度,甚至季节的变化等,都可能成为引起某种心境的原因。但在很多情况下,人并不能意识到引起心境的原因。

心境对人的工作、学习和健康有很大影响。积极的心境有助于工作和学习,能促进人的主观能动性的发挥,提高人的活动效率,并且有益于人的健康。消极的心境使人意志消沉,降低人的活动效率,妨碍工作和学习,有害于人的健康。因此,要善于调节和控制自己的心境,形成和保持积极、良好的心境。

（2）激情:是一种强烈而短暂的情绪状态。如暴怒、恐惧、绝望、狂喜等,都属于这种情绪体验。在激情状态下,主体往往伴随明显的生理和外部表情变化。如心跳加快、血压升高、呼吸急促、大发雷霆、暴跳如雷等。

激情通常是由对个人有重大意义的事情引起的。如重大成功、惨遭失败等都是对当事人有巨大意义的且能引起激情状态的强烈刺激。

从心理卫生学的角度来看,激情对健康是有害的,它不仅能致病,也能致死。因此,要善于控制激情。采用注意转移法可以冲淡激情暴发的程度。

（3）应激:是出乎意料的紧急情况所引起的急速而高度紧张的情绪状态。在应激状态下,整个机体的激活水平高涨,是人的肌张力、血压、内分泌、心率、呼吸系统发生明显的变化。由于身体各部分功能的改变,从而使个体发生不同的心理和行为变化。

在应激状态中,人可能有两种行为反应,一种是行为紊乱、忙中出错、不能准确地采取符合当时目的的行动;同时,由于意识的自觉性降低,也会出现思维混乱、分析判断能力减弱、感知和记忆下降、注意力的分配与转移困难等情况。另一种是虽然身心紧张,但精力旺盛、思维敏捷、活动量增强,从而能更好地利用过去的经验和生理激活状态,急中生智,摆脱困难,化险为夷。

应激状态持续时间可短可长。短时的应激通常导致全身总动员,包括交感神经兴奋、异化激素大量分泌以及高度觉醒以对付应激。如果一个人长期处于应激状态之下,机体往往难以适应,从而可能导致体内功能紊乱,直至崩溃(参见第四章第二节"心理应激与心身健康")。

**2. 情感的种类**

(1) 道德感:是人们运用一定的道德标准评价自身或他人言行时所产生的情感体验。如果自身的言行符合道德标准,就会产生幸福感、自豪感和欣慰感;如果自己的言行不符合道德标准,就会感到不安、内疚、自责。同样,当他人的言行符合道德标准时,便产生满意和肯定的体验,如爱慕、敬佩、赞赏等;不符合便产生不满和否定的体验,如厌恶、反感、鄙视、憎恨等。

道德感和道德认识、道德行为是紧密相连的,是品德结构的重要组成部分。道德感对人的言行有巨大的推动、控制和调节作用,是重要的自我监督力量。

(2) 理智感:是在智力活动过程中所产生的情感体验。例如,人们在探索新事物时的好奇心和求知欲;对矛盾事物的怀疑感和惊讶感;判断证据不足时的不安感;问题解决时的喜悦感和快慰感;对科学的热爱;真理的追求;对偏见、迷信和谬误的痛恨等,都属于理智感。

理智感在人的智力活动中起着极为重要的作用。它是推动人们认识事物的动力,也是推动人们探索、追求真理的强大动力。

(3) 美感:是根据一定的审美标准评价事物时所产生的情感体验。美感是由现实生活中美的客观事物所引起的。美丽的自然现象如桂林山水、昆明石林、北京故宫、苏州园林等引起人们的自然美感;美好的社会现象如纯朴善良、见义勇为等引起人们的社会美感;美妙的艺术作品如绘画、音乐、文学等引起人们的艺术美感。

美感与道德感有密切关系,因为不仅对美与丑的评价鉴赏能使人产生美感,而且对善恶的评价也能引起人的审美感受和体验。美感是人们欣赏美、展示美与创造美的动力。

**(四) 情绪对健康的影响**

1. 积极情绪的**治病**作用　在日常生活中,个体情绪的起伏是免不了的。每个人都有不同的情绪体验,有时情绪特别好,不但神清气爽,而且工作起劲,对人对事以致对周围的世界都觉得充满了光彩和希望。另有些时候情绪特别低落,心情沮丧,意志消沉。不过,对一般人来说,像这种欢乐与悲哀两极性的情绪体验时间都很短暂,平常的情绪状态多处于两极中间,随生活中情境的变化,略有起伏。

"笑一笑,十年少",这句俗话说明了积极情绪对健康的积极作用。积极的情绪能提高人的活动效率,使人体各器官的活动协调一致,增强免疫力,提高机体的耐受和康复能力,降低患病风险。

2. 消极情绪的**致病**作用　中医很早就重视情绪与疾病的关系,《素问·阴阳应象大论篇》中有"喜伤心、怒伤肝、思伤脾、恐伤肾、忧伤肺",指出消极情绪的致病作用。焦虑、抑郁、悲伤、苦闷等不良情绪可使人体产生应激反应,引起激素分泌紊乱,免疫力下降,导致疾病的发生。其中最敏感的是心血管系统和消化系统。如心理生理学派代表人物沃尔夫通过观察胃瘘发现,人在愤怒时,胃黏膜充血,胃的活动加快,可见胃液侵蚀胃黏膜;人在恐惧时,胃黏膜变得苍白,胃的活动减慢,这时即使进食,也消化不了。如果人的情绪状态经常处于某一极端(不是极度消沉,就是极度兴奋),或是只在两极端之间变换(忽而极度消沉,忽而极度兴奋),这就是心理异常中的忧郁症、躁郁症和躁狂症。可见,消极情绪常常损害人正常的生理功能和引起消极心理反应,严重时可导致心身障碍。

## 三、意志过程

### （一）意志的概念

**意志**（will）是人们自觉地确定目的,并根据目的调节和支配行动,克服困难去实现预定目的的心理过程。意志是**人类特有的**现象,是人类意识能动性的集中表现。意志总是和人的行动相联系,并对人的行动起着**调节**和**控制**作用。

### （二）意志过程

1. 采取决定阶段　采取决定阶段包括确立行动目的、选择行动手段和取舍行动动机等环节。行动目的是指人的行动所要达到的目的是什么;行动手段是指借助什么具体行动去实现目的;行动动机是指人为什么要达到这一目的。

2. 执行决定阶段　执行决定就是实现意志行动,此阶段是意志过程的关键阶段。执行决定往往要求更大的努力。

### （三）意志的品质

意志品质是个人的比较稳定的意志特点。由于生活实践和所受教育的不同,人们的意志品质既有共同性,也存在着差异。

1. 自觉性　是指对行动的目的和意义有充分的认识,并能随时控制自己的行动,使之符合正确目的的心理品质。有自觉性的人,目的明确,行动坚决,能够果断地采取决定。

盲目性和独断性是缺乏自觉性的表现。盲目性是轻易接受外界影响,不加思考地听从别人的意见和暗示,轻易改变行动目的,缺乏原则性。独断性则是既未掌握客观规律,又不听别人的忠告,一意孤行,直至碰壁。人们既不能盲从,又不能独断专行,一定要按规定办事。

2. 独立性　是指个体倾向于自主地采取决定和行动,既不易受外界环境的偶然影响,也不易被周围人们的意志所左右。

与独立性相反的品质是依从性或受暗示性。这种人缺乏主见,人云亦云,会受别人的影响而轻易地改变行动的目的,是意志薄弱的表现。

意志的独立性完全不同于独断性。独断性是以主观、片面、一意孤行为其特点的;而独立性是以冷静思考,深入分析为基础的。独立性强的人虽不人云亦云,但也不拒绝他人的合理意见,而是在充分听取别人的意见的基础上,进行合理的分析作出科学判断。

3. 果断性　是指一个人善于适时而合理采取决定并执行决定的意志品质。意志的果断性表现在当需要立即行动时,能当机立断,毫不犹豫;当不需要立即行动或情况发生变化时,又能立即停止执行或改变自己的决定。果断性以自觉行为为前提,以大胆勇敢和深思熟虑为条件。

与果断性相反的品质是优柔寡断和鲁莽。优柔寡断表现为犹豫不决、顾虑重重;鲁莽的特点是做事前对事情不加思考,也不做周密的计划,只是凭一时冲动鲁莽从事。

4. 自制性　是指善于控制和调节自己的情绪和言行的意志品质。具有自制性的人,一方面善于督促自己去执行已经采取的具有充分根据的决定,另一方面也善于抑制与自己目的相违背的情绪和行为。自制性是坚强意志的重要标志。

与自制性相反的品质是任性和怯懦。前者是对自己的情绪和言行不加约束,随心所欲,放任自己;后者则是在行动上畏缩不前,遇到情况惊慌失措,不能自控。

5. 坚持性　是指在行动中百折不挠地克服困难,为实现预定目的坚持到底的意志品质。坚持性集中表现为善于克服困难,善于从失败中吸取教训,不屈不挠,不达目的不罢休;善于抵御不符合目的的种种主客观诱因的干扰。坚持性与顽固性、执拗性有根本的区别。

顽固性是既不懂客观规律，又不能正确估价自己，执迷不悟，一意孤行，我行我素，掌握不住自己，也就谈不上什么意志行为。

#### （四）意志的培养

良好的意志品质不是天生就有的，是个体成长过程中形成和发展的，人的意志品质之间互相影响和互相制约。意志品质的培养要注重以下几个方面：

1. 树立科学的世界观　科学的世界观是优良意志品质的根本和基础。具有科学世界观的人才能树立正确的奋斗目标，才能坚定自己的信念。护理人员从事的是救死扶伤、无私奉献的事业，应全心全意地为病人服务。因此，作为一个护理人员应有意识地培养和锻炼意志品质，明确奋斗目标，并在医疗实践中克服种种困难以实现自己的目标。

2. 加强体育锻炼　体育锻炼一方面可增强体质，有益于培养坚强的意志；另一方面，体育锻炼本身也要有勇敢、顽强、果断、坚韧、自制力等良好的品质。

3. 加强自身修养　一方面要加强各种知识的学习，拓宽知识面，开阔眼界和心胸，加强意志的内在基础；另一方面要参加各种社会活动，丰富自己的生活，增强自信心，完善意志的外在基础。

# 第三节　人　　格

## 一、人格概述

### （一）人格的概念

人格（personality）是指一个人的整个精神面貌，即具有一定倾向性的各种心理特征的总和。

人格包括**人格倾向**、**人格心理特征**及**自我意识**三个方面。人格倾向是决定个体对事物的态度和行为的内部动力系统，由需要、动机、兴趣、目的、志向、理想、信念、价值观等构成。人格心理特征即心理特征系统，是个人身上经常表现出来的稳定的心理特征，它影响个人活动的效能和风格，包括气质、性格、能力等。自我意识即自我调控系统，是指人对自身以及对自己与客观世界的关系的意识。它能使每个人在与周围世界打交道的过程中对自己有认识、有体验、有控制。人格结构的这三部分既是相对独立的，又是相互渗透、相互制约的。

每个人都有自己的人格动力系统、心理特征系统和自我调节系统，但由于每个人的这些系统在强度和质的特点等方面存在着稳定的差异，这就构成了人与人之间千差万别的人格特点。

### （二）人格的特性

1. 整体性　人格的各个成分或特征不是孤立地存在着，也不是机械地联合在一起，而是错综复杂地相互联系、交互作用组成一个有机的整体。

2. 独特性　人格包含个人与其他人不同的心理倾向，人和人之间没有完全相同的心理面貌。人们的兴趣、爱好是极其多样的；人们的能力也各异；人们在气质和性格的表现上更是各有特色。世界上没有两片相同的绿叶，世界上也没有两个人格完全相同的人。

3. 稳定性　人格是逐渐形成的，一个人出生后，通过教育和参加社会实践，逐渐形成一定的行为、动机、理想、信念、价值观；在一定倾向性的指引下，使自己的心理面貌在不同的生活情境中都显示出一贯的品质，构成稳定的人格。

4. 生物性和社会性　人是生物实体也是社会实体。人格结构中的气质就更多地体现

笔记

着人的生物性,而兴趣、理想、信念等则主要是在社会的影响下形成的。人的自然的生物特性是人格形成的物质基础,影响着人格形成的难易和人格发展的进程。我们在充分看到人格的生物学意义的同时,绝不能把它的发展看成是由遗传所决定的自然成熟过程。没有人的社会生活条件,人就无法社会化。例如:印度狼孩卡玛拉尽管生来具有人脑,由于出生不久就在狼群中生活,没有接受社会的影响以及家庭和学校的早期教育,以至于刚被人抚养时只有兽性,没有人性,没有人的心理。可见,人格的生物性与社会性是统一的,是以社会性为主的。

## 二、人格倾向性

### (一)需要

1. 需要的概念　需要(need)是人脑对生理需要和社会需要的反映。个体通过需要和满足需要的活动,使体内环境与外界环境(主要是社会环境)保持平衡,以维持自身的生存与发展。

需要是活动的原始动力,是个体活动积极性的源泉。需要一旦被意识到就形成一种寻求满足的力量,驱使人朝着一定的对象去活动,以满足这种需要。一般来说,需要的强度越大,活动积极性越高;需要的强度越小,活动的积极性越低。

2. 需要的分类

(1) 按需要的起源:可分为生理性需要和社会性需要。

1) 生理性需要:是人类最原始的和最基本的需要,主要是指保存和维持有机体生命和延续种族所必需的要求。如饮食、运动、休息、睡眠、排泄及性的需要等。这是需要的自然属性,是人与动物所共有的。但是,人类的生理性需要与动物的本能需要有着本质区别。一方面,人能按自己的意愿,通过创造性劳动来满足种种需要,而动物只能依靠生存环境中现有的自然条件来满足需要。另一方面,人在满足需要的方式上,受到社会环境及人类文明等条件的制约,而动物为了满足需要则表现出随心所欲。

生理需要不能得到满足时将严重地影响个体的身心健康。如个体进食需要不能得到满足,不仅仅是体重减轻,更重要的是注意力下降,性格变得忧虑、淡漠、自卑、容易神经过敏、暴躁、易怒等。睡眠需要不能得到满足不仅会影响注意力,而且会影响记忆和情绪。

2) 社会性需要:是指人类在社会活动中逐渐形成的高级需求。它是在生理需要的基础上,在社会政治、经济、文化、教育等因素广泛影响下形成的。社会性需要种类很多,如劳动、交往、成就的需要等。社会性需要如果得不到满足,就会使人产生焦虑、痛苦的情绪。

(2) 按需要的对象:可分为物质需要和精神需要。

1) 物质需要:是对物质生活条件的需要,例如,对衣食住行有关物品的需要,对劳动工具、文化用品的需要等。物质需要中,有的属于生理需要,有的属于社会需要。物质需要是人生存的基础性需要,它随社会生产力的发展、社会的进步而不断发展。

2) 精神需要:是指人对社会精神生活及其产品的需要,例如,求知的需要、审美的需要、友谊的需要等。精神需要是人类特有的需要。

3. 马斯洛的需要层次论　美国人本主义心理学家马斯洛(Maslow)认为,需要的满足是人类发展的一个最基本的原则。他通过对各种人物的观察和对一些人物传记的考查,于1954年提出了完整的需要层次理论,他把需要分为5个层次,由低级到高级排列(图2-10)(参见第三章第三节"人本主义理论")。

马斯洛把人的需要分为不同层次和重视人的内在价值等方面有其积极的一面,但它只强调了个人的需要、个人的意识自由、个人的自我实现,而没有提到社会现实对个人需要的

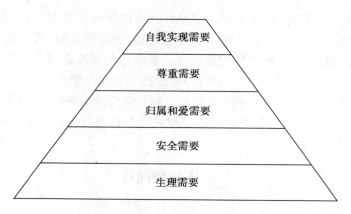

图 2-10　马斯洛需要层次论

制约作用。其次,该理论还缺乏科学实验的依据和客观的测量指标,还有待在社会实践中进一步的检验。

### (二)动机

1. **动机的概念**　动机(motivation)是激发和维持个体进行活动,并使活动朝向某一目标的内部动力。动机本身不属于行为活动,只是一种促使行为活动的内部动力(内驱力),而且在促动之后,对个体行为活动另具有导向和维持作用。

2. **动机的功能**

(1) 激发功能:人的一切活动都是由一定的动机引起或发动的,动机对行为起着始动的作用,是引起行为的原动力。动机的性质和强度不同,对行为影响作用的大小也就不同。

(2) 指向功能:动机不仅能激发活动,而且能使一个人的行动指向一定的目标或对象,对行为起着导向作用。

(3) 维持功能:行为从发动到达到目的需要有一个或长或短的过程,能使个体的行为坚持一段时间,使行为得以持续进行的是动机。动机是保持行为持续进行的动力。

(4) 调节功能:从广义来说,动机对行为的激发、指向和维持等功能,就是对行为的调节。不过这里所说的动机的调节功能是狭义的,是指动机对个体行为的强度、时间和方向的调节。正是由于动机对个体的活动不断地进行调节,才使得行为能够达到既定目标。

在具体活动中动机功能的表现是很复杂的。不同的动机可以通过相同的活动来表现;不同的活动也可能由相同的或相近的动机所支配,甚至人的活动常常可以由多种动机所支配。所以,考察人的行为必须揭示其动机,只有这样才能对他的行为作出客观的、准确的判断。

3. **动机的分类**　根据动机性质,可以把人的动机分为生理性动机和社会性动机。

(1) 生理性动机:是指起源于生理性需要的动机,如饥、渴、睡、性等动机。

(2) 社会性动机:是指来源于心理、社会因素,是人在后天生活中习得的,是人类高级心理活动的一种追求,如成就动机、亲和动机和权力动机等。

4. **动机冲突**　在日常生活中,常会同时存在两个或两个以上的动机。如果这些动机同时并存,但不可能同时满足,特别是这些动机在性质上又相互排斥时,那么个体就只能选择其中之一,而放弃其他的动机。这样,动机斗争便产生,并引起心理冲突。动机冲突主要有以下 4 种类型:

(1) 双趋冲突:指个体对具有同样强度的两个并存的对象均产生需要,但由于条件受限必须选择其中之一而要放弃另一个时所引起的冲突。例如,两个电视台同时播放我们都喜欢看的节目,但在两个电视台节目不可能同时打开时,就必须放弃其中之一,这种选择就会引起冲突。双趋冲突对个体心理困扰的程度,取决于两个目标对当事人吸引力的大小和作出选择所需的时间。两个目标的吸引力越大,选择所需时间越多,对个体的影响越大。

（2）双避冲突:同时有两个对个体将产生威胁的对象,而个体又必须接受其中一个,才能避免另一个,即"前怕狼、后怕虎"的左右为难、进退维谷的处境造成的心理冲突称之为双避冲突。例如,对一位必须在手术与药物治疗间作出选择的病人,他既恐惧手术的危险又担心药物的毒副作用,而深深地陷入双避冲突之中。

（3）趋避冲突:某一事物对个体的需要具有利与弊的双重意义时,会使人产生两种动机,一方面希望接近它,另一方面又厌恶而想回避它,也就是说,个体对某事物既想图其利,又想避其弊,这种动机冲突,称趋避冲突。这样的矛盾心理,日常生活中也非常多见。例如,一个患病的人,总希望能治好自己的病,但又害怕动手术;喜欢吃甜食,但又怕因此发胖;嗜酒者不得不戒酒,这是很突出的事例。

（4）双重趋避冲突:这是双趋冲突与双避冲突的复合型。即当两个目标或事物同时存在着性质相似的利和弊时,便有几乎相同的吸引力和排斥力。对个体而言,如果在这种情况下既想兼得其利又想同时避其弊,面对这种情况的选择便是双重趋避冲突。例如,一个病人,一方面希望能住院治疗以取得最佳治疗效果;另一方面,如果采取门诊治疗,可以照顾工作,但又怕治疗效果不佳。

在日常生活中,动机冲突经常发生。此时个体会表现出紧张、焦虑。过分的紧张、焦虑情绪可引起心理障碍,而影响个体的心身健康。动机源于个体的需要,因此正确处理好动机冲突使需要和自身以及所处社会环境相适应,对维护身心健康十分重要。

### （三）兴趣

1. 兴趣的概念　**兴趣**(interest)是个体力求探索某些事物的带有情绪色彩的心理倾向。例如,有的人对音乐感兴趣,不仅积极地去学习音乐知识,参加音乐活动,而且在学习和活动中感到了愉快。

兴趣是动机系统的重要因素,对人的行为具有巨大的拉动和推动作用。个体对某一事物产生兴趣,则会表现出对这一事物敏锐的观察力、稳定的注意力、活跃的思维力等,从而提高智力活动的效率。

2. 兴趣与需要、动机的关系　兴趣是在需要基础上通过实践活动而形成发展起来的。人的需要多种多样因人而异,所以人的兴趣也是多种多样,因人而异。人的需要改变了,兴趣也随之改变。但是需要不一定都表现为兴趣。如人的睡眠需要,不等于对睡眠有兴趣。动机与兴趣也有密切关系。它们都源于需要,以需要为基础,都是需要的表现形式,都是行为的动力因素。

3. 兴趣的品质

（1）兴趣的广度:是指兴趣范围的大小。有的人兴趣广泛,多才多艺;而有的人兴趣索然,常将自己禁锢在个人的小圈子里。兴趣广泛可以使人增长知识,开阔眼界,生活内容丰富多彩。在有广泛兴趣的基础上还应有中心兴趣,并把广泛兴趣与中心兴趣结合起来,才是最佳的兴趣结构。

（2）兴趣的指向性:是指兴趣指向于一定的对象或现象。不同的个体兴趣的指向可能不同,这主要是由于人们的生活实践不同所造成的,也受一定社会历史条件的制约。

（3）兴趣的稳定性:是指对某一事物的兴趣所持续的时间。稳定而持久的兴趣能推动人深入钻研问题,获得系统而深刻的知识。如兴趣缺乏稳定性,朝三暮四、见异思迁,必然一事无成。但这并不是说一个人的兴趣是不可转移的,有目的、有计划地转移兴趣,有时也是

笔记

非常重要的。

作为一名未来的医务工作者,要培养自己良好的兴趣素质,具有广泛的学习和生活兴趣;以专业知识和相关学科知识为整个兴趣的核心,并推动在某一方面获取精深的知识,做较深层次的学习和研究;对某一事物的兴趣特别是中心兴趣具有持久性而非朝三暮四或见异思迁,使之对自己的学习和生活产生积极效果,而不仅仅停留在期望和准备状态。

# 三、人格心理特征

## （一）能力

1. 能力的概念 能力(ability)是顺利地完成某种活动所必需的人格心理特征。能力在活动中形成和发展,并在活动中表现出来。一个有绘画能力的人,只有在绘画活动中才能施展自己的能力。

能力是人格的组成部分,有些因素虽然也影响活动的顺利进行,如体力、知识等,但它们不能称为能力;有些虽然是人格心理特征,但不会直接影响活动效率,如谦虚、骄傲、活泼、沉稳等也不能称为能力。

任何单独的能力都不能成功地完成某种活动。为了完成学习任务,不能仅仅依靠记忆力,或仅仅依靠对课文的分析、理解。要成功地完成任何一种活动,都需要多种能力的综合。例如,学习活动需要观察力、记忆力、概括力、理解力等多种能力的综合。有些活动所需要具备的能力比较单一,如研磨工比较突出地要求敏锐的皮肤-肌肉动觉感受性;染色工比较突出地要求精细的彩色辨别能力。但是人的许多活动一般都比较复杂,因而需要多种能力的综合才能顺利地完成任务。

2. 能力的分类

（1）一般能力和特殊能力:根据能力的适应范围,通常可以把能力分为一般能力和特殊能力。一般能力是指从事任何活动都必须具备的能力。如观察力、注意力、记忆力、想象力、思维力等,就是我们通常所说的智力;特殊能力是指从事某项专业活动所必须具备的能力。例如,旋律感、节奏感,是从事音乐活动所不可缺少的能力,是特殊能力。

人们顺利地完成一种活动,既需要一般能力,又需要与某种活动有关的特殊能力。一般能力和特殊能力有机地联系着,特殊能力的发展有利于促进一般能力的发展,一般能力的发展也有助于特殊能力的提高。

（2）认知能力、操作能力和社交能力:根据能力的功能,可以把能力分为认知能力、操作能力和社交能力。认知能力是指人脑加工、储存和提取信息的能力,如观察力、记忆力、思维力等;操作能力是指人们操纵自己的身体完成各项活动的能力,如体育活动能力、实验操作能力、声乐表演能力等;社交能力是在人们的社会交往活动中表现出来的能力,如医患沟通能力、组织管理能力等。

3. 影响能力形成发展的因素

（1）遗传因素:是指那些与遗传基因联系着的,与生俱来的解剖生理特征,如机体的构造、大脑的结构、神经系统活动的特点等,这是能力发展的生物前提。一个先天的盲人的绘画才能不可能得到发展;同样,一个先天的聋哑人也不可能成为一名音乐家。

（2）环境、教育和实践活动:婴儿出生前在母体内的环境与出生后的家庭环境,对人的能力的发展有重要影响。胎儿营养不良,会引起脑细胞数目低于正常数目,造成智力缺陷。婴儿期正是大脑迅速发育的时期,特别需要蛋白质、矿物质、维生素等营养物质的供应。有学者通过分析儿童头发中的微量元素含量,来区别正常儿童和低能儿童,其准确度可达

笔记

98%。有的研究发现缺锌会影响骨骼生长和性发育,还会影响智能和学习。因此,加强孕期及婴儿期营养供给是智力开发不可忽略的因素之一。

早期教育在儿童智力发展上起着重要作用。1～7岁是脑重急剧增长的时期。脑重增加为儿童智力发展提供了巨大的可能性。我们应在儿童脑神经迅速发育时期给予丰富的外界刺激,这必然有利脑的优势发展。

家庭教育的好坏直接影响儿童能力的发展。家庭环境、生活方式、家庭气氛、家庭教养方式以及家庭成员的职业、兴趣、爱好、才能,都对儿童的智力形成和发展具有极大影响。

学校教育在人的智力开发中起主导作用。学校对儿童施加有目的、有计划、有组织的影响。通过学校教育不仅要使儿童掌握系统的科学知识,更要发展他们的能力及其他心理品质,学校教育对能力的发展起主导作用。

环境与教育的作用只有在实践活动中才能影响能力的形成和发展。劳动实践对各种特殊能力的发展起着重要的作用。例如,染色工人能辨别40种浓淡不同的黑色;画家的亮度比值评定准确性比一般人高45倍;烟酒制造工人依靠品尝制品就能判断品种、质量;长期在呼伦贝尔草原上生活的鄂温克族牧民,他们只要闻或尝一下草的味道,就能判断牧草的营养价值。

(3)其他个性因素:环境和教育作为智力发展的外部条件,是十分重要的,但人的智力必须通过主体的积极活动才能得到发展。要获得能力较完备的增长,还要充分发挥自身的主观能动性。常言道,天才就是勤奋。没有刻苦的努力,没有顽强的意志力,任何成就都不可能取得,也无从谈起能力的发展。

**(二)气质**

1. 气质的概念　**气质**(temperament)是表现在人们心理活动和行为方面的典型的、稳定的动力特征。心理活动的动力特征主要是指心理活动发生时力量的强弱、变化的快慢和均衡的程度,以及心理活动的指向性等特点。如情绪反应的强弱、言行反应的快慢、心理活动倾向于外部事物还是内心世界等。这些特征为个体的心理和行为染上了一种独特的色彩,如有的人性情暴躁,容易发火;有的人遇事沉着,不动声色;有的人活泼好动,能说会道;有的人则多愁善感,胆小怕事。这些行为表现就是日常生活中所说的"脾气"。

2. 气质的特征

(1)天赋性:气质在很大程度上是由遗传素质决定的。俗话说:"江山易改,本性难移",这个本性指的就是气质。气质特征在出生不久的婴儿身上就有所表现,有的大声啼哭,四肢动作很多;有的则安静,哭声较小。这是气质最早、最真实的流露。这些差异基本是由神经系统的先天特征造成的。儿童的遗传素质越接近,气质表现也越接近。研究表明,同卵双生子要比异卵双生子在气质上更加相似,即使把同卵双生子分别放在两种不同的生活环境和教育条件下培养,他们仍然表现出相似的气质特点,差异不大。

(2)稳定性和可变性:气质的稳定性首先表现在它不依赖于人活动的具体目的、动机和内容。在不同性质的活动中,一个人的气质特征往往表现出相对稳定的特点。例如,一个情绪易激动的学生,上课时可能爱举手发言,考试前容易心神不定,等人时会坐立不安。

气质的稳定性还表现在不同年龄段,个体具有相对稳定的气质。研究表明,儿童在内向和外向方面所表现出来的气质特点,在生命的最初几年内就表现出来。这些特点在他们后来的生活中也很少改变。

在相对稳定的基础上,人的气质还是可以改变的。在生活环境和教育条件的影响下,气质可以被掩蔽,也可以得到一定程度的改造。例如,情绪易激动的人,在集体生活的影响下,可能变得比较克制自己;有些动作缓慢的人,可能变得行动迅速起来。

3. 气质类型 关于气质类型有多种理论,其中比较著名和被普遍接受的是体液学说和气质高级神经活动类型学说。

(1)体液学说:古希腊著名医生希波克拉底(Hippocrates)按人体内四种体液(血液、黏液、黄胆汁和黑胆汁)的配比,来区分和命名气质类型,提出多血质、黏液质、胆汁质和抑郁质四种气质类型(表2-1)。虽然从现代医学角度,这种提法缺乏科学依据,但在日常生活中人们经常看到这四种气质类型的典型代表。因此,这四种气质类型的名称被诸多学者所采纳,并沿用至今。

表2-1 体液学说气质类型及相应行为特征

| 类 型 | 行 为 特 征 |
|---|---|
| 多血质 | 热情、活泼、敏捷、精力充沛,适应能力强,注意易转移,兴趣易变换,情绪体验不深刻且外露 |
| 黏液质 | 缓慢、沉着、镇静、有自制力,有耐心,情绪反应持久且不外露,容易冷淡、颓废 |
| 胆汁质 | 精力充沛、行动敏捷,性情急躁,情绪易爆发,体验强烈且外露,不易自制,易冲动 |
| 抑郁质 | 反应迟缓、敏感怯懦,情绪体验深刻、持久且不易外露,动作缓慢,易伤感,孤僻,善于观察细节 |

(2)气质高级神经活动类型学说:是前苏联著名的生理学家和心理学家巴甫洛夫(Pavlov)提出的。他认为,决定气质特点的三个最主要的神经系统特性是兴奋和抑制过程的强度、平衡性和灵活性。

神经过程三个基本特性的独特结合就形成了高级神经活动的四种基本类型,这四种类型与体液学说有对应的关系(表2-2)。

表2-2 高级神经活动类型与气质类型

| 神经过程的基本特征 | | | 高级神经活动类型 | 气质类型 |
|---|---|---|---|---|
| 强度 | 平衡性 | 灵活性 | | |
| 强 | 不平衡 | 灵活 | 兴奋型 | 胆汁质 |
| 强 | 平衡 | 灵活 | 活泼型 | 多血质 |
| 强 | 平衡 | 不灵活 | 安静型 | 黏液质 |
| 弱 | 不平衡 | 不灵活 | 抑制型 | 抑郁质 |

1)强而不平衡类型:兴奋比抑制占优势,以易激动、奔放不羁为特点。巴甫洛夫称之为"兴奋型"——胆汁质。

2)强、平衡、灵活型:兴奋和抑制都较强,两种过程易转化。它以反应灵活、外表活泼、能迅速适应环境为特征,故称为"活泼型"——多血质。

3)强、平衡、不灵活型:兴奋和抑制都较强,两种过程不易转化。它以坚毅、迟缓为特征,故称为"安静型"——黏液质。

4)弱型:兴奋和抑制都很弱,而且弱的抑制过程占优势。它以胆小、经不起冲击、消极防御为特征,故称为"抑制型"——抑郁质。

巴甫洛夫指出,纯粹属于这4种类型气质的人在人群中并不占多数,多数人属于2种或3种类型结合的中间型。

4. 气质与健康 研究表明,不同的气质类型对人的心身健康有不同的影响。强烈的愿望、过度的紧张与劳累往往会使胆汁质类型的人兴奋过程更强,抑制过程更弱,容易出现过于狂躁、暴怒、失控的现象,促使过度的兴奋而导致神经衰弱、狂躁抑郁性精神病或心身疾病。而对神经活动类型属于弱型的抑郁质的人,困难的任务,不顺的环境与过多的挫折则可

笔记

能使之感到无所适从,会导致强烈的焦虑、忧郁、恐惧甚至绝望等心理问题,甚至可导致癔症、强迫症或心身疾病。属于这两种类型的人,尤其应该注意自我调节。但胆汁质和抑郁质绝不是病态的气质类型,他们同样能成为心理健康的人。

5. 气质与临床工作 在临床实际工作中,观察分析病人的不同气质倾向对做好系统化整体护理工作十分必要。如对于同样的疾病痛苦,多血质的人可能面部表情非常丰富,胆汁质的人可能无所谓,黏液质的人可能忍耐无声,而抑郁质的人则可能叫苦不迭、焦虑不安。通常,多血质的人因其比较乐观健谈,对自身疾病的认识积极客观,医患关系较易沟通,语言劝导往往能奏效;对胆汁质的人应注意晓之以理、动之以情,稳定其情绪,宜用"以柔克刚"和"热心肠冷处理"的办法,切忌急躁;黏液质的人因情感不外露,且比较固执己见,对其要进行耐心细致的诱导,防止简单粗暴的说教;而对抑郁质的人,要防止怯懦、多疑、孤僻等消极心理的产生,从各方面给以更多的关怀与帮助,言语要谨慎,杜绝医源性的不良暗示。

### (三)性格

1. 性格的概念 性格(character)是个体比较稳定的心理特征,是个人对现实的较稳定的态度和习惯化的行为方式。一个人对工作是认真负责还是马虎应付,对他人是满腔热情还是尖酸刻薄,对自己是谦虚谨慎还是自高自大,都是对现实的不同态度。性格不仅指一个人对现实的稳定的态度,而且指与不同态度相应的习惯化了的行为方式。例如,勤奋好学的学生,决不会局限于教师讲解的范围和教科书上提供的解答模式,总是力求解决问题的新方法、新途径;而一个墨守成规的学生,则处处局限于教师讲解的范围和教材中提供的材料及解答的模式,绝不敢"别出心裁"。

不是任何态度和行为方式都能表明人的某种性格。例如,一个人在一次偶然的场合表现出胆怯的行为,不能据此就认为这个人具有怯懦的性格特征;一个人偶尔在一次劳动中表现得很勤劳,也不能说他具有勤劳的性格特征。只有那些经常的、习惯的表现才能被认为是个体的性格特征。

2. 性格的特征 性格是一个非常复杂而又完整的系统,它包含着各个侧面,具有各种不同的性格特征。

(1)性格的态度特征:是指人在对客观现实的稳固态度方面的特征,具体表现在以下3个方面:①对社会、集体、他人的态度。属于这方面的性格特征有:关心社会、热爱集体,愿意履行对社会、集体的义务,或对社会、对集体不关心,不热情;待人诚恳、坦率,或待人虚伪、狡诈;有同情心、能体贴人,或对人淡漠、冷酷无情;善于交际,有礼貌或孤僻、傲慢,使人不敢接近等。②对工作、学习、劳动的态度。这方面的性格特征有勤奋或懒惰,对工作负责或不负责、细致或粗心、有首创精神或墨守成规、节俭或浪费等。③对自己的态度。这方面的性格特征主要有谦虚或骄傲、自信或自卑,严于律己或放任自己等。

(2)性格的意志特征:是人在调节和控制自己行为方式方面的特征,主要包括以下几个方面:①自觉性:对自己行动的目的和意义具有明确的认识,并且使自己的行动服从于自觉确定的目的。与此相反的性格特征,则为冲动性、盲目性、举止轻率等。②果断性:指在紧急的情况下,能判明是非,当机立断、作出正确的决定。与此相反的性格特征,则为武断或优柔寡断。③坚韧性:具有这种性格特征的人常常表现为不怕挫折与失败,坚持预定的目的,百折不挠地克服一切困难与障碍。与此相反的性格特征,常表现为行动的动摇,经不住困难与挫折。④自制性:表现在支配和控制自己行动方面的性格特征,如冷静、沉着等,与此相反的特征表现为任性、怯懦、易冲动等。

(3)性格的情绪特征:指情绪活动的强度、稳定性、持久性和主导心境等方面的特征。

有些人情绪很强烈,难以自控,有些人情绪比较微弱,他们的活动受情绪影响较小;有些人情绪稳定,有些人的情绪容易起伏波动;有些人的情绪比较持久,而有些人的情绪很容易减弱或消退;有些人开朗、乐观,而有些人郁闷、消沉。

（4）性格的理智特征:指人们在认识过程中表现出来的认知特点和风格的个体差异,也称性格的认识特征。例如,在观察事物时,有人注意细节,有人注意整体;在解决问题时,有人倾向冒险,有人倾向保守;在回忆往事时,有人很准确,有人却总是粗枝大叶等。

性格的几个特征不是独立存在的,而是彼此间紧密联系、相互影响,共同构成性格结构的整体。

3. 性格的类型　指某一类人身上共有的性格特征的独特结合。

（1）理智型、情绪型和意志型:根据理智、情绪、意志三者在心理功能方面的优势情况,可把人的性格分为理智型、情绪型和意志型。理智型的人通常用理智来衡量一切,并支配自己的活动。他们观察事物认真仔细,思维活动占优势,很少受情绪波动影响。情绪型的人,内心体验深刻,外部表露明显,情绪不稳定。他们有时欢乐愉快,有时抑郁低沉,有时安乐宁静,有时烦躁不安,言行举止易受情绪影响,缺乏理智感,处理问题常感情用事。意志型的人,行为目标明确,积极主动,勇敢、坚定、果断,自制力强,不易为外界因素干扰,但有的人会显得任性或轻率、鲁莽。

除上述三种类型外,还有中间类型,如理智-意志型,情绪-意志型等。

（2）外向型和内向型:依照心理活动指向于外部世界,还是指向于内部世界,可以把人的性格类型分为外向型和内向型。外向型的人活泼开朗、热情大方、不拘小节、情绪外露、善于交际、反应迅速、易适应环境的变化,不介意别人的评价。但有的人会表现出轻率、散漫、感情用事、缺乏自我分析和自我批评的态度。内向型的人一般表现为以自我为出发点,感情比较深沉、办事小心谨慎、多思但见之于行动的少。有时表现出反应缓慢、不善交往、适应环境的能力较差、很注意别人对自己的评价。典型的外向型或内向型的人并不很多,大多数属于中间型,介于内、外向之间,兼有内向和外向的特点。

（3）独立型和顺从型:按照个体活动的独立程度,把人的性格分为独立型和顺从型。独立型的人,具有坚定的个人信念,善于独立思考,能独立地发现、分析和解决问题;自信心强,不容易受他人的暗示及其他因素的干扰;在遇到紧急情况和困难时,显得沉着冷静。但有的人主观武断,喜欢把自己的意志强加于人,常常唯我独尊。顺从型的人,做事缺乏主见,易受他人意见的左右,常常不加分析地接受或屈从他人的观点;遇突发事件,常表现为束手无策或惊慌失措。

（4）A、B 和 C 型性格:根据人们在时间上的匆忙感、紧迫感和好胜心等特点,可将人的性格分为 A 型、B 型和 C 型。A 型性格是指个性急躁、求成心切、善于进取、争强好胜的一种性格。这类人往往是一些智商较高、能力较强的人。B 型性格的人是非竞争型的人,他们个性随和,生活较为悠闲,对工作要求较为宽松,对成败得失的看法较为淡薄。有研究表明:A 型性格的人容易得冠心病,其发病率为 B 型的 2 倍,而心肌梗死的复发率为 B 型性格的 5 倍。C 型性格的人把愤怒藏于心里加以控制,行为上表现出与别人过分合作,原谅一些不该原谅的行为,生活与工作中没有主意和目标,尽量回避冲突,不表现负面情绪,屈从于权威等。C 型性格的人则易患癌症。

4. 性格与气质、能力的关系

（1）性格与气质:性格与气质既有区别又有联系。性格与气质的区别:①气质主要是先天的,更多地受人的高级神经活动类型影响,是表现在人的心理过程和行为中的动力特点。性格主要是后天形成的,更多地受社会生活条件所制约,它是态度体系和行为方式相结合

笔记

而表现出来的具有核心意义的心理特征。②气质无好坏之分,而性格则有好坏之分。③气质表现的范围狭窄,局限于心理活动强度、速度等方面,而性格表现的范围广泛,几乎包括了人的社会心理特点。④气质形成得早,表现在先,并且不易变化,而性格形成得晚,表现在后,它虽然具有一定的稳定性,但在社会生活条件的影响下,比气质的变化要容易得多。

性格与气质的关系密切,两者互相渗透互相影响。不同气质类型的人,可以形成相同的性格特征,并且可以使性格带上个人色彩。例如,同样乐于助人的性格,不同气质的人表现有所不同:胆汁质的人带有满腔热情的特点,抑郁质的人带有怜悯的特点。

气质可以影响性格的形成和发展。例如,对于自制力的形成,具有胆汁质气质的人需要经过极大的克制和努力,而对抑郁质的人则比较容易和自然。

性格对气质也有明显的影响,在一定的条件下,性格可以掩盖和改造气质,使它服从生活实践的要求。例如,从事精细操作的外科医生一旦形成了沉着的性格,就有可能改造胆汁质行为的冲动不可遏止的气质特点。

(2)性格与能力:同性格与气质一样,性格与能力也是在人的统一的发展过程中形成起来的。在儿童有组织的活动中,不仅发展着能力,也形成着性格。例如,在观察过程中,一方面发展观察力,另一方面也形成着性格的理智特征。一些政治活动家、作家、艺术家等,他们往往兼有良好的智力、创造力和不屈不挠的坚强性格。

人对工作的责任感、坚持性以及自信、自制等性格特点,都制约着能力的发展。而能力的发展水平及其发展情况,又是制约性格发展的重要因素。性格特点有可能补偿能力的某些弱点。俗话说:"勤能补拙",说明勤勉的性格可弥补能力的不足;反之性格上弱点也足以成为能力表现和发展的障碍,软弱而缺乏自信的性格常常成为人们一事无成的主观原因,从而使能力也得不到锻炼。能力的发展要求创造性的劳动态度、探求真理的求知欲、严格的自我要求、克服困难的毅力、有组织地勤奋工作等一系列良好的性格特征。

人的能力、气质和性格组成个性的心理特征,它们是统一地在人的社会实践中形成的,它们之间的关系是相互制约、相互影响、彼此关联、密不可分的。

# 四、自我意识

## (一)自我意识的概念

自我意识是个体对自身及自身与客观世界关系的认识。自我意识是人格的核心,是衡量人格成熟与否的标准。自我意识是人的意识活动的一种形式,也是人的心理区别与动物心理的一大特征。

## (二)自我意识的结构

自我意识依据活动形式可分为自我认识、自我体验和自我调节。自我认识是自我意识的认知部分,包括自我感觉、自我观察、自我分析、自我评价等。自我认识主要回答"我是什么样的人"的问题。自我体验是自我意识的情绪部分,是人对自己情绪状态的体验。自我体验可表现为自尊、自爱、自豪、自卑、自怜等情绪状态。它主要回答"我是否满意自己或悦纳自己"。自我调节是自我意识的意志部分,是个体的自觉过程。它包括自我监控、自我激励、自我控制、自我暗示等形式。自我调节的实现受自我认识、自我体验的制约。

从意识活动的内容来看,自我意识可分为生理自我、社会自我和心理自我。生理自我是个体对自己生理属性的认识,包括占有感、支配感、爱护感以及认同感等。最初形成的是生理自我。社会自我是指个体对自己社会属性的认识,包括个体对自己在各种社会关系中各种角色、地位、权利、义务等的认识。心理自我几乎与社会自我同时形成和发展起来。

心理自我是指个体对自己心理属性的认识,它包括对自己的感知、记忆、思维、能力、气质、性格、动机、需要、价值观等的认识。生理自我、社会自我与心理自我三者密切联系,相互影响。

（刘立新）

【难点释疑】　感觉和知觉是人类认识客观世界的基础,感受性的变化是本章的一个难点。当某种刺激持续时间很久时,感觉器官的敏锐程度就会降低,这时的绝对感觉阈限或差别感觉阈限都将随之变大,必须提高刺激强度,才能产生感觉。所谓入芝兰之室久而不闻其香,正是这种现象。相反,如果很久缺乏某种刺激时,感觉器官的敏锐程度会随之提高,这时的绝对感觉阈限或差别感觉阈限都将随之变小,微弱的刺激就可产生感觉。显然,感觉适应具有两个方面;一是因刺激过久而变为迟钝,一是因刺激缺乏而变为敏锐。只是日常生活中,感觉适应现象前一方面较多。

【课后练习】

**A1 型题**

1. 人的心理的实质是
   A. 心脏的功能　　　　　　　　　B. 思维的结果
   C. 脑的功能　　　　　　　　　　D. 个性的反映
   E. 对事物整体属性的反映

2. "入芝兰之室久而不闻其香,入鲍鱼之肆久而不闻其臭"是由于人的嗅觉的感受性
   A. 提高了　　B. 降低了　　C. 适应了　　D. 迟钝了　　E. 停滞了

3. 先吃糖,后吃西瓜,会感到西瓜不甜。这是因为人的感觉具有
   A. 对比性　　B. 感受性　　C. 适应性　　D. 发展性　　E. 选择性

4. 知觉的基本特征不包括
   A. 整体性　　B. 理解性　　C. 选择性　　D. 恒常性　　E. 准确性

5. 过去经历过的事物再度出现时仍能认识,称为
   A. 再现　　　B. 再认　　　C. 追忆　　　D. 识记　　　E. 保持

6. 心理活动对事物的指向和集中,称为
   A. 思维　　　B. 想象　　　C. 注意　　　D. 记忆　　　E. 情绪

7. "人逢喜事精神爽"指的是
   A. 心境　　　B. 激情　　　C. 美感　　　D. 应激　　　E. 理智感

8. 有关马斯洛5个需要层次由低到高的顺序,以下正确的是
   A. 生理需要,尊重需要,安全需要,归属和爱的需要,自我实现需要
   B. 生理需要,尊重需要,归属和爱的需要,安全需要,自我实现需要
   C. 生理需要,归属和爱的需要,安全需要,尊重需要,自我实现需要
   D. 生理需要,安全需要,归属和爱的需要,尊重需要,自我实现需要
   E. 生理需要,安全需要,尊重需要,归属和爱的需要,自我实现需要

9. 有关人格的心理特征的组成,以下正确的是
   A. 能力、气质和性格　　　　　　B. 需要、动机、能力和性格
   C. 动机、思维、能力和性格　　　D. 能力、智力、思维和性格
   E. 动机、思维、气质和性格

10. 根据巴甫洛夫的高级神经活动类型说,黏液质的神经过程基本特征是
    A. 强、不均衡型　　　　　　　　B. 弱型

笔记

C. 强、均衡、灵活型　　　　　　D. 强、均衡、不灵活型

E. 弱、不均衡型

11. 艾宾浩斯遗忘曲线说明

A. 遗忘的进程先快后慢　　　　　B. 遗忘的进程先慢后快

C. 遗忘的进程时快时慢　　　　　D. 遗忘的进程快慢一样

E. 以上都不是

12. 信息在人脑中的储存时间在 1 分钟之内的记忆为

A. 瞬时记忆　　　　　　B. 短时记忆　　　　　　C. 长时记忆

D. 永久记忆　　　　　　E. 以上都不是

**A2 型题**

13. 张先生,25 岁,右腿术后做康复训练,在训练过程中因其聪明、好动、热情,常常给病友带来无尽的快乐,治疗室气氛也因其倍显活跃。但是张先生因缺乏耐心和毅力,经常达不到训练时间要求。张先生的气质类型属于

A. 黏液质　　　　　　　B. 多血质　　　　　　　C. 抑郁质

D. 胆汁质　　　　　　　E. 以上都不是

14. 医生询问病人的病史,病人的回答属于

A. 识记　　　　　　　　B. 保持　　　　　　　　C. 再认

D. 重现(回忆)　　　　 E. 强化

**A3 型题**

(15～16 题共用题干)

王先生,52 岁,建筑工人。因腿部粉碎性骨折住院,经诊断须进行手术治疗,得知这种情况后王先生对手术很恐惧,但又怕不手术会危及生命。

15. 王先生这种心理现象属于

A. 动机冲突

B. 需要冲突

C. 生理需要

D. 动机调节

E. 以上都不是

16. 王先生希望能治好病,但又害怕手术属于

A. 双避冲突

B. 双趋冲突

C. 趋避冲突

D. 双重趋避冲突

E. 以上都不是

【实践体验】　王女士,46 岁,因子宫肌瘤住院,与医生、护士交流过程中对自己病情表现出过度焦虑,怀疑自己得了不治之症,整天闷闷不乐,不善与人交流,护士经常看到其暗暗落泪。

请写出你的体验:

1. 该病人的情绪体验是什么?

2. 护士在与她沟通时应注意哪些问题?

【问题解决】　李先生,45 岁,某企业单位高管,突发冠心病住院。经了解,李先生平时工作认真、积极努力、好胜心强、工作速度快,由于工作成绩突出,连年受到单位嘉奖。李先

生住院前期,单位给他接了一项新订单,李先生要求下属比订单要求时间提前 10 天完成任务。由于其下属未能按时完成任务,李先生与下属发生激烈冲突,心脏病突发。

　　请分析:

　　1. 李先生的人格特征。

　　2. 李先生患冠心病与哪些心理因素相关?

　　3. 在护理该病人时,护士应注意哪些问题?

笔记

# 第三章 心理学基本理论

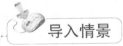 学习目标

1. 掌握马斯洛的需要层次理论、罗杰斯的以人为中心疗法,埃利斯的 ABC 理论。
2. 熟悉常见防御机制的类型、焦虑的形式以及社会学习理论。
3. 了解各心理学派的基本概念。
4. 学会从不同的角度分析病人的心理和行为。
5. 具有在实际工作中给予病人人文关怀的理念和基本能力。

为了解释人类的心理与行为的本质,心理学史上出现过多种心理学流派。不同的流派从各自的学科背景出发提出了对人性的基本看法,形成了不同的理论观点。每一种理论都试图对人类的正常或异常心理与行为进行解释,同时也形成了相应的防治疾病的方法并应用于临床实践,由于上面所说的原因,各种理论都存在不足之处。但不同的理论流派均对护理心理学的形成和发展产生过重要影响。

## 第一节　精神分析理论

导入情景

**情景描述:**

　　周先生,40 岁,公务员。在单位组织的一次体检中,B 超结果显示肝脏上有占位,同时,甲胎蛋白水平高于正常值。医生怀疑他有肝癌的可能,建议作磁共振明确诊断。周先生拒绝接受医生的结论和建议,并说:"这不可能! 我从来没得过肝炎,身体一直很好,业余时间经常打篮球,一定是医院搞错了。"

　　**请思考:**

　　1. 从精神分析的角度,如何解释周先生的反应?

　　2. 分析周先生产生该反应的心理学意义。

　　3. 如何能让周先生接受现实并有良好的遵医行为?

　　精神分析理论(psychoanalysis)也称心理动力理论,由奥地利的精神病分析学家弗洛伊德(Freud)创立于 19 世纪末 20 世纪初,被称为最有影响力的心理学三大流派之一。后来,有些学者致力于社会因素、文化因素对人的心理形成和发展作用的研究,进一步丰富了精神分析理论,形成所谓"新弗洛伊德主义"。本节介绍的是弗洛伊德的经典精神分析的几个主要理论。

 笔记

# 一、心理结构理论

心理结构理论是理解弗洛伊德理论的起点。弗洛伊德把人的心理活动分为意识、潜意识、前意识三个层次。其中,潜意识是该理论中的重要概念,是精神分析理论的基石。

1. **意识(consciousness)**　是能被个体觉察到的心理活动,包括那些由外界刺激引起的,符合社会规范和道德标准并可通过语言表达的感知觉、情绪、思维等心理活动,只有符合社会规范和道德标准的各种观念才能进入意识领域。

2. **潜意识(unconsciousness)**　是无法被个体感知到的那部分心理活动,包括那些人类社会、伦理道德、宗教所不容许的、原始野蛮的、目无道德法纪的动物性本能、冲动,以及童年期不愉快的经验、被压抑的欲望和动机等,它是人类心理活动的原动力所在。弗洛伊德认为,潜意识中的心理活动只有经过前意识的审查、认可才能进入意识。正常人的大部分心理活动是在潜意识里进行的,大部分的日常行为受潜意识驱动。被压抑在潜意识中的心理活动如果不能进入到意识中,就会以各种变相的方式出现,如口误、笔误、梦以及各种心理、行为或躯体症状等。潜意识是精神分析理论的重要概念之一,理解潜意识对行为特别是对异常行为的影响,是理解精神分析思想的关键。

3. **前意识(preconsciousness)**　介于意识与潜意识之间,包括当前未注意到、需经他人提醒或自己集中注意才能进入意识领域的心理活动。前意识中的心理活动曾经属于意识领域,但由于与当前的活动关系不大或无关,暂时被逐出意识领域,但可以较快、较容易地闯入意识领域。前意识的作用就是保持对欲望和需求的控制,使其尽可能按照外界现实规范的要求和个人道德来调节,是意识和潜意识之间的缓冲区。

# 二、人格结构理论

弗洛伊德认为,人格由本我、自我和超我组成。

## (一) 本我

**本我(id)**是与生俱来的、人格中最原始的部分,存在于潜意识的深处,代表人的生物性本能和冲动,主要是性本能和破坏欲,其中性本能对人格发展尤为重要。本我有要求即刻满足的倾向,遵循"享乐原则",即本我只与直接满足个体需求的事物有关,不受物理环境和社会环境的约束。弗洛伊德认为,本我冲动永远存在,他们必须被健康成人人格的其他部分加以限制。

## (二) 自我

**自我(ego)**是个体出生后在与现实接触中,由本我发展分化而来,大部分存在于意识中,代表着理性和审慎。一方面,自我的动力来自于本我,即为了满足本我的欲望和冲动;另一方面,它又要在超我的要求下顺应外在的现实环境,采取社会所允许的方式指导行为,保护个体的安全。自我遵循"现实的原则",调节和控制本我的活动,因此,自我可以说是人格中的执行部门,它设法在外部环境许可的情况下满足本我的欲求。自我是人格结构中最重要的部分,它的成熟水平决定个体的心理健康水平。

## (三) 超我

**超我(superego)**是个体成长过程中所形成的道德化的自我,是个体在长期的社会生活中,将社会规范、道德观念等内化的结果,属于道德、良心的部分,是人格的最高形式和最文明的部分,遵循"至善原则"。超我的特点是辨明是非,分清善恶,其功能是对个体的动机和行为进行监督,使人格达到社会要求的完善程度。

弗洛伊德认为,本我、自我和超我之间的矛盾冲突和相互协调构成了人格的基础。本我追求本能欲望的满足,是生存的原动力;超我监督、控制个体按照社会道德标准行事,以维持正常的人际关系和社会秩序;自我则调节本我和超我的矛盾冲突,使个体适应环境。如果本我和超我的矛盾冲突达到了自我无法调解的程度,平衡遭到破坏,个体就会产生各种心理和行为障碍。

## 三、心理发展理论

弗洛伊德把性作为潜意识的核心问题,他认为人的一切追求快乐的活动都是性的活动。人的性本能是一切本能中最基本的东西,是人的行为的唯一重要动机。性力或称力比多(libido)是人格发展的动力。在人生的不同时期,个体性力满足的方式和部位不同。随着性力的满足,人格不断发展。按照性力的发展顺序和年龄的关系,他把人格发展分成五个时期。

### (一) 口欲期

从出生到1.5岁左右。弗洛伊德认为,性本能的发展是从口唇部位开始的,这一时期婴儿原始性力的满足,主要通过吸吮、咀嚼、吞咽等刺激口腔的活动来获得满足,婴儿的快乐也多来自口腔的活动。他认为,成年人乐观、开放、慷慨等积极的人格特点和悲观、猜忌等消极的人格特点都可由这个发展阶段偶然发生的事件引起。如果这个时期性的满足不适当(太多或太少),可能发生固着或以后仍倒退至这一阶段。如果在口欲期发展不顺利则形成口腔期人格,具有口腔期人格的成年人可能表现为烟瘾、贪食、唠叨等。

### (二) 肛欲期

1.5~3岁左右。弗洛伊德认为,肛门区也具有强大的性意义,此期儿童的性兴趣主要集中在肛门区域,主要靠排泄和控制大小便时所产生的刺激快感获得性的满足。这个时期也是对婴幼儿进行卫生习惯训练的关键时期。如果管制得过严或者过于放纵,都会给将来的生活带来不良影响,形成所谓的肛门期人格,如表现为邋遢、浪费、无条理,或者过分干净、过分注意小节、固执、小气等。

### (三) 性器期

3~5岁左右。这一时期性力满足主要集中在性器官上,儿童开始注意两性之间的差别,喜欢抚弄自己的性器官。这一时期,儿童还将经历俄狄浦斯情结(Oedipus complex,恋母情结)或厄勒克特拉情结(Electra complex,恋父情结),对异性父母产生了性兴趣。男孩对母亲有强烈的乱伦欲望,女孩则对父亲有这种情感。弗洛伊德认为,性器期很容易发生性本能的停滞,以致造成后来的行为问题,如攻击、性心理障碍等。

### (四) 潜伏期

青春期前,5~12岁左右。俄狄浦斯情结的解决有重要的意义。通过以同性父母自居,男孩开始具有男性特征,女孩开始具有女性特征。此时,儿童采纳父母的价值观和标准,并以超我的形式表现出来。随着俄狄浦斯情结的解决,儿童进入潜伏期,一直持续到青春期。此时期儿童的兴趣扩大,注意力从自己的身体和父母的感情转变到学习、游戏等方面,因此原始的性力呈现出潜伏状态。这一时期的男女儿童之间,在情感上比以前疏远,团体活动多呈男女分离的趋势。

### (五) 生殖期(两性期)

青春期至成年,随着性生理发育成熟,兴趣转移到异性身上,此时性心理的发展也趋于成熟。

以上各期的发展,对人格形成至关重要。"力比多"在发展过程中有固着和倒退两种危机。固着是停滞在某一个阶段,倒退是由后一个阶段退回到先前阶段。固着可发生在任何一个阶段,如部分"力比多"停滞在某个发展阶段,可能会形成与其相关的人格,如"口腔期人格"、"肛门期人格"等。

弗洛伊德所说的性本能的含义是极为广泛的,所以被称为"泛性论"。它有两个最基本的含义:第一,人的性功能或性欲在生命的初期就已开始;第二,性功能并不限于生殖器官,而是整个身体的功能。这样,人的一切行为都带有性的色彩。从精神病的病因到人类最高的文化艺术活动,从婴幼儿吸吮活动到宗教法律条款的制定等,都带有性的色彩。弗洛伊德的人格发展理论总是离不开性的观念,因此,他的心理发展理论又被称为性心理发展理论。

## 四、焦虑与自我防御机制

### (一)焦虑的形式

焦虑是精神分析理论中一个应用广泛的概念。弗洛伊德认为,焦虑是一种自我功能(ego function),它使人警惕即将到来的危险,并对其作出适应性反应。焦虑有三种形式:

1. 现实焦虑　来自于现实世界的威胁,个体面临着一个被感知为危险的情境或状态。

2. 神经质焦虑　来源于本我冲动要释放的威胁,个体体验到焦虑却不知道它的原因,是一种非现实的恐惧。

3. 道德焦虑　产生于超我的影响,是当自我受到超我惩罚威胁时产生的恐惧。道德焦虑指引个体行为符合个人的良心和道德标准。大多数焦虑存在于潜意识中,通过防御机制的运用来处理。

### (二)防御机制的概念及特征

由于本我、自我、超我三者经常处于矛盾冲突中,使人焦虑、痛苦,于是在长期的进化过程中,人类发展出一套心理自我保护的办法,即**自我防御机制**(ego defense mechanism)。自我防御机制是在潜意识中进行的,因此个体并不会意识到它在发挥作用。这样,通过自我防御机制既可以满足本我的欲望,又可以通过超我的监察,使个体暂时缓解焦虑和痛苦。

自我防御机制作为自我的一种防卫功能,人类在正常和病态的情况下都会不自觉地运用。运用得当,可以暂时减轻痛苦,缓解焦虑,防止精神崩溃;过度使用则是一种病态。

### (三)主要的自我防御机制

弗洛伊德最初提出九种防御机制,后来,她的女儿安娜·弗洛伊德提出,各种防御方式好比一个连续谱,一端是精神病性的,另一端是成熟的。以下介绍几种主要的防御机制:

1. 压抑(repression)　是一种最基本的心理防御机制。是指把不能被社会道德规范或自己意识所接受的冲动、欲望、情感等不知不觉中抑制到其潜意识中,以保持心境的安宁。日常生活中,人们常常选择性地"遗忘"痛苦的事情。但这种遗忘并非真正的遗忘,而是将一些痛苦的事情转入个体的潜意识领域。被压抑的内容人们平时虽然意识不到,但在特殊情况下它会影响人们的日常行为,例如梦境、笔误、口误等可能就在某种程度上反映了个体压抑的动机和冲动。

2. 否认(denial)　是一种比较原始、简单的心理防御机制。是指拒不承认已经发生的令人不愉快或痛苦的事情,以减轻焦虑。例如,癌症病人怀疑诊断的正确性,满怀希望到处检查,期望得到否定癌症的诊断,这是病人在潜意识中运用了否认机制,以减轻内心的痛苦与紧张。否认机制可以缓冲突如其来的打击造成的巨大痛苦,暂时维持心理平衡。但如果过于频繁地使用而干扰了人的正常行为则是病态。

3. 投射(projection)　一种常见的心理防御机制。是指以自己的想法推想外界的事实,将自己内心不能接受的感觉、欲望、态度、意念等转移到外部世界或他人身上,以减轻内心的焦虑和痛苦。所谓的"以小人之心度君子之腹"即是典型的投射作用。投射是产生妄想的基本机制。

4. 反向(reaction formation)　由于道德和社会规范的约束,将潜意识中不能直接表达的欲望和冲动通过截然相反的方式表现出来,以减轻焦虑。这是一种矫枉过正的防御方式。例如,有的人明明非常担心自己的病情,却故意表现出无所谓的样子就是反向的表现。

5. 转移(displacement)　把对某一对象的欲望、情感或行为意向不自觉地转向不相干的对象,既发泄了相应的心理能量,又不会给自己带来威胁。例如,有的人患重病后,后悔以前没有好好照顾自己的身体,内心谴责自己以前不健康的生活方式,但却把对自己的愤怒转移到医护人员或家属身上,经常无端发脾气。这是在潜意识中把对自己的愤怒转移到外界以消除内心的焦虑。

6. 抵消(undoing)　是以象征性的动作、语言和行为抵消已经发生的不愉快事件,以此弥补其内心的愧疚,解除焦虑。例如,有人为了缓解丢失钱财的懊恼,就以"破财免灾"的说法进行自我安慰。

7. 合理化(rationalization)　又称文饰作用,指个体遭遇挫折后,为自己的行为或处境寻找自我认可的理由以摆脱焦虑或痛苦,但有时理由实际上站不住脚。合理化常见形式为酸葡萄心理和甜柠檬心理。酸葡萄心理是指把得不到的东西说成是不好的,而甜柠檬心理是指当得不到甜葡萄而只有酸柠檬时,就说柠檬是甜的。两者均是企图掩盖错误或失败,以保持内心安宁的表现。

8. 代偿(compensation)　也称补偿,当个体因本身生理或心理上的缺陷致使目的不能达成时,改用其他方式来弥补这些缺陷。例如,有些残疾人通过惊人的努力而成为世界著名的运动员,有些口吃者经过勤学苦练成为说话流利的演说家。代偿机制可以减轻挫折导致的焦虑,建立自尊,如果过分使用则为病态。

9. 退化(regression)　也称退行。指当个体遇到困难或挫折时,放弃已有的较成熟的应对方式,而是用幼稚的方式应付困难或满足自己的欲望。运用退行机制可以使当事人心安理得地接受他人的同情、关心和照顾,而不必直接面对困境,是一种潜意识的逃避。例如,有的病人手术后已经完全康复但不愿出院,实际上是想尽量避免担负成人的责任以及随之而来的恐惧和不安,是退行的表现。

10. 幻想(fantasy)　指一个人遇到困难时,利用幻想的方式使自己脱离现实,满足在现实中无法满足的需要和欲望。白日梦就是典型的幻想作用。儿童的幻想大多是正常现象,正常成人偶尔为之,也可暂时缓解紧张状态,但如果成年人经常采用幻想方式,特别是分不清幻想与现实时,则可能为病态表现。

11. 幽默(humor)　当个体处于困境时,用幽默、诙谐的语言摆脱尴尬。通过幽默来表达攻击性或性欲望,可以不必担心自我或超我的抵制。在人类的幽默(笑话)中关于性爱、死亡、淘汰、攻击等话题是最受人欢迎的,它们包含着大量的受压抑的潜意识中的欲望与冲动。幽默是一种积极而成熟、对个体心身健康有益的心理防御机制。

12. 升华(sublimation)　是把社会不能接受的本能欲望导向更高级的、建设性的活动。不仅宣泄了内心的本能冲动,还可以使个人获得成功的满足感,而且其行为还有利于他人和社会。例如,有打人冲动的人,借练拳击或摔跤等方式来满足;喜欢骂人,以成为评论家来满足自己;想杀人,以"外科医师"或"屠夫"工作为职业来满足自我本能的冲动。升华被认为是最有积极意义的、建设性的防御机制,正因为它将一些本能冲动或因挫折而带来的不满、怨愤转化为有益世人的行动,才使得人类有许多利他的或高尚的行为。

## 五、释 梦 理 论

《梦的解析》(弗洛伊德,1899)是精神分析理论体系形成的一个重要标志。弗洛伊德认为,如果个体将潜意识的性和攻击冲动在意识水平上直接给予表达,会使个体感到不安,于是通过梦来表达。因此,"梦乃是做梦者潜意识中冲突欲望的象征"。梦与神经症都是潜意识欲望的替代性满足,有着共同的机制。通过分析病人的梦,可以了解病人潜意识中的心理活动,为诊断、治疗神经症提供有价值的信息,梦的分析是精神分析疗法的重要技术之一。

# 第二节 行为学习理论

行为学习理论(learning theory of behavior)也称刺激-反应理论,由美国的心理学家华生(Watson)创立于 20 世纪 20 年代。行为主义学派被认为是继精神分析理论之后的心理学史上的所谓第二思潮。

## 一、行为的概念

行为一般指个体在主观因素影响下产生的外部活动,如表情、动作和言语等。行为主义心理学无限扩大了行为的概念,把人与动物对刺激所做的一切反应都称之为行为,不仅指一切遗传与习得的外显行为,还包括遗传与习得的内隐行为,即内脏活动和心理活动。可见,行为主义心理学的"**行为**"实际上泛**指个体一切内在与外在的各种运动形式**,包括一切外部活动、内脏活动和心理活动。

该理论强调外在环境和学习过程,认为一切行为都是学习的结果,人的正常或病态的行为都是学来的,学习是支配人的行为和影响心身健康的重要因素。根据学习的基本规律,可以解释、预测和控制个体行为的获得、维持或消退。通过对学习各环节的干预或重新学习,可以矫正不良行为。

学习是指经验和行为的获得、发展和变化过程。行为主义心理学认为学习是刺激与反应之间建立一种前所未有的联系的过程,行为主义心理学也称为行为学习理论。

## 二、行为学习的原理

个体的行为因其形成过程不同可以分为反应性行为和操作性行为,不同的行为其学习原理不同。

### (一)经典条件反射

1. 实验过程 19 世纪 20 年代,俄国生理学家巴甫洛夫进行了著名的条件反射实验研究。在实验中,用食物刺激使狗的口腔产生唾液分泌反应,食物是无条件刺激,所引起唾液分泌的反射过程叫做无条件反射。无条件反射是本能行为,是不学自能的,例如婴儿出生后即有吮吸反射和拥抱反射等。如果在上述实验中,食物与另一种与唾液分泌原本无关的中性环境刺激例如铃声总是配对出现,经过一定时间的训练,单独铃声刺激也会引起狗的唾液分泌。此时,这种中性刺激(铃声)变成了条件刺激。铃声引起唾液分泌的反射过程就是条件反射。通过条件反射习得的行为不能被个体随意操作和控制,属于反应性行为,也称为经典条件反射(classical conditioned reflex)。

经典条件反射就是指某一中性环境刺激,通过反复与无条件刺激相结合,最终成为条件刺激,引起了原本只有无条件刺激才能引起的行为反应的过程。

受巴甫洛夫发现条件反射的启发,美国心理学家华生认为,人的一切行为(包括正常行为和异常行为)都是通过学习建立条件反射的结果。心理学应抛弃意识、心理状态、心灵、想象等名词,而把对行为的预测和控制作为研究的目标,特别是研究刺激、反应和习惯形成。他提出了刺激(S)→反应(R)的公式,华生用一句非常经典的话来描述行为主义:"给我 12 个健康的婴儿,让我在自己建构的特殊世界里把他们养大,我保证能够随机地把他们训练成为任何一种类型的专家——医师、律师、艺术家、巨商甚至乞丐和盗贼。"尽管后来华生也承认这一论断"有失事实",但他仍确信条件反射的作用。在他看来,人格就是"我们的习惯系统的最终产物"。由于每个人都有独特的经历,使得人们形成了具有个人特点的对刺激的反应方式,所以,每个成年人就发展出了不同的人格。

笔记

2. 经典条件反射理论的意义 经典条件反射理论强调环境刺激对行为反应的影响。该理论认为,任何环境刺激,包括理化的、生物的、心理的和社会的变化,都可通过经典条件反射机制影响人的行为。个体的一些正常或异常行为都可以通过经典条件反射过程建立。因此,经典条件反射是一种重要的学习方式,可以运用经典条件反射原理塑造良好行为,矫正不良行为。

3. 经典条件反射的特点

(1) 强化:指环境刺激对行为反应产生促进作用的过程。在经典条件反射中,非条件刺激与条件刺激反复结合的过程就是强化。结合次数越多,则条件反射形成越巩固。如经常生病打针的儿童就可能对穿白大褂的医生、护士产生条件反射性的恐惧反应。

(2) 泛化:由于反复强化的作用,某些与条件刺激相近的环境刺激也可引起相同的条件反射,这种现象称为泛化。华生曾经做过一个实验,当一个孩子与小白鼠快乐游戏时,在他的背后突然制造出刺耳的噪声,使孩子受到惊吓。经过不断的强化,每当白鼠出现,孩子都会产生恐惧反应。随着时间的延长,孩子不仅怕白鼠,还会怕所有白色的有毛的动物,此时,孩子对白鼠的恐惧出现了泛化。

(3) 消退:非条件刺激长期不与条件刺激结合,即取消强化,条件反射可逐渐消失,这种现象称为消退。例如,强烈的噪声不与小白鼠配对出现,孩子对白鼠的恐惧就可能逐渐消失。但有研究表明,个体的不愉快条件反射一旦形成就很难消退。因为个体在出现恐惧反应时,还会伴随着回避行为以减轻恐惧反应,形成回避条件反射。回避条件反射使不愉快的反应减轻,这种结果又强化了回避行为。

在人类复杂的社会生活中,言语、情境也可以成为条件刺激,引起情绪、行为的条件反射。如果一个人的行为与特殊生活情境建立了条件性联系,当某些情绪、行为反应不符合他所在环境的文化背景或行为规范时,他的情绪或行为反应就是适应不良的或病态的。

巴甫洛夫对条件反射所进行的一系列研究,已成为行为学习理论的重要基础。在经典条件反射理论基础上形成的暴露疗法(或称冲击疗法)、厌恶疗法等,现在已成为矫正病态行为的重要方法。他的许多论述,对全面理解人类行为,消除及矫正病态行为具有重要的指导意义。

### (二) 操作条件反射

1. 实验过程 操作条件反射理论是由美国心理学家斯金纳(Skinner)等人通过动物实验建立的。

实验在著名的斯金纳箱中进行。饥饿的老鼠在实验箱中会出现一系列的盲目行为(如乱叫、乱咬、乱窜、按压杠杆等),只要按动了杠杆,就能获得食物。食物的出现对按压杠杆的动作起到了强化的作用。经过反复实验,老鼠学会了按压杠杆获取食物的行为,即在操作杠杆和获取食物之间建立了条件反射。像这种伴随着行为(操作杠杆)出现的刺激结果(食物出现)对行为本身产生的强化作用称为奖励,刺激结果称为奖励物。

同样,在回避操作条件实验中,动物受到电击会产生一系列的行为反应(如乱叫、乱咬、乱窜、回避等),其中的一种行为反应即回避动作出现时,即可获得撤消电击的结果。撤消电击的结果对回避行为有强化作用,结果动物学会了回避行为。

以上实验说明,当某一行为(如压杠杆行为或回避行为)出现时总能获得某种积极的结果(食物出现或撤消电击),则个体逐渐学会对这种行为的操作,这就是操作条件反射(operant conditioned reflex)。由于操作条件反射是个体借助于对工具操作的学习而形成的,故又称为工具操作条件反射(instrumental conditioned reflex)。

2. 操作条件反射的意义 操作条件反射与经典条件反射的刺激与反应之间的关系不同,它重视行为的结果对行为本身的影响。任何与个人的需要相联系的环境刺激,包括各种理化的、生物的、心理的和社会的变化,只要反复出现在某一种行为之后,都可能对这种行为产生影响;反过来,人类许多正常或异常的行为反应包括各种习惯或症状,也可以因操作条件反射机制而形成或改变。在医学心理学的应用中,可以根据操作条件反射的原理塑造良好行为,矫正不良行为。

3. 操作条件反射的类型　在各种操作条件反射的实验中,伴随行为出现的各种刺激可以具有积极的或愉快的性质,也可以具有消极的或痛苦的性质;这些刺激可以从无到有,也可从有到无。根据刺激性质及其变化规律的不同,可将操作条件反射分为以下几种类型:

（1）正强化:指个体的某一行为使积极的刺激增加,导致该行为逐渐增强的过程。如饮酒后产生轻松愉快的感受,则饮酒行为增强。

（2）负强化:指个体的某一行为使消极刺激减少,导致该行为逐渐增强的过程。如社交恐怖症的病人通过回避社交而使焦虑减轻,因此,强化了回避行为。

（3）消退:指个体的某一行为使原有的积极刺激减少,导致该行为逐渐减弱的过程。如儿童的良好行为如果得不到积极关注,则可能会逐渐减弱或消失。

（4）惩罚:指个体的某一行为使消极刺激增加,导致该行为逐渐减弱的过程。如在某种成瘾行为出现时立即给予电击等消极刺激,则可能减弱或消除这种成瘾行为。

## （三）内脏操作条件反射

美国心理学家米勒(Miller)于1967年所进行的内脏学习实验,实际上是上述操作条件反射的另一种形式,即内脏操作条件反射。在内脏学习的实验中,对动物的某一种内脏反应行为(如心率下降)给予奖励,经过这种选择性的定向训练,结果动物逐渐学会了"操作"这种内脏行为,使心率下降。

由于奖励过程也可使动物形成全身骨骼肌放松的工具操作条件反射,从而使心率下降,所以必须消除实验动物骨骼肌系统对内脏学习实验的影响。于是,米勒采用肌肉松弛剂——箭毒麻痹动物骨骼肌系统,同时施以人工呼吸,并改用电刺激"愉快中枢"作为奖励手段,或以撤消电击的方法作为负强化手段,重新进行内脏学习实验。结果取得与上述实验一致的结果,说明确实存在内脏操作条件反射现象。米勒采用同样的实验方法还分别使动物学会了"操作"心率的增加、血压的升高或下降及肠道蠕动的增加或减弱等。

虽然米勒的内脏学习实验未能有更深入的研究,但内脏操作条件反射理论对于临床工作还是有一定意义的。

内脏操作条件反射证明,心身症状往往是习得的,人的各种内脏活动也可以通过内脏学习获得意识的调节和控制。目前广泛应用的生物反馈(biofeedback)治疗技术就是根据这一原理,把人体各种生理变化信息转变成视听信号,病人通过学习可以在一定程度上控制自身的心率、血压、皮肤温度、胃肠蠕动、脑电波、腺体分泌等几乎所有的内脏反应,从而达到防病治病的目的。

## （四）社会学习理论

社会学习理论也称示范作用,是另一种类型的行为学习理论。这种理论认为,人可以通过对一个具体模型行为活动的观察和模仿,学会一种新的行为类型,而不强调刺激和反应之间的联系。例如,老师表扬了某个孩子的行为,其他的孩子就会模仿这个孩子的行为。

美国心理学家班杜拉(Bandura)提出行为学习包括4个过程:

1. 注意　学习者反复观看某一榜样,接受其中的特征性信息,成为学习的依据。
2. 记忆　这些特征性行为被学习者有意无意记住,成为日后自己行为的模型。
3. 行动　学习者表现出这种特征行为来。
4. 强化　依强化原则,增加或减少这种行为的再发生次数。

根据社会学习理论,人类的许多行为特别是社会行为可以通过示范作用而形成。在护理工作中,该理论有重要的应用价值。例如,病人角色行为的形成与示范作用有一定关系,包括喊叫、呻吟及应对方式等;同样,示范作用原则也可用于对病人的指导和护理,以及儿童病人的教育等。

# 第三节　人本主义理论

人本主义心理学(humanistic psychology)在 20 世纪 50～60 年代兴起于美国,主要代表人物为马斯洛(Maslow)、罗杰斯(Rogers)。该学派受现象学和存在主义哲学影响较大,它反对以病态的人作为研究对象的精神分析学派,也反对环境决定论的行为主义。主张研究对人类进步富有意义的问题,关心人的需要,重视人的价值和尊严,注重人的自我和自我意识,被称为继精神分析和行为主义之后的心理学第三思潮。

## 一、马斯洛的需要层次理论

### (一) 自我实现的含义

马斯洛理论中的"自我实现",是指个体在成长中,其身心各方面的潜能获得充分发展的过程和结果。自我实现的人,能够接受自己,承认自己的弱点并努力去改进。自我实现的人不是完美的人,但他们尊重自己,对自己感到满意。

自我实现是人本主义的核心概念。马斯洛把自我实现看作是人发展的最高境界,或者说是人生追求的最高境界。

### (二) 需要层次理论的主要内容

马斯洛认为人的需要是所有行为的根本动力。而各种需要之间有先后顺序和高低层次之分,每一层次需要的满足,将决定个体人格发展的境界和程度。所以,他提出了"需要层次论",把人的需要分为 5 个层次,即**生理需要、安全需要、爱和归属需要、尊重的需要、自我实现的需要**。

1. 生理需要　是每个人最基本的需要,包括食物、水、空气等。生理需要优先于其他所有需要,是人的需要中最基本、最强烈、最具有优势的一种。生理需要是唯一能够完全满足甚至过分满足的需要。生理需要具有重复性,人吃饱以后还会再饿,爱和尊重等较高层次的需要一旦得到相对满足,人就保持着满足感。

2. 安全需要　生理需要得到满足或基本满足后,就会出现安全需要。安全需要包括身体安全、生活稳定、有所依靠、受到保护,以及免受疾病、危险的威胁等。对法律、秩序的需要也属于安全的需要。安全需要与生理需要都属于较低水平的需要,但两者又有不同。安全需要不可能得到过分满足。迄今为止,人类还没有完全摆脱灾难等其他方面的威胁。处于这一层次中的人,首要目标是减少生活中的不确定性。父母经常吵架,家庭分离、离婚,众多意外事件的干扰,都会给儿童造成不可预测和不安全的感觉,这会影响儿童健康发展。神经症病人大部分时间也感到不安全,他们比健康人消耗更多的精力来满足自己的安全需要,一旦这种努力未能成功他们就会产生焦虑。

3. 爱和归属的需要　在生理需要和安全需要基本得到满足后,爱和归属的需要便成为激发行为的动力。这种需要包括渴望得到友谊、寻求配偶和生育子女,从属于家庭、团体和某个国家。与成人相比,儿童爱和归属的需要更直接,毫不掩饰。成人则善于掩饰和伪装。在孤芳自赏、愤世嫉俗、淡漠无情的假象背后,往往隐藏着强烈的希望得到别人爱戴和赞许的需要。

4. 尊重需要　当爱和归属的需要基本上得到满足时,便产生尊重需要。它包括自尊、有信心、有能力和在别人心目中有很高的地位。马斯洛将尊重需要分为两个不同水平——

笔记

荣誉和自尊。荣誉是一个人对个人声望、被赏识程度或者对别人心目中如何看待自己的名望的看法；而自尊心则是一个人对自己的价值和信心的感受。自尊心不只是建立在荣誉或声望上，也不是建立在别人的看法上，它建立在真正的能力上。一旦人们满足了尊重的需要，她就开始登入自我实现的大门，这就是马斯洛所说的最高层次的需要。

5. 自我实现的需要　自我实现的需要包括自我完善、实现自己所有的潜能和一种有充分创造性的渴求，达到自我实现水平的人便成为一个完满的人。

在心理学上，需要层次理论是解释人格的重要理论，也是解释动机的重要理论。当然，该理论也引起了很多争论，许多人从不同的角度批评马斯洛的观点，或者提出了自己的需要层次学说，但马斯洛的观点仍然是广为流传且影响最大的一种。

## 二、罗杰斯的自我形成理论

### （一）自我概念与价值条件

罗杰斯认为，刚出生的婴儿没有自我的概念。出生后，在与他人和环境的相互作用下，开始慢慢学会了区分"我"与"非我"。当最初的**自我概念**形成之后，人的自我实现趋向开始激活。在自我实现这一动力的驱动下，儿童在环境中尝试进行各种活动并积累了大量的经验。通过机体自动的估价过程，有些经验会使他感到愉快，有些则相反。愉快的经验会使儿童寻求保持、再现，不愉快的经验则促使儿童回避。在儿童寻求积极经验的过程中，有一种是受到他人的关怀而产生的体验，还有一种是受到他人的尊重而产生的体验，但他人的尊重和关怀是有条件的，这些条件体现着父母和社会的价值观，罗杰斯称之为**"价值条件"**。

儿童不断通过自己的行为体验到这些价值条件，不自觉地将其内化为自我的一部分。渐渐地，儿童被迫放弃按自身机体评价过程去评价经验，而改用内化了的社会价值规范去评价经验，导致儿童的自我和经验之间发生异化。

当经验与自我之间发生冲突时，个体就会感到自我受到的威胁而产生焦虑、烦躁等自我失调的表现。这种**自我失调乃是人类适应不良的根源**。罗杰斯的以人为中心疗法的目标就是将原本不属于自己的、经内化而成的自我部分去掉，找回属于自己的情感和行为模式，只有这样才能充分发挥个人的潜能，成为一个健康完善的人。

### （二）人本主义理论与以人为中心疗法

以往的心理学理论往往过于强调心理上的"问题"，而人本主义则关注人性的积极方面，第一次将人的本性与价值提到心理学研究的首位。人本主义的出现，为人们提供了一种全新的观点。一些研究者受此影响，开始把注意力转向创造性、快乐及心身健康问题，奠定了当代积极心理学研究的基础。

以人本主义理论为基础发展起来的以人为中心疗法，以来访者为中心，**重视来访者的人格尊严**。该疗法认为，每个人都生来具有自我实现的趋向，当由社会价值观内化而成的价值观与原来的自我有冲突时便引起焦虑，个体为了减轻焦虑不得不采取心理防御，这就限制了个人对其思想和情感的自由表达，削弱了自我实现的能力，使人的心理处于不健康的状态。在心理治疗中，只要给来访者提供自然的、和谐的、自由的心理氛围，来访者就会摆脱自我概念不一致带来的困扰，修复受损的自我实现的潜力，重新走上自我实现、自我完善的道路，成为一个健康的人。

人本主义心理学的影响并不仅限于心理治疗领域，由于它解决的是人们生活中都会面临的问题——如何发挥个人潜能、寻找生活的意义和幸福，因此，在管理、传播、教育等领域也有广泛的应用。

笔记

## 第四节 认 知 理 论

认知心理学(cognitive psychology)不同于传统的心理学派。它的理论不是由某人独创,而是在多种因素影响下逐渐形成的,它反映了现代心理学取消门户之见,从实用的角度出发,取各家之长的趋势。所以有人说认知心理学的出现是现代心理学的一种新运动和新方向。

### 一、认知心理学的发展

认知心理学起源于 20 世纪 50 年代中期,是以心理信息加工过程为研究核心,在格式塔心理学(Gestalt psychology)的基础上吸收了当代信息论、系统论、控制论以及计算机技术等新兴学科知识而产生。认知心理学从 20 世纪 60 年代开始得到迅速发展,它以其新的理论观点和丰富的实验成果极大地影响了心理学的理论体系,成为现代占主导地位的心理学潮流。

"认知(cognition)"一词是指收集知识和了解世界的过程。认知心理学有双重含义,广义地说它包括对记忆、理解、想象、思考等意识现象的研究与认识。所以,凡是用"认知过程"来解释行为的人都是认知论者。因此,它可以涵盖结构主义、格式塔心理学及现代的信息加工心理学。而狭义的认知心理学则是指信息加工心理学,也就是只限于解释信息的获得、储存与加工处理的过程。

认知心理学认为,人的情绪、情感、动机和行为决定于认知活动,由此发展起来的"认知疗法"是认知心理学在临床方面的运用。它将病人的不良情绪和行为看成是不良认知和不良思维方式的结果。不良认知是指歪曲的、不合理的、消极的信念或思想,它们往往会导致情绪障碍和适应不良,治疗的目的是通过改变人的认识活动来矫正不良的行为。

### 二、认知理论的主要观点

#### (一) 埃利斯的 ABC 理论

美国心理学家埃利斯(Ellis)提出了情绪的 ABC 理论,创立了合理情绪疗法(rational emotive therapy,RET)。埃利斯认为,人的情绪困扰并非由环境刺激事件引起,而是**由人对事件的信念造成**。所以,信念对于个人的情绪和行为起决定作用,由此提出了著名的 ABC 理论。其中,A 指与情绪有关的诱发事件(activating events,A),B 指人对诱发事件所形成的信念(beliefs,B),C 指个人对诱发事件所产生的情绪与行为反应的结果(consequences)。通常,人们认为是 A 直接引起 C,而事实并非如此,在 A 与 C 之间存在中介 B。ABC 理论认为,非理性信念是情绪或行为障碍产生的重要因素。有些人常常只根据想象而不是根据事实行事。他们的不正确的信念和非理性的东西可以从别人那里学会,并通过自我暗示及自我重复不断地强化,最后形成了各种功能障碍。

埃利斯对常见的造成人们痛苦的非理性信念进行了概括,大致有 10 点:①一个人要有价值就必须很有能力,并且在可能的条件下很有成就。②某人绝对是很坏的,所以他必须受到严厉的责备和惩罚。③逃避生活中的困难和推掉自己的责任可能要比正视它们更容易。④任何事情的发展都应当和自己期待的一样,任何问题都应得到合理的解决。⑤人的不幸绝对是外界造成的。人无法控制自己的悲伤、忧愁和不安。⑥一个人过去的历史对现在的行为起决定作用,一件事过去曾影响过自己,所以现在必将影响自己的行为。⑦自己是无能的,必须找一个比自己强的靠山才能生活,自己是不能掌握情感的,需要别人安慰自己。⑧其他人的不安和动荡也必须引起自己的不安。⑨和自己接触的人必须喜欢自己和赞成自己。⑩生活中有大量的事对自己不利,必须终日花大量时间考虑对策。埃利斯认为人的情绪障碍和不良行为正是这些非理性信念存在的结果。

合理情绪疗法治疗实践的核心是通过改变来访者的想法和观念（B），来改变、控制其情绪和行为结果（C），其中所使用的重要方法是驳斥和辩论不合理信念（disputing irrational beliefs，D），使之转变为合理的观念，最终达到新的情绪和行为的治疗效果（new emotive and behavioral effects，E）。由此，埃利斯的 ABC 理论发展成了治疗情绪障碍的 ABCDE 模型（参见第六章第二节"护理工作中常用的心理干预技术"）。

### （二）贝克的情绪障碍认知理论

美国心理学家贝克（Beck）提出的情绪障碍认知理论认为，人的情绪障碍"不一定都是由神秘的、不可抗拒的力量所产生；相反，它可以从平常的事件中产生。"例如，错误的学习、依据片面的或不正确的信息作出错误的推论，以及不能妥善地区分现实与理想之间的差别等。因此，每个人的情感和行为在很大程度上是由其自身认知的外部世界、处世方式或方法决定的。也就是说，一个人的思想决定了他的内心体验和反应。贝克认为常见的认知歪曲有以下五种形式：

1. **任意的推断**　在证据缺乏或不充分时便草率地作出结论。如自我乳腺检查触摸到肿块，即认为是乳腺癌。

2. **选择概括**　根据个别的细节而不考虑其他情况便对整个事件作出结论。如某件事没做好，便认为自己是个彻底的失败者。

3. **过度引申**　在单一事件的基础上作出关于能力、操作或价值的普遍性结论，即从一个具体事件出发引申作出一般规律性的结论。如一次考试不及格，就认为自己这辈子都完了，不会有出息了。

4. **夸大或缩小**　对某些事物过分重视或轻视而与实际情况不相符，对客观事件的意义作出歪曲的评价。如夸大自己的缺陷和失误，贬低自己的成绩和优点。

5. **"全或无"思维**　要么全对，要么全错，把生活看成非黑即白的单色世界，没有中间色。如抑郁症病人由于逻辑判断错误，稍受挫折就将自己看得一无是处，从而自卑、悲观、消极导致抑郁。

贝克认为，改变功能失调的情绪和行为的最直接的方式就是**修改不正确的和功能失调的思维**。指导求助者发现歪曲的和功能失调的认知，并学会区别想法和现实中发生的事件，认识到认知对情绪和行为的影响。在此基础上，贝克提出了相应的认知转变治疗技术（参见第五章第二节"护理工作中常用的评估方法"）。

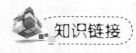知识链接

### 认知失调与态度改变

每个人都可能遭遇过这样的尴尬：不得不做与自己意愿相反的事情。当你不得不这么做时，你的态度是否会发生变化？研究发现，当你的行为和态度发生矛盾时，你的态度将有所改变以与行为保持一致。例如，如果因实验要求而强迫一个人发表讲话并支持一种与他原来的观点相悖的意见，那么，他的真实态度也将渐渐转向他在讲话中所支持的观点。认知失调理论解释了这一现象。

斯坦福大学的心理学家费斯廷格认为：通常在我们的社会里，个人所公开表达的看法与其私下里的观点或信仰相一致。因此，如果你相信 X，但你却公开主张非 X，那么你将体验到这种由认知失调引起的不适感。降低这种令人不快的认知失调的方法之一是改变自己原有的观点，使之与自己的行为（即某种新主张）相一致。

（张纪梅）

【难点释疑】　弗洛伊德强调潜意识中被压抑的本能对人的心理和行为的影响,行为主义则强调人的心理和行为是环境的产物,人本主义认为人有自我成长的潜能,只要创造一个无条件积极关注的氛围,人就会走向自我实现,认知理论修正了行为主义的刺激-反应论,提出认知是决定人的情绪和行为的关键因素。

【课后练习】

**A1 型题**

1. 精神分析理论把无法被个体感知的心理活动称为
　　A. 意识　　　　B. 潜意识　　　C. 前意识　　　D. 梦　　　　E. 第六感

2. 下列不属于精神分析理论的概念的是
　　A. 焦虑　　　　　　　B. 潜意识　　　　　　C. 前意识
　　D. 心理防御机制　　　E. 自我失调

3. 在精神分析理论中,遵循"享乐原则"行事的人格部分叫做
　　A. 自我　　　　B. 超我　　　C. 理想我　　　D. 本我　　　E. 现实我

4. 在弗洛伊德的人格结构中,属于道德、良心的部分叫做
　　A. 自我　　　　B. 超我　　　C. 理想我　　　D. 本我　　　E. 现实我

5. 弗洛伊德认为,心理障碍的根源是
　　A. 自我与超我的冲突
　　B. 本我太强大
　　C. 超我太强大
　　D. 自我无法调解本我与超我的矛盾
　　E. 理想我与现实我的矛盾

6. 认为自我失调是人类适应不良的根源的学派是
　　A. 精神分析　　　　B. 人本主义　　　　C. 行为学习
　　D. 社会学习　　　　E. 认知学派

7. 贝克提出的常见的认知歪曲形式有
　　A. 任意的推断、选择概括、过度引申、夸大或缩小、"全或无"思维
　　B. 任意的联想、选择概括、过度引申、夸大或缩小、"全或无"思维
　　C. 任意的推断、脱离实际、过度引申、夸大或缩小、"全或无"思维
　　D. 任意的推断、选择概括、过度引申、无中生有、"全或无"思维
　　E. 任意的决断、选择概括、过度引申、夸大或缩小、"全或无"思维

**A2 型题**

8. 小丹,21 岁,大二学生,同学关系紧张,据同宿舍的同学反映,此人有洁癖、过分注意小节、固执、小气,因此大家都不喜欢和她来往。根据精神分析理论的观点,此人可能出现了心理障碍,是在心理发展时期的
　　A. 口欲期　　　　　B. 肛欲期　　　　　C. 性器期
　　D. 潜伏期　　　　　E. 生殖器期

9. 一家长因其3 岁的孩子平时讲话总是大喊大叫而恼火,批评教育都无济于事,于是来寻求心理学帮助。心理咨询师这样指导家长:"当孩子再次大喊大叫时,家长可以装作没听见而不予理睬,一旦孩子心平气和讲话时及时夸奖。"你认为,该咨询师指导家长训练孩子的方法属于下列心理学流派中的
　　A. 精神分析　　　　B. 行为学习　　　　C. 认知学派
　　D. 人本主义　　　　E. 心理生理学派

笔记

**A3 型题**

（10～12 题共用题干）

某学派认为每个人都生来具有自我实现的趋向,在心理治疗中,只要给病人提供自然的、和谐的、自由的环境氛围,病人就会摆脱自我概念不一致带来的困扰,修复受损的自我实现的潜力,重新走上自我实现、自我完善的道路,成为一个健康的人。

10. 在此理论基础上建立的心理治疗方法为
    A. 冲击疗法
    B. 以人为中心疗法
    C. 精神分析疗法
    D. 认知疗法
    E. 生物反馈

11. 这个学派是
    A. 精神分析学派
    B. 行为学派
    C. 人本主义学派
    D. 认知学派
    E. 心理生理学派

12. 这一学派的主要代表人物有
    A. 华生
    B. 塞里
    C. 弗洛伊德
    D. 罗杰斯
    E. 贝克

**A4 型题**

（13～15 题共用题干）

小明,大一男生,一次考试失败后,情绪低落,以至于陷入抑郁状态。

13. 心理咨询师认为,该生抑郁的主要原因是他的不合理的认知。该心理咨询师的理论取向是
    A. 精神分析
    B. 行为主义
    C. 人本主义
    D. 认知理论
    E. 心理生理理论

14. 心理咨询师的下列做法,不恰当的是
    A. 采用开放式提问
    B. 采用封闭式提问
    C. 运用观察法
    D. 使用心理测验
    E. 药物治疗

15. 如果该生是一名同时患有躯体疾病的病人并住院治疗,护士在临床护理中针对其抑郁情绪不能做的事情是
    A. 关注他的情绪变化
    B. 建议他看精神科或临床心理科

  C. 帮助他预约专科医生

  D. 对病人的消极言行可不予理会

  E. 做好病人的生活护理

  **【实践体验】** 李女士,65 岁,夜里突发心脏病,发作中,她感到剧烈的疼痛和呼吸困难,极度恐惧。被紧急送到医院救治。第二天,病情平稳。但在住院治疗过程中,她不断被那痛苦的、几分钟的闪回和记忆所困扰。

  早上责任护士走进病房,看到心电监护仪显示一切正常。护士说:"好多了,现在你可以放松一些了。"说完,护士就去忙其他工作了。

  请说出你的体验:

  1. 如果你是病人,听完护士的话你的感觉会怎样?

  2. 假如你是护士,你将如何给予病人"无条件积极关注"?

  **【问题解决】** 高先生,55 岁,患心绞痛多年,他非常恐惧药物治疗过程,已经延误了血管造影,而且丧失了冠状动脉搭桥术的最好时机。他一直说:"我现在控制得很好,等等再说吧!"后来,他同意进行心脏探查,但不幸的是,此后不久,他就发生了致命的心脏病发作。

  请你分析:

  1. 该病人拒绝承认疾病危险性的心理机制是什么?

  2. 试分析他的心理反应的影响。

# 第四章 心理应激与心身健康

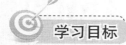 **学习目标**

1. 掌握心理应激、应激源及心身疾病的基本概念；应激对心身的影响。
2. 熟悉心理应激的影响因素及应激反应。
3. 了解应激对心身的影响机制。
4. 学会在实际工作中应对心理应激。

在现实工作生活中，人们总会遇到各种各样的困难和挑战，或当愿望、目标无法实现时，总会产生种种困扰，严重时甚至会威胁到人们的健康状况。随着医学模式的转变，心理应激理论越来越被更多人所熟悉，因为它不仅有助于认识心理社会因素在疾病发生发展过程中的作用规律，更能够从干预应激因素的负面影响入手，维护和促进人们的健康。

## 第一节 心理应激

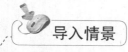 **导入情景**

**情景描述：**

张先生，50岁，公司总经理。竞争意识极强，一向商场得意，平时虽有高血压，但无症状。由于同行的恶性竞争，生意屡遭失败，公司濒临倒闭，心境恶劣，坐立不安，血压骤升达190mmHg/120mmHg，应用3种降压药物无效，经过心理医生的疏导治疗，心情逐渐平稳后，降压药物应用达标。

**请思考：**

1. 应激的生理心理反应有哪些？
2. 分析张先生产生心理应激的原因。
3. 心理应激如何引起张先生血压居高不下？
4. 在临床工作中该如何指导病人应对心理应激？

应激作为许多学科关注的课题正被不同领域的学者不断修订、充实和发展。本节主要介绍应激理论中的经典概念、影响因素以及所产生的心身反应。

## 一、心理应激概述

### （一）应激的概念

应激（stress）在物理学中，该词译为"压力"；而在生物学或心理学领域，该词译为

 笔记

"应激",是加拿大生理学家塞里(Selye)于1936年首先提出的。他认为,应激是机体受到外界不良因素刺激后,在没有发生特异的病理性损害前所产生的一系列非特异性应答反应。

**心理应激(psychological stress)**是指个体在某种环境刺激作用下,察觉需求与满足需求的能力不平衡时所产生的一种适应环境的心身紧张状态。该定义把应激看作一个连续动态过程,既非简单刺激,也不是简单反应,而是多种因素影响的动态过程。该过程既包括了引起应激的刺激物,也包括应激反应,更为重要的是还包括了刺激因素和心理生理反应之间的交互作用(图4-1)。

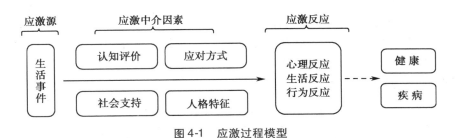

图 4-1 应激过程模型

## (二)应激源

**应激源(stressor)**是指能够引起应激的各种刺激因素。在动物实验中,常用的应激刺激有电击、水浸、捆绑、拥挤、恐吓等;在人类,特别是从应激过程模型角度,应激源就是各种生活事件,包括来自生物的、心理的、社会的、文化的各种事件。在现代心理应激研究领域,往往将生活事件和应激源当作同义词来看待。按照应激源的生物、心理、社会、文化属性可将其分为:

1. 躯体性应激源 指由于直接作用于躯体而产生应激的刺激物,包括理化因素、生物因素和疾病因素等。如气候、噪声、外伤、细菌、病毒、放射性物质等均属于躯体性应激源。

2. 心理性应激源 指导致个体产生焦虑、恐惧和抑郁等情绪反应的各种心理冲突和心理挫折。

(1)**心理冲突(mental conflict)**:是指个体在有目的的行为活动中,存在着两个或两个以上相反或相互排斥的动机时所产生的一种矛盾心理状态。美国心理学家勒温(Lewin)把人的动机冲突基本形式分为:双趋冲突、双避冲突、趋避冲突,而后霍夫兰(Hovland)又增加了多重趋避冲突(参见第二章第三节"人格")。

心理冲突经常造成人们在行为上犹豫不决,在动机的确立上感到没有主意,对选择很反感,并且作出选择后,又会否定自己的做法,让心理产生矛盾和困惑。经常如此,会使人变得没有主见,患得患失,反复自责,无法作出有效的决策行动,社会功能受到严重的影响。

(2)**心理挫折(frustration)**:是指个体在从事有目的活动中,遇到无法克服的障碍或干扰,导致个人动机无法实现、个人需要不能满足的一种情绪状态。日常生活中,人们总会遇到挫折情境,如因患病不能正常工作或学习、婚姻遭到父母反对等。重复不断的挫折会产生累积效应,并可因为一次小挫折而暴发,导致个体意外的攻击行为。根据造成挫折的原因不同,分为外部挫折和个人挫折。

1)外部挫折:是由于个人以外的因素造成的挫折。原因可以来自社会环境和自然环境或其他因素。前者包括不良的人际关系或管理方式、角色冲突、父母管教方式不当、种族或性别歧视等。后者包括交通堵塞、工作条件差、路途遥远、气候恶劣、噪声等。

2）个人挫折：是与个人身心特征有关的挫折。如个体的能力（智力）、体力和所从事工作有关的特殊技能等；还包括年龄、性别、民族、文化、知识、经验、气质和性格等。

3. 社会性应激源　社会性应激源范围极广，人们在日常生活中遇到的各种各样的社会生活的变动，如亲人的突然死亡、严重的意外事故、工作上的挫折、难以解决的家庭矛盾或夫妻间的感情破裂等，我们可以称之为生活事件（life event）。这一类应激源是人类生活中最为普遍的，它与人类的许多疾病有着密切的联系。

1967年，美国精神病学专家霍尔姆斯（Holmes）和雷赫（Rahe）根据对5000多人的病史分析以及实验室研究所获得的资料，编制了社会再适应量表（social readjustment rating scale，SRRS），为生活事件与疾病关系的研究提供了量化工具。霍尔姆斯用生活变化单位（life change unit，LCU）来表示生活事件的作用强度（表4-1），并通过追踪观察发现，一年的LCU累积分与第二年患疾病存在相关联系。如果LCU一年累计达到300，第二年有86%的人患病；若一年LCU为150～300，则有50%的人可能在第二年患病；若一年LCU小于150，第二年可能平安无事、身体健康。

表4-1　社会再适应评定量表（SRRS）

| 生活事件 | LCU | 生活事件 | LCU |
|---|---|---|---|
| 1. 配偶死亡 | 100 | 23. 子女离家 | 29 |
| 2. 离婚 | 73 | 24. 姻亲纠纷 | 29 |
| 3. 夫妻分居 | 65 | 25. 杰出的个人成就 | 28 |
| 4. 坐牢 | 63 | 26. 配偶开始或停止工作 | 26 |
| 5. 家庭成员死亡 | 63 | 27. 上学或毕业 | 26 |
| 6. 个人受伤或患病 | 53 | 28. 生活条件变化 | 25 |
| 7. 结婚 | 50 | 29. 个人习惯改变 | 24 |
| 8. 被解雇 | 47 | 30. 与上司的矛盾 | 23 |
| 9. 复婚 | 45 | 31. 工作时数或条件变化 | 20 |
| 10. 退休 | 45 | 32. 搬家 | 20 |
| 11. 家庭成员健康变化 | 44 | 33. 转学 | 19 |
| 12. 怀孕 | 40 | 34. 娱乐改变 | 19 |
| 13. 性功能障碍 | 39 | 35. 宗教活动变化 | 19 |
| 14. 家庭增加新成员 | 39 | 36. 社交活动变化 | 18 |
| 15. 工作岗位变动 | 39 | 37. 少量负债（少于1万美元） | 17 |
| 16. 经济状况的变化 | 38 | 38. 睡眠习惯变化 | 16 |
| 17. 好友死亡 | 37 | 39. 生活在一起的家庭人数变化 | 15 |
| 18. 工作性质变化（改行） | 36 | 40. 饮食习惯改变 | 15 |
| 19. 夫妻不和睦 | 35 | 41. 休假 | 13 |
| 20. 中等负债（超过1万美元） | 31 | 42. 圣诞节 | 12 |
| 21. 丧失抵押品赎回权 | 30 | 43. 轻微违法行为（如违章） | 11 |
| 22. 工作职责变化 | 29 | | |

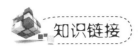

**生活事件与疾病**

生活事件作为应激源,是引发人们心理和躯体疾病的重要原因。国外研究结果显示,伴有心理上丧失感的生活事件,如配偶死亡,对健康危害最大。有学者对新近配偶死亡的男性做了 6 年的追踪观察,结果发现居丧第一年对健康的影响最大,其死亡率为对照组的 12 倍。

我国学者也在生活事件与疾病关系方面进行了多项研究,结果发现有 3 种刺激因素对疾病产生的影响最大,分别为:①在学习和工作中伴随负性情绪;②人际关系不协调;③亲人的意外死亡或者突然的意外事故。

另外,不同年龄阶段引起性应激的生活事件也各不相同:青年人主要是学习、婚姻恋爱、人际关系、工作与经济问题;中年人主要是夫妻关系和家庭关系;而老年人主要是健康问题和经济问题。

4. 文化性应激源　指个体从熟悉的环境到陌生环境,由于生活方式、语言环境、价值观念、风俗习惯的变化所引起的冲突和挑战。文化性应激源对个体的影响持久而且深刻。

## 二、心理应激的影响因素

在应激源与应激的心理生理反应之间,以及在心理应激与疾病之间,均存在密切联系,当然这种联系并不是直接的,中间有着许多因素起重要的调节作用,这些因素被称为“中介机制”,如应激源的性质、认知评价、社会支持、人格特征等。

### (一)认知评价

认知评价(cognitive appraisal)是指个体对遇到应激源的性质、程度和可能的危害情况作出估计,同时也可估计面临应激源时个体可动用的应对资源。对应激源和资源的认知评价直接影响个体的应对活动和心理生理反应,因而认知评价是应激源是否会造成个体应激反应的关键因素。对同样的应激源,认知评价不同,所引起的应激反应也大相径庭。例如,一位女士在黑暗的胡同遇到一个抢劫犯,会开始颤抖,心跳加快,呼吸加深,同时体验恐惧,应激反应非常强烈;如果是一位便衣警察却未必如此,而且他还可以趁机将其逮捕。原因就在于单身女士会自认势单力薄,可能会被劫犯抢走财物,甚至威胁生命;而警察会认为劫犯未对他造成任何威胁。

美国现代应激理论的代表人物拉扎鲁斯(Lazarus)把个体对生活事件的认知评价过程分为初级评价、次级评价和再评价(图 4-2)。

1. 初级评价　指个体对自己是否受到事件威胁作出判断。如果初级评价与自己无关,则个体进入适应状态;如果初级评价与己相关,则进入次级评价。例如,学生通过对考试科目重要性的认识判断考试是否对自己构成威胁。

2. 次级评价　指个体评价和选择对事件威胁的应对方式和适应能力。例如,学生在考前能否得到老师的辅导;自己的记忆水平如何;复习资料是否完整。

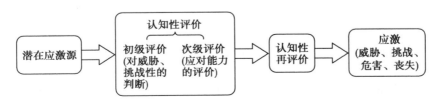

图 4-2　认知评价模式

初级评价和次级评价是相互依存、不可分割的。人们经过次级评价过程,认识到某种应对策略能够有效地控制威胁,那么初级评价的结果就会改变。相反,如果次级评价所获得的信息让人觉得毫无办法,那威胁感就会极大增强。

3. 认知性再评价　随着事件的发展,人与环境的关系会发生一些变化,人们从这些变化中获得信息反馈,通过认知再评价可能会使应激源的性质和强度发生改变。

### (二)社会支持

**社会支持**(social support)指个体与社会各方面包括亲属、朋友、同事等人以及家庭、单位、社会团体等组织所产生的精神上和物质上的联系程度。任何与你有明显社会关系的人,在你需要时都可以成为社会支持网络的一部分。

相关研究表明社会支持对应激带来的伤害效应有缓冲作用。社会支持的积极效果不仅有助于应激事件的心理调节,还可以促进个体从已确诊的疾病中康复,减少死亡的危险。研究显示,肾病病人的家庭支持上升1%,可以使死亡的可能性降低13%。但是社会支持并不是越多越好,不同事件最有效的社会支持形式和时机也不尽相同。例如,某人想要单独去就医或参加职业面试,但家人或朋友坚持要陪同,此时在该情景中某人体验到的可能更多是焦虑。有学者研究了癌症病人对各类社会支持有效性的评价,病人认为亲人的"存在"对他们来说非常重要。因此,作为医护工作者不仅要尽可能地给予病患强有力的支持,还应考虑如何以恰当的方式实施护理。

### (三)人格特征

1. A、B、C型人格　传统上将A型人格的特征形容为:"时间紧迫感和竞争敌意倾向",是冠心病发病的主要心理危险因素。B型行为类型是与A型行为类型相反的一种人格特征,是减少冠心病发生的抗应激人格。C型行为主要特征为压抑、愤怒不能发泄、抑郁、焦虑、克制等,具有C型行为的人容易发生恶性肿瘤。

2. 坚韧人格　其特征属于抗应激人格,在一项关于中年高级经理的研究发现,有些经理表现出明显的抗应激能力,血压不高、很少生病、个性愉快、很少烦恼,在公司业务的压力下仍能胜任很多工作,表现为吃苦、耐劳、勇敢、果断。因此,坚韧人格对应激具有缓冲作用。坚韧人格特征可以概括为奉献、控制和转变,并具有以下行为特点:

(1)奉献:意识到生活和人际关系都具有一定的目的和意义,能作出奉献,能积极地参与生活,精力充沛而富有生机。

(2)控制:这是主宰自己生活的一种心理活动。能控制情感的人,是生活中的主动者,而不为生活所驱使。具有高度内在控制感的人,会感到自己是生活的主宰,应该对自己所起的作用负责,因而要采取措施来保证自己的健康,从而承受工作中的压力。

(3)转变:指将察觉转变为挑战,具有转变能力的人欢迎变化并将挑战视为正常生活的一部分。坚韧人格者能认识到生活中的变化是没有人能回避的,他们还能灵活地适应生活的变化。

## 三、应激反应与应对

当个体通过认知评价察觉到环境事件的威胁后,会引发个体生理、心理和社会行为的变化,这一系列变化被称为**应激反应**(stress reaction)。它涉及个体的身心两方面,所以又被称为应激的心身反应。

### (一)应激反应

1. 应激的生理反应　应激状态下,个体为了应对紧张和压力,会发生生理适应性反应。这些生理反应累及机体各个系统所有器官,影响遍及全身。

20世纪20年代,美国生理学家坎农(Cannon)在其"应激理论"中描述了"战斗或逃跑"

状态所出现的一系列内脏生理变化。个体处于应激反应中,为保证脑、肌肉组织等重要器官活动,交感-肾上腺髓质系统兴奋。心率加速,提高了供血功能,血压升高;呼吸变快加深,提高了供氧能力;同时,减少了皮肤和消化系统的供血,脂肪动员,以满足脑和肌肉组织能量消耗;凝血时间缩短,儿茶酚胺分泌增多,中枢神经系统兴奋性增强,机体变得警觉、敏感。从而为机体投入搏斗或逃离危险情境做好准备。

2. 应激的心理反应

(1)认知反应:一方面,在应激情境中个体心理的内稳态受到破坏,应激源可以直接或间接地降低认知能力。心理社会文化性应激源通过情绪反应,干扰和影响逻辑思维、智力,造成认知能力下降;认知能力下降又会使个体产生动机冲突,并使挫折增多,激发不良情绪,形成不良情绪与认知能力下降的恶性循环。

另一方面,应激对认知反应的不良影响是自我评价丧失。人在各种活动中都有自我评价,对于应激源的刺激,如亲人故去、离婚、患重病等,均可使人感到悲伤、犹豫,降低了自我价值感。面对应激情境,丧失了自信心,总是在怀疑和担心。对生活和工作产生不良影响,缺乏自我控制,损害了自主感。

(2)情绪反应:个体在应激时产生什么样的情绪反应、其强度如何,受很多因素的影响,差异很大。这里介绍几种常见的情绪反应。

1)焦虑:是最常出现的情绪反应,是预期发生某种灾难性后果时的一种紧张情绪。在心理应激条件下,适度的焦虑可提高人的警觉水平,伴随焦虑产生的交感神经系统的被激活可提高人对环境的适应和应对能力,是一种保护性反应。但如果焦虑过度或不适当,就是有害的心理反应。

2)恐惧:是一种企图摆脱已经明确有特定危险的,可能对生命造成威胁或伤害情景时的心理状态,伴有交感神经兴奋,肾上腺髓质分泌增加,全身动员,但没有信心和能力战胜危险,只有回避或逃跑。过度或持久的恐惧会对人产生严重不利的影响。

3)抑郁:表现为悲哀、寂寞、孤独、丧失感和厌世感等消极情绪状态,伴有失眠、食欲减退、性欲降低等,常由遭遇严重灾难、遭受重大挫折和长期病痛等原因引起。严重抑郁会导致自杀,因此对有抑郁反应的人应该深入了解有无消极厌世情绪,并采取适当的预防自杀措施。

4)愤怒:是与挫折有关的情绪状态。由于目标受到阻碍,自尊心受到打击,为排除阻碍或恢复自尊,常可引发愤怒情绪,此时交感神经兴奋、肾上腺分泌增加,导致心率加快、心排血量增加、血液重新分配、支气管扩张、肝糖原分解,并多伴有攻击性行为。病人的愤怒情绪往往成为医患关系紧张的一种情绪。

5)敌意:是憎恨和不友好的情绪,有时与攻击性欲望有关,多表现为辱骂和讽刺。怀有敌意的个体可能提出不合理或过分的要求。

6)无助:是一种类似于临床抑郁症的情绪状态,表现为消极被动、软弱、无所适从和无能为力。它发生于一个人经重复应对,仍不能摆脱应激源影响的情况下。

3. 应激的行为反应 应激情境下的行为反应与情绪一样,表现在面部表情、身体语言中,还可以作出攻击、坚持、逃避等行为。这些行为反应也是应对方式。按行为反应的指向,把行为反应分为针对自身和针对应激源的两种类型。

(1)针对自身的行为反应:指通过改变自身以顺应环境的要求,包括远离应激源,或改变自身条件、自己的行为方式和生活习惯等。逃避是指已经接触到应激源后而采取的远离应激源的行为;回避是指事先已知应激源将会出现,在应激源到来之前,采取避免同应激源遭遇的行动。例如,一些身患传染病的病人,因害怕泄露病情而不去医院就医,属于逃避行为;对待艾滋病病人,许多人都会因害怕被传染而选择敬而远之,属于回避行为。

63

（2）针对应激源的行为反应：通过改变环境要求（即应激源）处理心理应激的行为，包括消除或减弱应激源的各种活动。例如，由于工作单位离家远而产生的压力，可以通过搬家解决问题。此外，有时也会出现攻击性行为反应，采取肉搏战的行为或方式，直接攻击或消除应激源，但这在文明社会中已经日渐减少，取而代之以谩骂、愤怒、转移攻击或攻击自己。

### （二）应对

应对（coping）是指个体对生活事件以及因生活事件而出现的自身不平衡状态所采取的认知和行为措施。按现代应激理论的观点，应对的内容非常丰富，涉及了从生活事件到应激反应产生的整个应激过程（图4-3），并且应对还与其他的应激影响因素（如认知、社会支持等）相互影响。

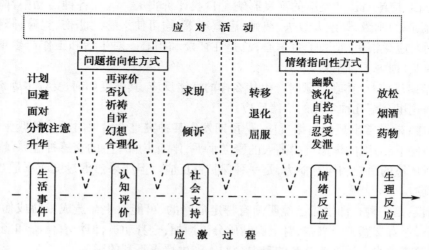

图 4-3 应对与应激过程的关系

美国心理学家拉扎鲁斯和福克曼（Folkman）根据应对的不同指向性，把应对方式分为两大类，见表4-2。

表 4-2 应对方式的分类

| 应对方式类型 | 举 例 |
| --- | --- |
| 问题指向性<br>通过直接的行动或问题解决来改变应激情景 | 战斗（消除或减弱威胁）<br>逃跑（使自己远离威胁）<br>避免未来的应激（增强个体承受能力） |
| 情绪指向性<br>通过调节控制自身对应激情境的情绪反应，不改变应激源 | 躯体指向（使用药物、放松方法、生物反馈）<br>认知指向（有意的分心、幻想、自我想象） |

1. 问题指向的应对 包括了所有直接对付应激源的方法，无论是外在的行动还是认识上的问题解决行为。个体要么直面威胁，要么逃跑，适用于应激源明确的应激情境。

2. 情绪指向的应对 适用于不可控应激源产生的应激情境。例如，HIV感染者或艾滋病人常常认为自己根本没有发生感染，以此减轻心理上的压力和痛苦。这属于心理防御机制中的"否认"，是一种消极的应对方式，无助于问题的解决。而有些感染者虽然知道患病的最终结果，却能运用"升华"这种积极的心理防御机制以乐观的态度对待疾病和生活，带动其他的感染者一起开展自救。

笔记

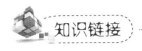

**饮鸩止渴的坏习惯**

虽然情绪指向性的应对方法可以在短期内减轻你的压力,但是如果使用不当,你的健康却可能遭受长期损害,特别是这些方法涉及坏习惯时。

一项研究表明:当面临生活重压时,一些美国黑人会使用"坏习惯"(如吸烟、酗酒、服药或暴饮暴食)来减少面对生活重压所造成的焦虑和抑郁,他们患重度抑郁症的可能性要比没有"坏习惯"的黑人低一半。从长远来看,那些酗酒、滥用药物和吸烟的人必然会面临更大的健康风险。但是,这些"坏习惯"在短期似乎能够减轻心理应激反应,能够防止应激强到使人崩溃的地步。

应激本身并不简单,所以应对的办法也不会那么简单。

在应激情境中,人们经常会把多种应对方式结合使用,这些方式要么是以问题为指向的,要么是以情绪为指向的,抑或是两者兼顾。

## 四、心理应激的评估

从护理心理学角度出发,应激是一个多因素的集合概念,涉及应激刺激、应激反应、认知评价、社会支持、个性特征以及应对方式等诸多影响因素。因此,对心理应激进行评估须从多维度出发,可采用访谈、测量和实验等多种方法,掌握个体多种应激影响因素的偏离水平,特别是应激反应程度。

### (一)访谈

在为来访者进行应激相关因素的基本评估时,通常会使用访谈法来采集病史(现病史和既往史),获得其躯体、心理和社会方面的信息,以便识别来访者的问题。同时,还可在访谈中与来访者建立协调和信任的关系,为后续干预策略的实施奠定基础(参见第五章第二节"护理工作中常用的评估方法")。

访谈要求评估者对应激理论模型所涉及的因素有一定的了解,并且需要实际工作经验,不被表面现象所蒙蔽。例如,某些心理压力巨大的癌症病人,却可以表现得很轻松,语言也很积极,其实这有可能是"压制"这种心理防御机制在起作用。因此,需要评估者针对其情绪反应的三方面内容(主诉、表情和生理反应)进行细致分析。

半结构式访谈可以提高此项评估工作的效率,即分别从生活事件、认知特点、应对方式、社会支持、个性和应激反应等因素,以半结构的访谈提纲作为腹稿,有针对性地展开访谈,避免遗漏。

### (二)测量

可选用各种评定量表,针对应激的各相关因素进行评估。

1. 生活事件量表(life events scale,LES)　目前国内对生活事件的评估主要采用杨德森等人于1986年编制的生活事件量表。该量表是自评量表,含有48条我国较常见的生活事件,能够对正性和负性生活事件分别进行定量、定性评定,从而为客观分析影响人们身心健康的心理社会刺激的性质和强度提供了有价值的评估手段(量表见附录一)。

量表包括3个方面的问题,一是家庭生活(28条),二是工作学习方面(13条),三是社交及其他方面(7条)。另设有2项空白项目,供被试者填写自己经历而表中并未列出的事件。被试者根据自身的实际感受,而不是按常理或伦理道德观念去判断生活事件的性质、影响程度及影响时间。

一过性的事件如流产、失窃要记录发生次数,长期性事件如住房拥挤、夫妻分居等不到半年记为 1 次,超过半年记为 2 次,影响程度分为五级,从毫无影响到影响极重分别记 0、1、2、3、4 分,影响持续时间分三月内、半年内、一年内、一年以上共 4 个等级,分别记 1、2、3、4 分。生活事件刺激量的计算方法:

(1) 某事件刺激量=该事件影响程度分×该事件持续时间分×该事件发生次数。

(2) 正性事件刺激量=全部好事刺激量之和。

(3) 负性事件刺激量=全部坏事刺激量之和。

(4) 生活事件总刺激量=正性事件刺激量+负性事件刺激量。

该量表总分越高反映个体承受精神压力越大。95% 的正常人一年之内的 LES 总分不超过 20 分,99% 的不超过 32 分。负性事件的分值越高对心身健康的影响越严重,正性事件的意义待进一步研究。

2. 社会支持评定量表(social support rating scale,SSRS) 由肖水源于 1986 年编制,通过量表可了解被试者社会支持的特点,及其与心理健康水平、精神疾病和各种躯体疾病的关系(量表见附录一)。

该量表用于测量个体社会关系的 3 个维度:

(1) 客观支持:即被试者所接受到的实际支持(第 2、6、7 条)。

(2) 主观支持:即被试者所能体验到的或情感上的支持(第 1、3、4、5 条)。

(3) 对支持的利用度:即个体对各种社会支持的主动利用,包括倾诉方式、求助方式和参加活动的情况(第 8、9、10 条)。

该量表计分方法如下:

第 1~4,8~10 条:每条只选一项,选择 1、2、3、4 项分别计 1、2、3、4 分;第 5 条分 A、B、C、D 四项计总分,每项从无到全力支持分别计 1~4 分;第 6、7 条如回答"无任何来源"则计 0 分,回答"下列来源"者,有几个来源就计几分。总得分和各分量表得分越高,说明社会支持程度越好。

3. 医学应对方式问卷(medical coping modes questionnaire,MCMQ) 由费伊尔(Feifel)等编制的医学应对问卷是为数不多的专用于病人的应对量表,不同疾病的病人可能存在不同的应对策略,而不同的应对策略可能影响疾病的进程(问卷见附录一)。

该问卷简明、扼要,所包含的 3 类应对策略——"面对(或斗争)"、"回避"和"屈服(或接受)",符合人们面临危险事件时的基本反应方式,也容易解释。

该问卷由病人按指导语自行填写,各项目按 1~4 四级计分,其中有 8 个条目须反向计分。"面对"量表分由 1、2、5、10、12、15、16、19 各条目分累计;"回避"量表分由 3、7、8、9、11、14、17 各条目分累计;"屈服"量表分由 4、6、13、18、20 各条目分累计。

4. 90 项症状自评量表(symptom check list-90,SCL-90) 由德若伽提斯(Derogatis)于 1975 年编制,该量表共有 90 个项目,从感觉、情感、思维、意识、行为直至生活习惯、人际关系、饮食睡眠等均有涉及,可用于评定应激反应症状(量表见附录一)。

5. 心理社会应激调查表(psycho-social stress scale,PSS) 由国内学者姜乾金等人于 1989 年编制的一套包含 4 项主要应激相关因素的量表。其中,"生活事件"问卷包括应激性事件和对事件的认知评价;"应激反应"包括生理反应、心理反应和行为反应;"特质应对方式"问卷包括消极应对和积极应对;"社会支持"问卷包括家庭支持和家庭外支持。使用这套量表,有利于对应激因素展开综合分析和判断。

(三) 实验

应激反应评估中所涉及的生物学因素,如应激的生理反应、应激心身中介机制的某些生化指标、神经电生理指标等,均可使用临床实验的方法进行测定。例如,对应激的生理反应的测量可选择血压、尿儿茶酚胺;脑电波参数可反映应激时大脑觉醒状态,因此脑电图可以

笔记

在评定体内应激水平上起作用。

# 第二节 心理应激与心身健康

## 一、应激对心身的影响

### （一）心理应激对心身健康的影响

心理应激对人的健康影响是明显的,应激的作用有积极的一面,也有消极的一面。塞里曾说"没有应激就会死亡",说明应激对于每一个人都是不可避免的。但应激是否会损害个体心身健康却因个体的自身条件和社会文化背景不同而有所区别。

1. **积极意义** 适度的应激是人成长和发展的必要条件,也是维持人正常功能活动的必要条件,对人体健康有一定的促进作用。

首先,早年的心理应激经历可以丰富个体应对资源,提高在未来生活中的应对和适应能力,更好地耐受各种紧张性刺激物和致病因素的影响。例如,小时候被"过分保护"的孩子,进入社会后,往往会发生适应问题,甚至因为长期、剧烈的心理应激而中断学业或患病。

其次,人离不开应激,适当的心理应激有助于维持人的生理、心理和社会功能。有相关研究表明,经常参加紧张赛事的运动员,其骨骼肌、心肺功能,神经反射功能,大脑分析、判断以及决策能力均强于常人。

2. **消极作用** 长期超负荷的心理应激是人躯体与精神痛苦的根源,其所导致的神经内分泌功能紊乱、免疫功能降低也会加重个体已有疾病,或促使其复发。

急性心理应激常产生较强烈的心理和生理反应,可以引起急性焦虑反应、血管迷走反应和过度换气综合征;慢性心理应激常使人产生疲劳、头痛、失眠、消瘦等各种各样的躯体症状和体征;较强烈的心理应激产生的消极心理和生理反应,可加重个体已有的疾病,或造成复发。例如,某些高血压病人处于家庭纠纷时,病情变得更加严重;冠心病病人在观看紧张的体育赛事时,突发心肌梗死。

纵观整个人生的发展历程,个体不存在心理上始终一成不变、完美无缺的状态。正常心理和异常心理处于一种相互交叉、相互移行、相互转化和不断演变的动态进程中,因此,人的心理健康状态也是不断变化和相对稳定的连续体。心理学家的研究表明,人群中存在心理问题和心理健康的人数是符合常态分布曲线的规律的(图4-4)。

我们可以发现心理健康、心理问题和心理障碍是具有渐进发展变化的关系。普通人群中,大部分人属于心理健康的一般水平;小部分人心理健康水平较高,适应能力良好,这些人往往是生活中的成功人士或幸福人士;而另外一小部分人存在一些心理问题,这些心理问题属于正常的范畴,通过疏导和自我调整,也能够达到心理健康的正常水平;但是如果心理问题没有得到解决,就有可能转变为心理障碍。心理障碍是常态曲线的负极,人数不多,但他们的问题严重影响了其社会功能,阻碍了人生的顺利发展,应给予足够的重视。

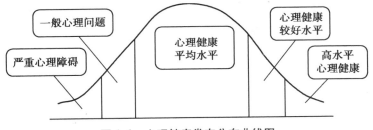

图 4-4 心理健康常态分布曲线图

### （二）心身疾病

**心身疾病**（psychosomatic disease）广义的概念就是指心理、社会因素在发病、发展过程中起重要作用的躯体器质性疾病和躯体功能性障碍。狭义的心身疾病是指由心理、社会因素引起，并伴有明显的躯体症状和器质性损害的疾病，如原发性高血压、冠心病、溃疡病等。而将那些心理、社会因素在其发生、发展过程中起重要作用的躯体功能性障碍，称为**心身障碍**（psychosomatic disorder），如神经性尿频、神经性呕吐。

1. 心身疾病的范围　早期国外学者提出的典型心身疾病有七种，包括溃疡病、溃疡性结肠炎、甲状腺功能亢进、局限性肠炎、类风湿关节炎、原发性高血压及支气管哮喘等。近年来随着研究的深入，心身疾病的范围逐渐扩大，几乎包括所有躯体疾病，如糖尿病、肥胖症，甚至癌症亦纳入心身疾病范畴内。下面按器官和学科分类简单介绍心身疾病的病名。

（1）消化系统：胃、十二指肠溃疡，溃疡性结肠炎，过敏性结肠炎，慢性胃炎，神经性厌食症，神经性呕吐，食管、贲门或幽门痉挛，心因性多食或异食症，胆道功能障碍和慢性胰腺炎等。

（2）呼吸系统：支气管哮喘、过度换气综合征和神经性咳嗽等。

（3）循环系统：原发性高血压、冠心病（心绞痛，心肌梗死）、原发性低血压综合征和某些心律失常等。

（4）神经系统：肌肉紧张性头痛、偏头痛、自主神经功能紊乱、痉挛性斜颈、脑血管障碍、急性视神经脊髓炎和多发性硬化症等。

（5）内分泌、代谢系统：甲状腺功能亢进、糖尿病、肥胖症和心因性多饮症等。

（6）骨骼肌肉系统：类风湿关节炎、全身肌痛症、颈臂综合征和书写痉挛等。

（7）泌尿生殖系统：神经性多尿症、阳痿、激惹性膀胱炎和慢性前列腺炎等。

（8）皮肤科：慢性荨麻疹、湿疹、斑秃、神经性皮炎、皮肤瘙痒症和多汗症等。

（9）耳鼻喉科：梅尼埃综合征、慢性副鼻窦炎、咽部异物感、口吃和晕动症等。

（10）眼科：原发性青光眼、低眼压综合征、弱视和眼肌疲劳症等。

（11）口腔科：心因性齿痛、颞关节炎症、口腔异物感和口腔黏膜溃疡等。

（12）儿科：心因性发热，遗尿症，遗粪症，周期性呕吐，胃、肠功能紊乱症，脐周绞痛和心因性呼吸困难等。

（13）妇产科：功能性子宫出血、更年期综合征、外阴瘙痒症、月经失调症和心因性不孕症（如输卵管痉挛、子宫痉挛）等。

（14）与心理因素有关的恶性肿瘤。

2. 心身疾病的诊断标准　诊断心身疾病时应该兼顾个体的心理、身体和社会三方面因素。首先要采集详细病史，进行全面的躯体、神经系统、精神状态、物理、生化检查。还要考虑相关实验室检验和心理测验。最后确定诊断，下述可作为参考依据：

（1）发病原因以心理社会因素为主，明确其与躯体症状的时间关系。

（2）躯体症状有明确的器质性病理改变，或存在已知的病理生理学变化。

（3）排除神经症或精神病。

3. 心身疾病的治疗原则　治疗心身疾病应采取心、身相结合的原则。急性发病、躯体症状严重应以躯体对症治疗为主，辅之以心理干预。如急性心肌梗死病人，为其提供综合的生物性救助措施是解决问题的关键，心理干预主要以情绪控制为主。以心理症状为主，辅以躯体症状的疾病，或虽然以躯体症状为主但已呈慢性化的心身疾病，则可在躯体治疗的同时，侧重安排心理治疗。如更年期综合征或慢性消化性溃疡病人，除了给予适当的药物治疗外，应重点做好心理和行为指导等工作。

4. 常见的心身疾病　心身疾病的范围很广，涉及临床各学科。以下介绍几种常见的、

笔记

典型的心身疾病：

（1）原发性高血压：是发病率很高的心身疾病，全世界成人中有 10% 以上的人患有此病。导致血压升高的因素很多，除已基本被确认的生物因素外，原发性高血压也与情绪、环境、文化等心理社会因素密切相关。如愤怒情绪被压抑，造成心理冲突，对原发性高血压的发生有很大影响。不同的工作环境和工作性质产生不同程度的心理应激，持续性的应激反应对原发性高血压的发生有一定影响。原发性高血压病人的人格特征虽不具有特异性，但有研究表明经常焦虑和易发生心理冲突的人更容易患高血压病。

（2）冠状动脉硬化性心脏病：简称冠心病，在许多国家是造成人们死亡的主要原因。除遗传、高血压、高血脂等生物因素外，吸烟、活动过少、心理社会压力、不良情绪以及 A 型人格等因素同样是冠心病的重要危险因素。20 世纪 50 年代，弗雷德曼（Friedman）等美国学者提出 A 型人格与冠心病相关。其主要特征是：雄心勃勃，竞争性强，易于激动、好争执、敏捷但缺乏耐心，语声洪亮和时间紧迫感。相对缺乏这些特点的行为被称为 B 型人格，他们经常迟到，不守时，一般不紧张，放松地坐着谈话，把生活视为是某种享受而不是战斗。A 型人格者患冠心病的危险性约为 B 型的 2 倍。

（3）糖尿病：是严重威胁我国居民健康的一种代谢性疾病，其确切病因目前尚未完全阐明。一般认为糖尿病是多因素共同作用的结果，遗传因素、情绪、生活事件、人格、心理应激、生活方式等心理社会因素，可以促发和加剧糖尿病。有研究表明，社会环境的改变，如亲人丧失、骤然的惊吓、婚姻危机、人际关系紧张、难以忍受的挫折等均可造成病人产生愤怒、焦虑、抑郁等不良情绪，影响糖代谢，降低胰岛素分泌，使血糖升高，诱发或加重糖尿病。

（4）恶性肿瘤：是严重威胁着人类健康的多发病、常见病，是我国居民死亡的主要原因之一。其病因复杂，往往是多种因素共同作用的结果，其中心理、社会因素是导致恶性肿瘤发生的重要因素之一。国内外研究发现，恶性肿瘤病人发病前的生活事件发生率较高，尤其以家庭不幸等方面的事件，如丧偶、近亲死亡、离婚等更为显著。还有国外学者提出，人格特征与恶性肿瘤的发生有一定关系，并将之以"cancer"的首字母命名为 C 型人格，其主要特征是：①童年形成压抑、克制内心痛苦而不对外表达的性格；②过分合作、协调、姑息、谦让、自信心不足，过分忍耐、回避冲突、屈从让步、负性情绪控制力强，追求完美、生活单调等。有学者用 C 型人格量表测量发现，具有 C 型人格的人，癌症发生率比非 C 型行为者高 3 倍以上。

## 二、应激对心身的影响机制

心理、社会因素的影响是如何转变为生理反应，进而让人生病的？虽然到目前为止其详细机制尚未完全明了，但 20 世纪 60 年代以来，大量有关应激的实验和观察已经发现，机体在应激状态下可以出现一系列生理、生化、内分泌和免疫系统的变化，进而影响机体内环境的平衡，以下作简单介绍：

### （一）应激反应的心理-神经中介途径

大脑是应激源的"靶器官"，也是机体各个器官产生应激反应的"组织者"。当机体处于强烈应激条件下，神经冲动作用于下丘脑，激活交感-肾上腺髓质轴，释放大量儿茶酚胺，引起肾上腺素、去甲肾上腺素和多巴胺水平升高，而致中枢兴奋性提高，使心理的、躯体的和内脏功能改变。大量研究表明，引起愤怒、恐惧与焦虑抑郁的场合，可引起体内交感神经活动增强，出现心率加快、血压升高、肝糖原转换为葡萄糖而使血糖升高，胃肠功能紊乱、头痛、腰背痛、唾液分泌减少、呼吸加深等。

### （二）应激反应的心理-神经-内分泌中介途径

内分泌系统也是机体的重要调节机构，它不仅受神经系统调节，也接受激素自身的反馈调节，从而使机体的生理功能保持相对衡定。发生应激时，内分泌也会出现相应的改变，导致生理活动的变化。

应激反应的早期，由于交感神经活动增强和肾上腺髓质分泌儿茶酚胺增加，使非特异反应系统兴奋效应加强，体力迅速得到补充，这样机体可以从容应付所面临的问题。如果应激源作用强烈或持久，肾上腺皮质系统也会参与活动，经过中枢神经系统加工的信息，传递到下丘脑，引起促肾上腺皮质激素释放激素（CRH）分泌，通过脑垂体门脉系统作用于腺垂体，促使腺垂体释放促肾上腺皮质激素（ACTH），这又促进肾上腺皮质分泌糖皮质激素和盐皮质激素，从而引起一系列生理变化，包括阻滞炎症、升高血糖、增加抵抗力等。

### （三）应激反应的心理-神经-免疫中介途径

研究表明，应激对免疫系统的功能有显著的影响。一般认为短时而不太强烈的应激不影响或略增强免疫功能，而长期较强的应激会损害下丘脑，造成皮质激素分泌过多，导致胸腺和淋巴组织退化萎缩，抗体反应抑制，巨噬细胞活动能力下降，嗜酸性粒细胞减少及抑制中性粒细胞向炎症部位移动等一系列变化，从而导致免疫功能下降。例如，巴特罗普（Bartrop）等人于1977年对澳大利亚一次火车失事死亡者的配偶进行了研究，发现失事者丧亡后第5周，这些丧偶者的淋巴细胞功能抑制十分显著，比对照组低10倍。

## 三、心理应激的调适

当个体陷于应激情境时，如何有效地化解应激所产生的焦虑、紧张、抑郁等不良反应，保持心理平衡从而提高个体承受能力？可以从应激的多因素模型入手，根据心理评估的结果，降低应激源的影响，调适身体的应激反应，减少无效的应对行为，有效地应对和处理挫折与冲突。

### （一）降低应激源的影响

应激源是引起应激的主要原因，针对应激源的性质、程度和影响情况，分别选择消除、缓冲、改变3种不同的策略。

1. 消除　指去除应激源。如消除噪声、改善工作环境，消除同事间的冲突与误会造成的应激；对疾病来说消除就是治愈疾病，俗话说"病来如山倒，病去如抽丝"，有些疾病较难治愈，但可将其症状、功能调整和康复划分阶段，逐个改善以达到消除其有害影响的目的。

2. 缓冲　指暂时回避应激事件现场，以待内部转机的出现。如双方发生争吵时，一方暂时离开现场；年老体弱的人，避免参加亲友的遗体告别仪式，这样可以避免势必要出现的心理应激，并且可以防止由此产生的进一步心身损害。

3. 改变　指主动改变应激情境。如听音乐、从事个人喜欢的活动，可以改变个体的感知及情绪，从而降低对应激源的感受而减少应激反应。

### （二）调适身体的应激反应

面对应激情境，身体做好了"战斗或逃跑"的准备，肌肉紧张，心跳加速，呼吸加快，情绪表现为焦虑不安。临床上许多病人过分关注自我，尤其是过分关注自己的疾病，造成焦虑感，导致情绪和思维的高度唤起，严重时会加重病情。学习有效的、非药物的放松方法可以处理这类问题，缓解紧张的身体反应，使思维和情绪恢复平静。

各种锻炼方法，如游泳、慢跑、太极拳、瑜伽等有氧运动，都能有效帮助身体驱散紧张感，也是消除精神疲劳的有效方法。渐进放松法可以帮助人们学会控制肌肉,让某一部分肌肉紧张或放松下来,这样就能大大减轻紧张。也可以尝试生物反馈技术、音乐治疗和催眠(参见第六章第二节"护理工作中常用的心理干预技术")。

应激反应过于强烈时可适当应用精神药物,使症状较快地缓解。对具有明显焦虑、抑郁反应者,可使用抗焦虑和抗抑郁药物;对伴有急性精神病性症状者,可短时使用小剂量的抗精神病药物。

### (三) 减少无效的应对行为

应激会由于人们作出了不适当的反应而变得更严重,进入恶性循环。例如,长期慢性应激可使个体进入无助状态,失去了积极应对环境的能力,此时任何细小的生活事件都可能会因为个体失去应对能力而产生严重后果。下列建议可以帮助人们更有效地处理应激问题。

1. 改变不良认知评价　任何一件事情都有两面性,个体遭遇应激事件或罹患心身疾病时,往往总是考虑其不良的一面,而较少考虑如何去应对它。改变不良认知评价就是要帮助当事人重新评价应激事件或疾病,调整生活方式与心态。如调节生活节奏和饮食习惯、消除吸烟、酗酒等不良行为,改变非理性信念与思维等。

2. 寻求社会支持　从社会、组织、家庭、同事、朋友那里得到的精神或物质上的支持,对控制心理应激具有十分重要的作用。社会支持可以作为缓冲器,减轻应激源对个体的冲击。在临床工作中,应积极调动病人家属、朋友、同事,给予病人可能多的关心,或帮助住院病人在病友中建立新的支持网络。

### (四) 有效应对挫折和妥善处理冲突

1. 有效应对挫折　美国学者迈尔(Maier)曾做过这样的挫折实验,把训练好的老鼠放在小平台上,然后迫使老鼠离开平台,跳向两扇位置稍高些的门,其中一扇门被锁上,另一扇开着。如果老鼠跳入可推开的门,则安全到达另一个平台。如果选择锁上的门,老鼠就会撞到鼻子,掉进网里。哪扇门开启,由随机方式决定。实验进行一段时间后,迈尔发现大部分老鼠采用了老的解决方法,即它们每次选择同一扇门。当这扇门被永久地锁上,老鼠还是会一次次跳向锁着的门,并被反弹回来,掉到网里。其实,老鼠只须跳向另一扇门就能进入安全地带。当我们面对不能解决的难题时,不通融灵活的坚持就是"愚蠢",就像不停跳跃的老鼠那样,沿用老方法。所以,在处理挫折时要懂得什么时候应该放弃,建立新的处理问题方式。尝试解答下列这些问题,会帮助你决定坚持是否有益。

(1) 努力去识别你的挫折的根源,是由外部原因还是个人原因引起的?

(2) 能找出挫折的原因吗? 改变它难吗? 你能完全控制这个因素吗?

(3) 如果挫折的源头能被消除或改变,值得努力去做吗?

学习接受那些不能被改变的事情是很有意义的。人们常常替自己制造出想象中的障碍。因此,要学会区别障碍是现实存在的还是想象产生的。

2. 妥善处理冲突　心理冲突若不能获得解决,便会造成挫折、心理应激和心理障碍,长期不能解决的心理冲突会对健康造成直接影响。下列一些建议可以妥善地处理心理冲突。

(1) 做重要决定别草率:多花些时间收集信息,从正反两方面权衡。匆忙作出决定经常会懊悔。

(2) 寻找可操作的替代方法:得到全部可利用的信息很重要,如果你只想到有一二种选择,或者认为这些选择不合适,那么就去寻求老师、咨询师、部门领导的帮助,或向专业的服务机构咨询,他们可能有被你忽略的替代方法。

（3）当反复尝试都失败后,要下决心与压力共同生活:优柔寡断和心理冲突会使人付出高昂的代价,有时最好的选择是行动,除非你的选择存在非常明显的错误,否则就把它坚持下去。

（李龙飞）

**【难点释疑】**　应激对心身的影响主要通过神经、内分泌和免疫三个调节系统实现,三大系统间是一种多重双向交流的关系。通过相互调节,构成人体的神经-内分泌-免疫网络(图4-5)。

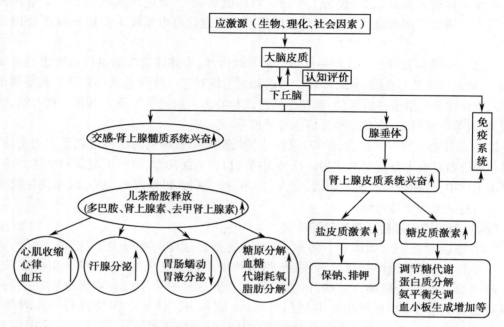

图4-5　应激与神经-内分泌-免疫网络

**【课后练习】**

**A1 型题**

1. 关于心理应激的叙述错误的是
   A. 相信事件是可控制、可预测的可减轻心理应激
   B. 适度的应激能促进人的健康
   C. 长期的超强度应激会损害人的健康
   D. 防御机制的应用可以从根本上消除紧张
   E. 有效的放松训练可以降低心理应激水平

2. 处于相同应激源作用下而产生不同的应激反应,其主要原因是个体的
   A. 体质不同　　　　B. 认知评价不同　　　　C. 敏感强度不同
   D. 反应强度不同　　E. 文化程度不同

3. 某些疾病其发病、发展、转归与防治都与心理社会因素密切相关,这一组疾病称为
   A. 精神疾病　　　　B. 躯体疾病　　　　C. 社会疾病
   D. 心身疾病　　　　E. 流行疾病

4. 下列与心身疾病的诊断无关的是
   A. 器质性病变的临床特点　　　　B. 有明确的心理社会因素参与发病

笔记

C. 排除神经症和精神病　　　　　　　D. 单纯生物医学措施疗效甚微

E. 由某种躯体疾病引发心理障碍

**A2 型题**

5. 张先生,29 岁,患阑尾炎,术前坐卧不安,眉头紧锁,小动作多,这一现象是

A. 应激的行为反应　　　B. 应激的情绪反应　　　C. 应激的生理反应

D. 应激的防御反应　　　E. 以上都不正确

6. 李先生,47 岁,国企技术员。工作环境温度较高,噪声较大,工作负荷也很大,班组的人际关系复杂,因其得不到上司赏识迟迟没有晋升,以致其上班消极怠工。他所面临的应激源是

A. 躯体性应激源　　　　B. 心理性应激源　　　　C. 文化性应激源

D. 社会性应激源　　　　E. 日常生活应激源

7. 赵女士,35 岁,热爱事业,追求成功,是位女强人,但她又想成为一名好母亲、好妻子,她所经历的是

A. 双趋冲突　　　　　　B. 双避冲突　　　　　　C. 趋避冲突

D. 挫折　　　　　　　　E. 以上都不对

**A3 型题**

(8~9 题共用题干)

王女士,49 岁,教师。工作勤奋,与同事发生矛盾时从不当面争吵,但事后会独自生闷气。身体偶有不适,却带病坚持工作。在一次体检中,被诊断为宫颈癌,反复和医生确认"是不是拿错了结果"、"是不是诊断错误"。

8. 王女士面对应激采取的心理防御机制是

A. 退行

B. 压抑

C. 幻想

D. 否认

E. 合理化

9. 王女士所患心身疾病主要的相关因素是

A. A 型行为类型

B. B 型行为类型

C. C 型行为类型

D. 坚毅人格

E. 社会支持

(10~11 题共用题干)

张同学,19 岁。病前有强迫型人格特征。在一次动物实验中,因抓大白鼠的方法不对而被鼠咬。而后表现为见鼠就惊叫、害怕、心跳剧烈,后来发展到有人谈到鼠也出现紧张、出汗症状。

10. 张同学的应激反应属于

A. 抑郁

B. 无助

C. 敌意

D. 愤怒

73

E. 恐惧

11. 张同学在出现上述应激反应时,表现出心率加快、血压升高、呼吸加速、血糖升高,这些生理反应说明活动增强的系统是

  A. 下丘脑-垂体-甲状腺轴

  B. 下丘脑-垂体-肾上腺皮质轴

  C. 交感-肾上腺髓质轴

  D. 下丘脑-垂体-性腺轴

  E. 下丘脑-神经垂体轴

**A4 型题**

(12 ~ 15 题共用题干)

赵先生,55 岁,2 年前被诊断为心绞痛型冠心病。前日,因工作和同事争吵后,绞痛加重入院治疗。医生诊断后建议其进行心脏搭桥手术,并告知了手术风险。赵先生反复思考医生的话,以致夜不能寐。

12. 赵先生所患的冠心病属于心身疾病,下列也属于心身疾病的是

  A. 甲状腺功能减退症

  B. 抑郁症

  C. 病毒性肝炎

  D. 糖尿病

  E. 应力性骨折

13. 经医生检查,认为他具有 A 型行为特征,下列不符合 A 型行为特征的是

  A. 有时间紧迫感

  B. 待人随和

  C. 有竞争性

  D. 对工作过度提出保证

  E. 为成就努力奋斗

14. 具有典型的 A 型行为的人常会产生愤怒、紧张、焦虑等情绪,这些情绪不会导致

  A. 交感神经兴奋

  B. 副交感神经兴奋

  C. 应激性激素分泌

  D. 免疫系统功能低下

  E. 产生心身疾病

15. 赵先生在得知手术风险后,导致夜不能寐,其心理冲突属于

  A. 双趋冲突

  B. 双避冲突

  C. 趋避冲突

  D. 双重趋避冲突

  E. 以上均不是

【实践体验】　在临床上,我们常能看到护士工作时表情冷漠,说话语气生硬,面对病人的咨询时态度冷淡、不耐烦或不予理会。

请说出你的体验:

1. 如果你在就诊的过程中遇到了态度冷漠的护士,你会有怎样的心理、生理以及行为

反应?

2. 感受护士表情冷漠、语言生硬的内心感受,该如何调节?

**【问题解决】** 刘先生,51 岁,10 年前被确诊为 2 型糖尿病。确诊后,他一直注意饮食,坚持服药控制血糖,并且进行足够强度的锻炼。一个月前,单位领导又给刘先生增加了一项新的、难度较大的工作,他感到了从来未有的压力。尽管他依然如以往一样控制血糖,但是病情却开始恶化,不得以他住进了医院。

请你分析:

1. 刘先生病情恶化的主要原因是什么?

2. 如何改善他目前的状况?

# 第五章 心理评估技术

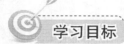 **学习目标**

1. 掌握心理评估、心理测验的概念,观察法、访谈法的应用。
2. 熟悉临床常用评定量表的使用。
3. 了解人格测验。
4. 学会常见临床常用评定量表的使用。
5. 具有在实际工作中进行心理评估的基本能力。

　　心理评估是护理人员了解病人心理,实施心理护理的基础和前提。通过心理评估,护士可以收集病人的心理资料和行为表现,对病人的心理活动及其心理护理效果作出客观正确的判断。心理评估技术通常包括行为观察法、访谈技术、心理测验 3 类主要方法,在心理护理实践中可根据需要选择不同的方法,也可将这 3 类方法联合使用,相互取长补短,以对病人的心理和行为作出全面、准确的评估。

## 第一节　心理评估概述

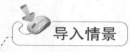 **导入情景**

**情景描述:**

　　陈女士,35 岁,孕 39 周,血压 145/95mmHg,尿蛋白(-),入院待产。护士与其交流时发现她性格内向,不善与人交流,且其婆婆和丈夫"重男轻女"思想严重。陈女士于孕 40 周剖娩一女婴,现产后 2 天,母子健康,但产妇情绪低落、失眠,时常哭泣。

**请思考:**

1. 如何对陈女士进行心理方面问题资料的收集?
2. 如何评估陈女士的心理健康水平?
3. 怎样评估性格因素对陈女士心理健康水平的影响?

### 一、心理评估的概念

**(一)概念**

　　**心理评估**(psychological assessment)是应用心理学的理论、方法和工具,对人的心理状态、行为等心理现象作全面、系统和深入的客观描述、分类、鉴别与诊断的过程,又称为心理诊断。心理评估在心理学、医学、教育、人力资源、军事、司法等领域有较广泛的应用,用于临床时则称为临床心理评估(clinical psychological assessment)。

笔记

**（二）心理评估的主要功能**

心理评估对护理实施及质量有指导意义,是护理过程不可缺少的环节。护理过程中心理评估主要有以下功能:

1. 筛查心理护理对象　大多数病人都伴有不同程度的心理问题,通过心理评估,可筛查出病人心理问题的程度,并予以主动及时干预,帮助病人恢复心理健康。

2. 为心理护理实施提供依据　通过心理评估,可把握病人心理问题的轻重缓急,进一步了解引发原因,了解主要影响因素,为针对性实施干预措施提供依据。

3. 评估实施效果　心理评估的另一个重要功能是评价心理护理效果,了解心理问题是否解决及恢复程度。

## 二、心理评估的原则与条件

**（一）实施原则**

1. **动态性原则**　病人的心理活动受疾病进程、环境等因素影响而不断变化。临床心理评估必须因时而异,动态评估病人的心理状态。

2. **综合性原则**　了解量表评估的局限性,不宜将量表评估结果绝对化,需结合其他方法和诊察结果,综合评定。

**（二）心理评估者应具备的条件**

1. 专业知识与技能　评估者要经过专业理论知识的学习与操作技能的训练,有心理学基础,熟悉评估的方法和技巧。要有丰富的与各种年龄、教育水平、职业性质、社会地位及各种疾病的人交往的经验。

2. 心理素质　人格健康,观察能力强,乐于与人交往,能助人,尊重人,有耐心和共情。

3. 职业道德修养　对待心理评估必须严肃认真、科学慎重,能够保护病人的利益,保守病人的秘密,管理好心理评估工具。

**（三）被评估者的条件**

要有合理的评估动机,评估时自愿合作,有良好的身心状态,意识清醒,能掌控自己的情绪和行为表现,理性地对待评估内容和结果。

**（四）对评估工具的要求**

心理测验是心理评估的重要方式之一,有其他评估方法不可替代的优越性,但其优越性还依赖于心理测验的问卷和量表的标准化、信度、效度、常模、保密性以及正确的使用方法。

1. 标准化　使用公认的标准化心理测验、标准化指导语、标准施测方法、固定的施测条件、标准记分方法、代表性的常模。

2. 信度、效度高　一般能力和成就测验的信度系数在 0.90 以上,人格、兴趣测验系数在 0.80 ~ 0.85 之间。信度系数在 0.70 以上,可以用于团体间测量和比较;信度系数在 0.85 以上,可以用于个人鉴别。效度要高,即准确性就高。

**（五）评估环境与时间**

评估环境的好坏会影响评估结果,环境应当宽敞、安静、清洁、桌椅高低要舒适,室内布置简洁大方,光照、温度适宜,通风性和保密性要好。评估时间以上午最佳,不超过 1 小时为好。

## 三、心理评估的过程

**（一）确定评估目的**

首先要确定病人目前的首要问题是什么,然后确定评估目的。根据诊断分类、问题持续时间、问题的严重程度,评估病人有无心理障碍,有无异常行为(如自杀、自伤行为)。

### （二）了解病人的一般情况

病人就医的主诉、现病史、既往史、家庭史以及是否有心理问题，是否需要心理方面的帮助。

### （三）对问题进行详细、深入的了解和评估

在掌握一般情况的基础上，对有心理问题的病人的具体问题进行深入了解和评估。可通过调查、观察、谈话以及作品分析和心理测验等方法收集有关的信息。

### （四）对收集到的资料进行整理、分析、判断

对收集到的信息进行处理，进行分析、判断，然后进行得出初步结论，作出心理评估报告，并提出解决问题的建议。

## 第二节　护理工作中常用的评估方法

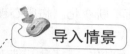

**情景描述：**

张女士，48 岁，事业单位中层干部。工作竞争意识极强，深得上级领导赏识，平时虽有高血压，但无症状。由于单位机构改革，张女士参加竞争上岗，因年龄偏大而落选，血压骤升达 195mmHg/128mmHg，应用 3 种降压药物无效。入院后张女士一会坐一会站立，在病房里不断走动，双手反复搓动，当护士或家属与之谈话时，病人很不耐烦，不断用手敲打床头柜，要求他们离开。

**请思考：**

1. 张女士的主要情绪反应是什么？
2. 通过哪些方法可以了解张女士的情绪？

## 一、行为观察法

### （一）行为观察的概念

**行为观察法**指在完全自然或接近自然的条件下，对个体的可观察行为进行有目的、有计划的观察记录。其目的是描述临床现象、评估心理活动、监测行为变化，为评估提供客观依据。行为观察法是心理评估最常用的方法之一。由于人的心理活动是通过其行为来显现的，因此，护士通过对病人的行为进行客观、准确的观察，可据其观察结果实施有效的心理护理。

### （二）行为观察的特点

1. 观察结果比较客观真实　由于护士是在病人不知情的自然情况进行观察活动，因此，病人的行为表现比较真实，护士可据此判断和推测病人的心理活动，为心理评估和制订干预计划提供依据。

2. 简便、易于操作　行为观察法是一种不受时间、地点、仪器设备限制和制约的方法，对普通病人或是语言障碍、发育迟缓、盲聋哑残等特殊群体都适用，只要护士掌握一定的原则和技巧、根据观察的目的和要求即可实施。

3. 应用范围广泛　可在较自然状态下，在生活环境和就医环境中随时观察病人的行为方式，对其家属或他人提供的观察对象的心理特征和状态进行客观验证。

4. 受自身能力的制约　行为观察结果的客观性、准确程度，受实施观察护士的临床经

验和观察能力的制约,不同的护士因病人行为表现的敏感程度、观察视野、认知评价、临床经验等因素的影响,其行为观察结果有所差异。

5. 观察指标不易定量 行为观察法其观察指标不易定量、标准难以统一,如沮丧、孤独等行为表现的程度难以用定量的指标衡量,不同观察者得到的结果差异较大。

### (三)行为观察的设计

1. 确定观察行为

(1)观察内容:主要包括仪表、身体状况、言谈举止、个性特征、对疾病认知及态度、应对方式和应变能力等。

(2)对目标行为与评估目的密切联系的行为特征进行观察,即每次观察确定其中几项观察内容,分清主次,而不是全面观察其所有行为,以免顾此失彼,达不到观察效果。

(3)明确每个准备观察目标的操作定义,以便准确地观察和记录。

(4)确定观察的目标行为时首先要考虑行为的可观察性,有些行为易于观察的,如坐立不安、沉默不语、双手颤抖等;某些行为不易观察,如内心活动。若两种行为对观察者具有同等意义时,可考虑选择易于观察的行为作为观察内容。

(5)考虑有关行为的关键性反应属性。

(6)区别搜集资料的目的。有时搜集资料用于描述的目的,只要观察行为所需即可。若要设计一个护理干预方案,就必须观察记录其所有反应,进行细致的分析。

2. 确定观察情境 行为观察可在完全自然的情况下进行,也可在实验室情境下进行,还可在特殊环境下进行,如在医院中观察病人等。确定观察情境时,应充分考虑观察的可行性。

(1)观察者的位置能保证所观察的现象在视野以内。

(2)保证不影响被观察者的常态,同时还应了解同一被观察者在不同情境下表现行为的不同。

3. 确定观察方式 根据观察需要,选择适宜的观察方式。比如使用连续性观察还是轮换性观察,直接观察还是隐蔽性观察等,均需与所设计观察目标相适应。如连续性观察适宜对少数病人或单个行为的严密细致观察;轮换性观察则可用于多个病人同类问题的综合归纳观察;为防止病人察觉被观察后出现行为掩饰(增强或减弱某些行为),可采用隐蔽性观察等。

4. 确定观察指标 包括确定观察期限、间隔时间和总的持续时间等。若观察期限较长(数天)时,每天观察的时间、次数应保持一致;若一日内需多次观察,则应分布在不同时段,以便较全面观察病人的不同情境、不同时段的行为特点及其规律。直接观察的时间一般持续10~30分钟;若需要延长连续观察时间,可通过一些间接手段如录音、录像、单向玻璃等监测观察,每次观察的具体时间需依据观察方法、手段、目标不同进行确定。

5. 确定观察的记录方法

(1)叙述记录法:即采用速记法在现场做连续记录,也可以录音机、摄像机等将观察到的情况摄录下来。这种方法除记录观察到的行为,有时还需推理判断。

(2)事件记录法:即在一次观察期间内的目标行为或事件发生的频率,又称事件样本。病人在疾病诊疗过程中,经常遭遇一些特殊事件,使其心理活动及其行为受到不同程度的干扰,如病情突然加重、亲人出现意外、因病情变化需支付高额诊治费用等事件在一个病人身上发生时,护士应记录其特殊事件的概况以及对病人行为所产生的影响。

笔记

#### （四）行为观察法的注意事项

1. 尽可能客观、完整和准确地观察事件或目标行为。

2. 注意被观察者的行为，如何被他人的语言、非语言因素以及周围的环境所影响或改变。

3. 记录某一事件的发生及其全过程；观察记录中尽量使用日常用语；采用描述记录时避免使用解释方式。

4. 评估过程中观察者要有明确的角色意识，对自己在被观察者心中的印象有正确认知，以及这种印象对观察结果所产生的影响。

5. 对于观察者与观察者年龄及时代背景相差悬殊者，观察者应在分析结果时尽可能从被观察者的角度理解其行为。

## 二、访　谈　技　术

#### （一）访谈的概念

**访谈**（interview）是心理评估收集资料的重要技术，是护士与病人所进行的有目的会谈。访谈是护患沟通的必要技能，一方面通过访谈可以了解病人的一般情况、可能存在的问题，建立起良好的护患关系。另一方面，访谈可获得其他途径无法得到的信息。在访谈过程中，护士可观察到病人具有特殊意义的行为、自我特征及其对疾病所处生理状况的反应和态度。访谈的主要作用有：

1. 收集用其他方法难以获得的信息。

2. 与被访者建立起良好关系，以便获得信息。

3. 在访谈过程中双方对被访者有问题的行为逐渐达成一致的理解和看法。

4. 帮助被访者认识他们的问题行为，并为解决这些问题提出指导和给予支持。

#### （二）访谈的基本形式和技术

1. 访谈的基本形式

（1）非结构式访谈：即开放式谈话，优点是病人较少受约束，能自由地表述见解，交谈气氛较轻松，缺点是话题比较松散、费时。

（2）结构式访谈：即根据特定目的预先设定谈话的结构、程序，并限定谈话内容，具有省时、高效、切题等优点，但过于程序化，易于将相关信息遗漏。

（3）半结构式访谈：即介于非结构式和结构式访谈之间，具有两种方法的优点，又能较好地克服不足和缺点，是临床应用较多的一种访谈法。

2. 访谈的技术

（1）倾听：耐心、专注、诚恳地倾听病人表述是访谈取得成效的关键。倾听时应把握以下要点：距离、姿态、举止和应答。适宜的角度和距离、身体稍前倾的姿势，适时地点头微笑、注视，简短赞许和肯定性语言等，由此体现访问者对病人的接纳、肯定、关注、鼓励等感情。一名好的倾听者不仅注意到被访者说了"什么"，而且还能够通过声音、表情和姿势注意到被访者如何说，并以此察觉他们尚未说出的问题。访谈中访问者要不断反省自己，调整思维、感觉和行动，使访谈过程轻松融洽。常见的非语言行为及其意义见表5-1。

（2）提问：护士在提问时，要使用病人易于理解的语言，避免使用模棱两可的词语、双关语和专业术语；询问时应表述清晰准确、简洁易懂，谈话要遵循共同的标准程序，避免只凭主观印象。此外，无论用开放式提问或封闭式提问，都要避免暗示的影响，以免影响回答的客

笔记

表 5-1 非语言行为及其意义解释

| 非语言行为 | 可能表明的意义 |
| --- | --- |
| 1. 直接的目光接触 | 人际交往的准备就绪或意愿、关注 |
| 2. 注视或固定在某人或某物上 | 面对挑战、全神贯注、刻板或焦虑 |
| 3. 双唇紧闭 | 应激、决心、愤怒、敌意 |
| 4. 左右摇头 | 不同意、不允许、无信心 |
| 5. 坐在椅子上无精打采或离开访问者 | 悲观、与访问者观点不一致、不愿继续讨论 |
| 6. 发抖、双手反复搓动不安 | 焦虑、愤怒 |
| 7. 脚敲打地面 | 无耐心、焦虑 |
| 8. 耳语 | 难以泄露的秘密 |
| 9. 沉默不语 | 不愿意、全神贯注 |
| 10. 手心冷汗、呼吸浅、瞳孔扩大、脸色苍白、脸红、皮疹 | 害怕、正性觉醒(兴趣、感兴趣)、负性觉醒(焦虑、窘迫)、药物中毒 |

观性,如"你对手术是否感觉到很紧张?"就具暗示性,可改为"手术前你最突出的感受是什么?"这样的中性词,病人的回答则不易被引导。

(3) 不偏离主题:访谈时应注意围绕访谈主题展开,避免护士和病人之间毫无目的、漫无边际的交谈。若出现跑题时应及时巧妙地回到主题;重建和分享经验,可让病人对过去的相关经验做整理归纳,而不是重述当时的情况。

(4) 共情:是通过表示理解、尊重,护士站在病人的立场帮助病人进行自我探索。例如,病人说:"我已经在努力戒烟了,但是没有用,一点也没少抽。"护士的共情反应应该是:"对于试图戒烟不成功这件事,你感到很沮丧,是吗?"相反,没有共情能力的护士可能会说:"你应该继续努力尝试。"只有当护士和病人之间建立了理解、尊重的关系后,才能引导病人情愿地讲出自己的故事。

(5) 记录的技巧:在访谈时护士要做详细的现场笔录。不论现场记录还是后记,访谈者都要注意尽量使用病人自己的语言和说话的方式,不要任意诠释,不要将访问者的个人看法加到资料中,以免影响资料收集的客观性。对病人谈话内容的记录,不要强调、加重其个人的叙述内容,客观说明即可;使用照相机、摄像机和录音机前须征得病人的同意,并尽可能不要干扰访谈的气氛。

### (三)访谈内容

护士可根据临床的实际需要编制访谈表。有关疾病病史的结构式或半结构式访谈表至少应涵盖以下几方面问题:

1. 有关障碍(问题)的情况 病人对问题的描述、持续强度和时间长度、首次发作在什么时候、发生频度的变化、诱因及其结果是什么、以前是怎么处理的、为解决问题做了些什么等。

2. 家庭背景资料 经济水平、文化背景、父母职业、家庭情况、婚姻状态、父母目前健康状况、生长地(城市/农村)、情绪和疾病史、家庭人际关系等。

3. 个人史

(1) 学龄前期:成长过程中发生的重要事件、家庭气氛、与父母接触的密切程度、大小便训练情况、早期疾病史。

(2) 儿童及青少年期:与父母的关系、在学校的适应性、与同学的关系、爱好/活动/兴趣、学业成绩、生活的重要改变、青春发育期的反应、是否有关法律和性方面的问题、有无药瘾以及这些问题出现的频率等。

（3）成年期：专业和职业、婚姻情况、社会人际关系、与父母的关系、生活目标的满意度、疾病和情绪变化史。

（4）老年期：疾病史、对于能力下降的反应、经济收入的稳定性等。

4. 其他　自我概念（喜欢/厌恶）、最早记忆引起愉快和悲伤的事件、最幸福和悲伤的记忆、躯体化症状（如头痛、胃病等）、值得注意的梦和再现的梦等。

除上述的问题外，护士还可根据病人的具体情况自编一些问题，以便有针对性地对各方面情况进行评估。例如，有关病人的情况可以设计如下提问：

（1）你现在有哪些主要问题和麻烦？

（2）你能检查一下这些问题的最主要方面吗？

（3）你的这些困难是什么时候开始出现的？

（4）它们经常发生吗？

（5）这些问题发生后还经常变化吗？

（6）出现这些问题后还有别的问题及其他改变吗？

在对病人进行评估性访谈时，在一般问题和病史访谈后，根据需要可进行心理（精神）状况检查，主要包括感知觉、思维障碍、智力、定向力、注意力和记忆力、情绪表现、行为方式和仪表、自知力等方面的精神状况进行检查。

**（四）访谈的信度和效度**

由于访谈法主要通过交谈获取研究资料，评价访谈的信度与效度的方法如下：

1. 访谈稍后片刻，将问题的形式稍作改动，重复发问，再根据回答，判断其一致性。

2. 在另一个时间，重复访谈，这是判断答案一致性的另一个办法。

3. 由多人进行访谈，也可获得较高的信度。

4. 由两位评分者分别对同一访谈录音评分，计算其相关性。

访谈的效度指病人的谈话与其真实的态度、情感、知觉的一致性，所表述事实的客观性。这是个很难把握的问题，我们常说"眼见为实，耳听为虚"，虽然通过谈话可能洞察某个人的做法和对世界的看法，但一个人所说与其真正所做的可有很大不同，一个人在访谈时所说的，不一定代表他在其他情景下的真实所想、真实所为。访谈的设计、访谈的技巧、访谈者与受访者的关系等因素，都影响访谈的效度。如果访谈根据审慎设计的结构，或确实能引出重要的研究资料，其效度较大。

总之，访谈法是获取第一手资料的重要途径，若运用得当，可弥补问卷法之不足，扩展资料的层面和加深资料分析的深度，发挥访谈法的各项优点；反之，在某种程度上会导致访谈结果的无效信息。作为一种谈话的形式，访谈者至关重要，访谈者的态度是否客观、眼光是否敏锐、是否有真知灼见对访谈结果有直接影响。

# 三、心理测验法

**心理测验**（psychological test）是依据一定的心理学原理和技术，对人的心理现象或行为进行数量化测量，从而确定心理现象在性质和程度上的差异。测量就是用数学方法依照一定的法则对事物的属性作量的描述的过程。心理属性的测量一般是采用心理测验量表，以分数或等级对人的心理行为作量的描述，其结果是给人的心理属性一个量化的数值。心理测验使用的工具称为量表。对心理测验工具的要求有：

笔记

1. **标准化**　指心理测验应有固定的测验内容、测验方法、统一的答案和记分方法。保证对不同的被试者来说施测的条件都是相同的,这样不同被试者的测验结果才有可能比较,才能减少无关因素对测验的影响。

2. **效度**　又称准确性或有效性。指一个测验能够正确地测量出它所要测量的内容的程度。如果一个测验测得的不是所要测的内容,就无法解释测验结果的真实意义,那么这个测验就不是一个有效的测验。

3. **信度**　指一个测验对同一对象的几次测验中所得结果的一致程度。它反映测验的可靠性和稳定性。

4. **常模**　是通过对正常人群进行标准化测验之后所获得的一种比较标准,是测验的参照分数,是解释测验结果的依据。

心理测验的种类很多,选择原则主要有:①选择符合评估目的、常模样本符合受试者条件、标准化程度高、主试者熟悉的量表作为测验工具;②正确对待心理测验,对测验结果解释时应谨慎,不能过分依赖心理测验的结果,要结合其他评估手段进行全面综合分析;③遵守职业道德,尊重被试者的权利和尊严,不得以任何理由歧视被试者,并对被试者的测验结果严格保密。

## 四、综合分析技术

综合分析技术是指综合病人各方面的信息对病人进行评估的方法。即综合分析技术就是对收集到的各种资料,充分结合病人的历史信息和现状进行综合分析。关于病人综合的信息不仅仅从病人那里获得,还要从与病人有关的人或材料那里得到。护理人员可以了解病人过去的一些情况,如过去的经历、表现、以往的人格特征、人际关系等。这类了解或调查主要是从档案、书信、日记、各种证书、履历表以及从病人相关的人获得资料。了解的对象主要是与病人关系密切的人作为重点调查对象,如父母、亲友、兄弟姐妹、同事、同学、老师、领导等。其方式除一般询问外,还可以采用调查表的形式进行。

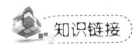 知识链接

**投射测验**

又称无结构测验。测验材料无严谨结构,如无明确内容的墨迹、主题不明确的图画等,要被试者根据自己的理解、体验和想象作出解释说明,使之有结构、有意义,诱导出被试者潜意识中的欲望、冲突和动机等,从而投射出他的人格特征。如洛夏墨迹测验、主题统觉测验等。投射法多用于测验人格,也用于异常思维的发现,如自由联想测验、填词测验等。

## 第三节　常用的心理测验方法

### 一、明尼苏达多项人格调查表

明尼苏达多相人格调查表(Minnesota multiphase personality inventory,MMPI)是由美国明尼苏达大学的哈撒韦(Hathaway)、麦金利(Mckiney)于 20 世纪 40 年代共同编制的,是世界

 笔记

上应用最广泛的人格测验量表之一,1989 年由明尼苏达大学出版了《MMPI-2 施测与记分手册》。凡年满 16 岁,具有小学以上文化程度的人都可测试。

MMPI 包括 566 个自我陈述式题目,与临床有关的题目多集中在 399 题之前,其中 16 个为重复题目。其内容包括身体方面的主观体验、精神状况和对家庭、婚姻、政治、法律、宗教等方面的态度和看法。被试者根据实际情况对每个题目作出"是"或"否"的回答,若确实不能判定则不作回答或用"?"表示。测验有 14 个量表,其中效度量表 4 个,临床量表 10 个,主要是从精神病学角度测量人格结构,但实际应用却不只限于精神病学领域。

这 10 个临床分量表,反映不同人格倾向,有疑病(Hs)、抑郁(D)、癔症(Hy)、精神病态(Pd)、男子气、女子气(Mf)、妄想狂(Pa)、精神衰弱(Pt)、精神分裂症(Sc)、轻躁狂(Ma)、社会内向(Si);还有 4 个效度量表,说谎(L)、诈病(F)、校正量表(K)、无法回答(Q),用于检查测验的正确性。MMPI 通常由个体自评,也可用于团体测验,施测时间一般 60～90 分钟,根据问题逐条回答"是"或"否",然后按照指导手册进行人工计分或计算机计分,并换算成标准 T 分数(标准分),一般将 T 为 50 分作为正常人均值。分析时,可将各个分量表的 T 分数绘制成人格剖析图,使结果一目了然。

结果分析主要考虑各量表 T 分的高分特点:中国常模在 60 分以上便可视为可能有病理性异常或某种心理偏离现象。MMPI 应用十分广泛,主要用途是作为临床诊断辅助工具,判断病情严重程度,预测病程发展,为治疗方案提供依据。

## 二、艾森克人格问卷

艾森克人格问卷(Eysenck personality questionnaire,EPQ)是英国心理学家艾森克(Eysenck)编制的,是目前国内外广泛采用的人格量表之一。EPQ 成人问卷适用于 16 岁以上的成人,儿童问卷适用于 7～15 岁儿童。我国龚耀先教授的修订本,成人和儿童均为 88 项(量表见附录)。

EPQ 由 3 个人格维度和 1 个效度量表组成:

E 量表(内向和外向):表示性格的内外倾向。高分表示外向,可能是好交际,渴望刺激和冒险,情绪易冲动。低分表示内向,安静、离群、内省,不喜欢与人接触,不喜欢刺激,喜欢有秩序的生活方式。

N 量表(神经质):高分表示情绪不稳定,常表现焦虑、易怒,遇事常有强烈的情绪反应,以至出现不够理智的行为。低分者情绪稳定,善于自我控制。

P 量表(精神质):精神质并非指精神病。高分表示孤独不关心他人,难以适应外部环境,缺乏感情,即使对亲友也存有戒心,喜欢干奇特的事情,低分表示爱交往,易于适应外部环境。

L 量表(掩饰性):效度量表,测定被试者的"掩饰"倾向,即不真实回答,同时也有测量被试者纯朴性的作用。若该分过高则测验的可靠性差。

EPQ 结果采用标准 T 分表示,根据各维度 T 分高低判断人格倾向和特征。将 N 维度和 E 维度组合,进一步分出外向稳定(多血质)、外向不稳定(胆汁质)、内向稳定(黏液质)、内向不稳定(抑郁质)四种气质类型,各型之间还有混合型气质。EPQ 为自陈量表,实施方便,也可作团体测验,在我国是临床应用最为广泛的人格测量。

对测验结果的分析主要是依据标准分来进行的。标准分的平均分为 50,标准差为 10。标准分在 43.3～56.7 分为中间型;在 38.5～43.3 分或 56.7～61.5 分为倾向型;在 38.5 分以下或61.5分以上为典型。

## 三、评定量表

### （一）症状自评量表

90项症状自评量表（symptom check list 90，SCL-90）是包含90个项目的精神症状自评量表。该量表适用于精神科或非精神科的成年病人，也应用于神经症及综合性医院中有躯体疾病的病人的心理健康调查，是目前临床心理护理中应用最多的一种自评量表。每个项目均采用5级评分制，没有反向评分项目。具体评分为：1 没有：自觉无该项症状（问题）；2 轻度：自觉有该项症状，但发生得并不频繁、严重；3 中度：自觉有该项症状，对被试者有一定影响；4 偏重：自觉有该项症状，对被试者有相当程度的影响；5 严重：自觉有该项症状，频度和强度都十分严重。

在评定开始前，由工作人员把评分方法和要求给被试者讲清楚，然后让他作出独立的、不受任何人影响的自我评定。对于文化程度低的人，可由工作人员逐项念给他听，并以中性的、不带任何暗示和偏向的方式把问题本身的意思告诉他。评定时间范围是**"最近1周"**。

SCL-90的统计指标主要是总分与因子分。

总分：90个单项分相加之和。

总均分：总分÷90，表示从总体情况看被试者的自我感觉介于1～5级间的哪一个范围内。

阳性项目数：单项分≥2的项目数。表示病人在多少项目中呈现"有症状"。

阴性项目数：单项分=1的项目数。表示病人"无症状"的项目有多少。

阳性症状均分：（总分－阴性项目数）/阳性项目数。表示每个"有症状"项目的平均得分。反映该病人自我感觉不佳的项目，其严重程度究竟介于哪个范围。

因子分：因子分=（组成某因子的各项目数总分）/组成某因子的项目数。SCL-90共包括10个因子，其因子名称及所包含项目为：

（1）躯体化：1、4、12、27、40、42、48、49、52、53、56、58，共12项，主要反映主观的身体不舒适感。

（2）强迫：3、9、10、28、38、45、46、51、55、65，共10项，主要反映强迫症状。

（3）人际敏感：6、21、34、36、37、41、61、69、73，共9项，主要反映个人的不自在感和自卑感。

（4）抑郁：5、14、15、20、22、26、29、30、31、32、54、71、79，共13项，主要反映抑郁症状。

（5）焦虑：2、17、23、33、39、57、72、78、80、86，共10项，主要反映焦虑症状。

（6）敌意：11、24、63、67、74、81，共6项，主要反映敌对表现。

（7）恐怖：13、25、47、50、70、75、82，共7项，主要反映恐怖症状。

（8）妄想：8、18、43、68、76、83，共6项，主要反映猜疑和关系妄想等精神症状。

（9）精神病性：7、16、35、62、77、84、85、87、88、90，共10项，主要反映幻听、被控制感等精神分裂症症状。

（10）其他：包括19、44、59、60、64、66、89，共7项，主要反映睡眠和饮食情况。

按全国常模结果，**总分>160分（或70分）**或任一**因子分>2分**，可考虑筛选阳性，筛选阳性只能说明**可能有心理问题**，但**不说明一定患有精神障碍**。躁狂症或精神分裂症病人应用该量表基本无效。

## （二）抑郁自评量表

抑郁自评量表（self-rating depression scale，SDS）特点是使用简便，能直观地反映病人抑郁的主观感受及严重程度。使用者也不需经特殊训练。抑郁自评量表主要适用于具有抑郁症状的成年人。目前多用于病人的粗筛、情绪状态评定以及调查等（量表见附录）。

SDS采用4级评分，主要评定症状出现的频度，"1"表示没有或很少时间有；"2"表示小部分时间有；"3"相当多的时间有；"4"绝大部分或全部时间有。若为正向评分题，按1~4评分。反向评分题（项目2、5、6、11、12、14、16、17、18、20），则按4~1评分。

在自评者评定之前，一定要让评定对象把整个量表的填写方法和每个问题的含义都弄明白，然后独立地、不受任何影响地自我评定。要注意评定的时间范围是"**最近1周**"。SDS的主要统计指标是总分，但要经过一次转换。把20个项目的得分相加，就得到粗分，用粗分乘以1.25后取整数部分，就得到标准分。中国常模：**分界值为53分**，53~62为轻度抑郁，63~72为中度抑郁，72分以上为重度抑郁。量表总分值仅作为参考而非绝对标准，应根据临床症状来划分；对严重的抑郁病人，评定有困难。

## （三）焦虑自评量表

焦虑自评量表（self-rating anxiety scale，SAS）从量表构造的形式到具体的评定方法，都与抑郁自评量表（SDS）十分相似，用于评定感到焦虑病人的主观感受。SAS共有20项目，分别调查20个症状。在20个项目中有5个项目（项目5、9、13、17、19）为反向评分。评定方法见SDS的评定方法。中国常模：**分界值为50分**，50~59为轻度焦虑；60~69为中度焦虑；69分以上为重度焦虑。量表总分值仅作为参考而非绝对标准，应根据临床关键症状来划分（量表见附录）。

SDS和SAS量表是简短的自我评定量表，在10分钟之内完成，病人自我评定，护士不要提醒，更不要帮助评定或提出意见。如果病人看不懂内容时，护士可以用中性的语调读给病人听，测验结果如有异常，应该及时到精神科进行详细的检查、诊断及治疗。

（张渝成）

**【难点释疑】** 心理测量的对象一般是智力和个性特征，而这些心理特征是不能直接测量的。因此，必须对心理特征进行量化，也就是给事物的属性指派一定的数字。心理测验是标准化测量的工具，起到了"尺子"的作用。

这把"尺子"包括测量的内容、步骤的规定、评分标准及测验结果数量化的方法。因此，心理测量的"尺子"不像物理的尺子那样恒定，而可能有误差；准确性也会因被试者的主观态度而受到影响。由于不同个体在心理测验中的心态不尽相同，测验中会有"不如实回答"的现象，因此有的心理测验不得不在题目中设立测谎题目，以判断被试者心理测验的可信度。

**【课后练习】**

**A1 型题**

1. SCL-90评定的时间范围是

    A. 1个月　　　B. 半个月　　　C. 10天　　　D. 1周　　　E. 5天

2. SDS的分界值是

    A. 50分　　　B. 51分　　　C. 52分　　　D. 53分　　　E. 63分

3. EPQ测验中反映情绪稳定性的维度是

    A. 神经质　　　　　　　　B. 内-外向　　　　　　　　C. 精神质

笔记

D. 掩饰(L)量表　　　　　E. 焦虑

4. 下列不是 MMPI 的临床量表的是

  A. 精神病态　　　　　　B. 男子气、女子气　　　　　C. 精神分裂症

  D. 人际敏感　　　　　　E. 社会内向

5. 一个测验能够正确地测量出它所要测量的东西的程度指的是

  A. 效度　　　B. 信度　　　C. 标准化　　　D. 常模　　　E. 可靠性

**A2 型题**

6. 一位内科病人向护士诉说自己近来对什么事都没有兴趣,不想与人说话,什么事也不想做,心理评估选择最适合的测验是

  A. SAS　　　B. SDS　　　C. SCL-90　　　D. MMPI　　　E. EPQ

7. 病人主诉:不想吃东西、消化不好、头疼、心慌、失眠、对家人发脾气,心理评估选择最适合的测验是

  A. SAS　　　B. SDS　　　C. SCL-90　　　D. MMPI　　　E. EPQ

8. 有一位心理学老师针对学生在学习中存在的问题,根据自己以往的经验和收集的资料编制了一套心理测验量表,目的是找出学生学习成绩不好的原因,并将该量表用于学生的心理测验。该教师编制的这一量表是

  A. 一种可行的量表因为可以帮助学生的学习

  B. 一种无效的量表因为没有经过效度、信度的检验

  C. 可以在专业杂志上发表

  D. 可以提高学生的学习成绩

  E. 可以在全校推广

**A3 型题**

(9~10 题共用题干)

王女士,55 岁。丧偶 8 年,现独居,嗜烟酒,不爱运动。平时性情抑郁,过分容忍,办事无主见,常顺从于别人。1 个月前行胃癌切除,术中及术后情绪低落,兴趣下降,独自流泪,有轻生之念。

9. 评估王女士的性格特点可用的测验量表是

  A. SAS

  B. SDS

  C. SCL-90

  D. MMPI

  E. EPQ

10. 要评估疾病对王女士的心理健康水平的影响可用的测验量表是

  A. SAS

  B. SDS

  C. SCL-90

  D. MMPI

  E. EPQ

(11~12 题共用题干)

某病人的 SCL-90 测试结果是:躯体化 2.8 分、强迫 0.9 分、焦虑 2.1 分、人际关系 0.4

分、抑郁 3.2 分、敌对 1.6 分、惊恐 0.4 分、偏执 0.3 分、精神病性 0.6 分。

11. 该病人存在的问题是

    A. 躯体化和强迫,有轻度的敌对倾向

    B. 抑郁和躯体化,有轻度的人际关系问题

    C. 抑郁和躯体化,有轻度的焦虑倾向

    D. 躯体化和焦虑,有轻度的抑郁倾向

    E. 精神病性和躯体化,有严重的精神病

12. 可将该病人诊断为

    A. 焦虑症

    B. 抑郁症

    C. 人际关系障碍

    D. 躯体疾病

    E. 以上均错误

**A4 型题**

(13 ~ 15 题共用题干)

某病人的 EPQ 测验结果(T 分)是:P55、E40、N35、L30。

13. 该病人的气质类型属于

    A. 多血质

    B. 抑郁质

    C. 胆汁质

    D. 黏液质

    E. 巨蟹座

14. 该病人的性格类型属于

    A. 典型内向

    B. 倾向内向

    C. 典型外向

    D. 倾向外向

    E. 中间型

15. 该病人的测验得分与常模平均数相差一个标准差的量表是

    A. P

    B. E

    C. N

    D. L

    E. K

【实践体验】　很多同学在之前都做过所谓的"心理测验",有的测试你的未来财富,有的测试你的事业发展,甚至还有可以测出你的"桃花运"……其实这些测验的本质大多是以娱乐为目的,博君一笑的游戏。

请说出你的体验:

1. 当你的心理测验结果出来时,测试者告诉你说"你的心理有问题"时,你内心的感受是什么?

2. 科学的心理测验与心理游戏有哪些异同?

**【问题解决】**　钱女士,34 岁,公司职员,2 年前因工作变动,反复出现失眠早醒、烦躁心悸、疲劳乏力、情绪低沉、少语寡言、自责自罪。于 1 年前被诊断为抑郁症,服抗抑郁药 3 个月,症状好转。近来,上述症状再度出现并伴自杀倾向,不得已入院治疗。

请你分析:

1. 怎样制定钱女士入院后的访谈提纲?

2. 选择使用哪些心理测验量表?

# 第六章 病人心理干预

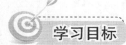 **学习目标**

    1. 掌握心理干预、心理危机、危机干预的基本概念,心理干预的原则,放松疗法的操作技术。

    2. 熟悉心理干预的注意事项,支持疗法、行为疗法的基本技术、危机干预的实施程序和具体技术。

    3. 了解心理干预的种类及范围、精神分析疗法、认知疗法、家庭疗法的基本技术,影响心理危机的因素。

    4. 学会常用的心理干预技术。

    5. 具有在护理工作中实施心理干预的基本能力。

    护理工作的对象主要是病人,其心理状况比正常人消极而复杂,影响其心理状况的因素也要比正常人多,如疾病本身以及疾病治疗、医疗费用等带来的影响。由于心身的相互作用,复杂而不良的心理状况,又会阻碍疾病的康复。所以,面对心理问题较多而复杂的特殊群体,要做好护理工作,就有必要进行心理干预,选择适用的心理干预方法,帮助病人解决一些心理问题。只有这样我们的护理工作才能事半功倍。

## 第一节 心理干预概述

    心理干预是护理心理学的重要手段之一,它根据一定的科学原理,采用特定的程序,帮助人们消除或缓解各种心理烦恼,增进健康。随着医学模式和护理模式的转变,心理干预已经成为现代医学理论和临床实践不可缺少的组成部分。

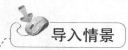 **导入情景**

    **情景描述:**

    赵女士,28 岁,研究生,未婚,某外企部门主管。在公司组织的一次体检中,发现患有乳腺癌,并已有淋巴结转移,必须立即进行根治手术。病人入院后知道自己的病情,表现为闷闷不乐,寡言少语,不愿意与人交往,对生活缺乏信心。

    **请思考:**

    1. 赵女士出现了哪些心理问题?

    2. 分析赵女士产生心理问题的原因。

    3. 在临床护理工作中该如何对病人进行心理干预?

笔记

## 一、心理干预的概念

**心理干预**（psychological intervention）是指在心理学理论的指导下有计划、按步骤地对一定对象的心理活动、人格特征或行为问题施加影响，使之发生指向预定目标变化的过程。

随着护理心理学的发展，心理干预的内涵和范围正在变化和扩展。第一，心理干预是各种心理学干预手段的总称，包括心理治疗、心理咨询、心理康复和心理危机干预等。第二，随着社会生活的发展和对心理服务需求的增长，心理干预的思想、策略已经逐渐深入到文化传播、公共卫生、保健、疾病控制等领域。

## 二、心理干预的分类

1. **教育性干预** 是指以教育的方式，通过专业人员对受教育者或病人进行健康教育，增加病人有关心身健康的知识，改变不适应行为，以促进健康。对于单纯以知识缺乏或错误认识为主导致的问题，可以采用心理教育或宣传的方式展开干预工作。例如，因担心手术疼痛、害怕手术过程的病人可以通过术前教育减轻病人的焦虑。

2. **治疗性干预** 是以心身相互作用理论为指导，使用一定的心理治疗技术对病人进行的干预方法，具体包括了3种类型：精神药物治疗、一般性心理行为干预和特殊性心理行为干预。

（1）精神药物治疗：是通过使用抗焦虑药、抗抑郁药、抗精神病或麻醉药等以减轻适应障碍、严重焦虑障碍、严重抑郁障碍、谵妄、精神分裂、疼痛、失眠等。这是精神科医生在精神科临床或综合性医院经常使用的方法，也是一种对具有精神症状或躯体疾病伴发精神障碍病人极为有效的方法。

（2）一般性心理行为干预：是指支持性心理治疗。这种干预可以是专业性干预，即专业人员担任"听众"和提供指导、支持；也可以是非专业性干预，即非专业人员担任"听众"和提供指导、支持；在非专业性干预中康复病友提供的支持、指导非常有效。对于以认知方式偏差、各种生活事件、人际矛盾和应对困难为主的处于应激状态下的个体都是一般性心理行为干预的适应人群，主要可以通过专业心理指导技术，包括认知策略指导、应对技巧介绍和提高社会支持等实施干预。例如，乳腺全切除病人常存在消极认知（认为自己不再有魅力，丈夫会离其而去，自己不再是女人），可通过一般性心理行为干预帮助她们。

（3）特殊性心理行为干预：是指对某些精神障碍或躯体疾病的病人进行的一些专门的心理治疗。这些方法都是以一定的心理学理论为指导，有具体的操作程序或技术，甚至使用特殊仪器设备。每一种心理治疗都有各自的适应证，施治人员都需要经过专门训练。心理治疗方法有很多，常用的如精神分析疗法、催眠治疗、暗示治疗、音乐治疗、系统脱敏疗法、厌恶疗法、生物反馈法、放松训练、认知治疗、森田治疗、病人中心疗法等。

## 三、心理干预的适用范围

心理干预范围非常广泛，普通群体、心理障碍的高危群体、已经患有心理障碍的群体都可以进行不同形式的心理干预。

**（一）综合性医院病人**

1. **急性病病人** 此类病人由于起病急，且一般病情较严重，往往存在严重的心理反应，有时需要在接受临床医疗紧急处置的同时，接受一定的心理干预，如支持治疗、松弛训练等，以帮助其认识疾病的性质，降低心理应激反应水平，增强治病和康复的信心。

2. **慢性病病人** 这类病人一般病程较长，由于康复无望及长期的病人角色，常存在较多的心理和行为问题，并因此使疾病症状复杂化，影响康复。心理支持、行为治疗等手段，如,慢性疼痛病人的心理矫正、康复病人的集体治疗会对他们有很大帮助。

3. 心身疾病病人　心身疾病的发病过程中存在明显的心理社会因素,所以,消除和缓解致病的心理因素能减轻疾病症状和改变疾病的发展进程,如 A 型行为的矫正是冠心病的整体治疗的一个重要组成部分。同时,也可以针对疾病的病理过程而采取心理治疗,如紧张性头痛的生物反馈训练。

### (二) 精神科病人

各类神经症障碍病人,如焦虑症、强迫症、恐惧症、躯体形式障碍等;情感障碍病人以及恢复期的精神分裂症病人都可以选择一些心理治疗方法,如认知行为、人本治疗等进行心理干预。

### (三) 各类行为问题

性行为障碍、过食与肥胖、烟瘾、酒精依赖、口吃、儿童行为障碍可选择使用行为矫正的方法进行干预。

### (四) 社会适应不良

正常人在生活中有时也会遭到难以应对的心理社会压力,从而导致适应困难,出现自卑、攻击、失眠、情绪问题等。可选择支持疗法、应对技巧训练、认知改变技术等进行干预。

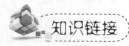

**知识链接**

**依赖型人格**

美国《精神障碍的诊断与统计手册(第 4 版)》(DSM-Ⅳ)中将依赖型人格的特征定义为:

1. 在没有从他人处得到大量的建议和保证之前,对日常事物不能作出决策。

2. 无助感,让别人为自己作大多数的重要决定,如在何处生活,该选择什么职业等。

3. 被遗弃感。明知他人错了,也随声附和,因为害怕被别人遗弃。

4. 无独立性,很难单独展开计划或做事。

5. 过度容忍,为讨好他人甘愿做低下的或自己不愿做的事。

6. 独处时有不适和无助感,或竭尽全力以逃避孤独。

7. 当亲密的关系中止时感到无助或崩溃。

8. 经常被遭人遗弃的念头所折磨。

9. 很容易因未得到赞许或遭到批评而受到伤害。

只要满足上述特征中的 5 项,即可诊断为依赖型人格。

## 四、心理干预的原则及注意事项

### (一) 心理干预的原则

心理干预是一项专业性很强的技术,能否达到干预目的受到很多因素的影响和制约。因此,在实施心理干预中必须严格遵循以下心理干预的基本原则,否则将很难收到预期的效果。

1. 良好的干预关系原则　心理干预成功与否,与心理干预者与干预对象是否建立了彼此信任、相互尊重的干预关系有关。良好和谐的干预关系是心理干预的一个重要条件。干预者通过对被干预者真诚一致、尊重、无条件积极关注、共情、关心、支持的态度,才能建立彼此接纳、相互信任的干预关系,建立起被干预者对干预者的信任感和权威感。只有建立了良

笔记

好的干预关系,被干预者才能毫无保留地吐露自己的心理问题,为明确被干预者心理问题、设计和修正干预方案提供可靠的依据,才能使被干预者接受并反馈干预者的暗示和建议,认真执行心理干预作业,增强心理康复的动机并配合干预者顺利完成心理干预。

2. 发展性原则　是指在心理干预过程中,干预者要以发展的眼光对待和处理被干预者的问题,不仅在问题的分析和本质的把握上,而且在问题的解决和效果的预测上都要具有发展的观念。

3. 个性化原则　是指在心理干预过程中,干预者既要注意被干预者与同类问题的人的共同表现和一般规律,又不能忽视被干预者的具体情况,即每个心理干预方案都应具有它的针对性。由于每个人的经历、心理特征和所处环境不一样,即使有相同的问题,其表现形式也不一样,即使表现形式相似,干预方案也可能不同。个性化原则要求干预者要根据被干预者不同的年龄、性别、人格特征、文化背景等采取不同的干预方法,因人、因时、因地、因事而异,灵活地制订不同的干预方案。

4. 中立性原则　指干预者对干预中涉及的各类事件均应保持客观、中立的立场,不把个人的观点强加于被干预者。如果在干预过程中,干预者以自己的价值取向作为考虑问题的参照点,就容易妨碍对事件判断的客观性,从而影响干预效果。保持中立原则可以使干预者对被干预者的情况进行客观的分析,对其问题有正确的了解,提出公正的建议或意见。

5. 综合性原则　心理干预的综合性原则有两方面含义:一方面是因为人类疾病是生物、心理、社会诸因素作用的结果,所以在病因上要多方面、全方位地评估思考;在干预策略上也要采用心身综合的干预方法;另一方面是不同的心理干预手段各有其优点及不足,在干预实践中要灵活使用。

6. 保密性原则　这一原则要求干预者尊重被干预者的权利和隐私。由于心理干预的特殊性和被干预者对干预者的高度信任,他们常常把自己不为人知的隐私暴露出来,这些隐私可能涉及个人在社会中的名誉和前途,或牵扯到与其他人的利益和冲突,若得不到保护和尊重,会造成恶劣影响,因此干预者要对被干预者负责,注意自己的言行。例如,不得将被干预者的具体材料公之于众等。不过,当被干预者极有可能出现自杀等极端行为时,当被干预者因刑事犯罪不敢自首而苦恼烦闷时,当年龄小的被干预者受到他人非法侵害而家人不知情时,干预者应将所掌握的信息及时告知有关部门或被干预者的父母及监护人。总之,保密性原则的前提是以被干预者利益为重的同时保护他人和社会的利益。

**(二)心理干预的注意事项**

1. 认识心理干预的地位和作用　心理干预的应用很广泛,但它不是万能的。对于心因性功能性疾病,心理干预起主导作用;而对于一些急性疾病和躯体疾病,心理干预只起着辅助作用。在临床工作中,对于大多数疾病应提倡心身综合治疗。

2. 取得被干预者的信任　被干预者在信任干预者的前提下,才能提供真实、有效的信息,这对于准确掌握被干预者的心理动向、及时调整干预的步骤和方案至关重要。

3. 恰当选择心理干预的适应证　一般认为,被干预者求治动机越强,干预效果越好;心理社会因素对被干预者影响越大,干预效果越好;文化水平较高、领悟能力较强,干预效果好;而智力低下、无自制力的人,不宜实施心理干预。另外,具体的心理干预方法都有各自的适用范围、最佳适应证等,同时要注意心理干预者本人对不同心理干预技术方法的熟练程度,选择合适的干预方法。

4. 心理干预者应注意自身的素质培养　心理干预者应注意完善自己的个性,丰富自己的知识和经验,增强自己的情绪调控能力,锻炼自己的耐性,培养敏锐的感觉和观察能力。心理干预者还需具备各种知识,包括哲学、社会学、心理学、医学及各行各业常识。心理干预者丰富的知识、良好的素质,不仅有利于与被干预者沟通交流,使心理干预得以顺利进行,而且也有利于被干预者产生遵医行为,增强干预信心。

5. 要严守职业道德　在心理干预中要保持中立态度,避免卷入与被干预者的感情纠葛;对被干预者的病史、病情,特别是隐私应注意保密,充分尊重被干预者的人格;同时还应有共情等能力,与被干预者保持良好干预关系,使心理干预顺利进行。

6. 心理干预的环境要适宜　心理干预的环境应适合单独会谈,要注意环境的安静、幽雅和舒适。

# 第二节　护理工作中常用的心理干预技术

社会生活节奏的加快和心理社会紧张因素的增加,使人们对心理干预的需求与日俱增。因此,掌握常用的心理干预技术对临床护理实践具有重要的意义。对于心理护理工作者而言,不但需要具备广泛的心理学知识,更应掌握多样的心理干预的实际技能,一些经典的心理治疗的方法,同样可以在心理护理工作中选择使用。

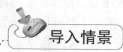 导入情景

**情景描述:**

郑女士对雷雨天气感到恐惧,每逢雷雨则逃至楼下角落藏匿。她与医生共同设计一个恐怖等级表。在教会放松技术后,她通过想象情境由弱到强逐级脱敏,最后进行实景暴露,消除对雷雨的回避行为。

**请思考:**

1. 这是哪种心理治疗方法?

2. 这种治疗方法的实施步骤?

3. 这种治疗方法的主要适用范围?

## 一、支 持 疗 法

### (一)概述

**支持疗法**(supporting treatment)又称支持性心理治疗,是医护人员以减轻病人应激反应为目的,以心理学的基本知识和原理,帮助病人解除思想顾虑,稳定心理状态,树立抗病信心,给病人提供心理支持的一种治疗方法。支持疗法本身并不构成独立的治疗体系,其核心是向病人提供支持和力所能及的帮助。

人在生病时,不仅生理功能会受到影响,心理活动也会发生改变,甚至导致各种心理障碍。无论生病本身或是由于疾病产生的心理问题,病人都需要外界的帮助,他们需要得到理解和支持,需要鼓励,需要了解有关信息。这些需要若能得到满足,则可以缓解病人的痛苦,激发病人的斗志;这些需要若不能得到满足,则可加重病人的痛苦,导致应对无效,进而产生各种心理问题。因此,在临床中护理人员要善于采用劝导、启发、同情、支持、解释、提供保证及改变环境等方法,以帮助病人认识问题、消除疑虑、改善环境、提高信心,促进其心身康复。

心理支持作为一种心理干预方法其内涵非常丰富,是一种泛概念,从某种程度上说,所有的心理干预都会给病人以某种形式和某种程度的支持,由此也可以看出心理支持这一干预手段的重要性。

支持疗法首先要求护理人员与病人建立良好护患关系,在此基础上,通过交谈等方式对病人的心身现状有全面的了解;其次,护理人员要采取各种科学的心理支持手段进行支持和

干预。

### （二）主要方法

1. **倾听**　是指听病人诉说,包括他们的问题、感受和需要等。倾听过程是倾听者与病人相互交往、相互了解、建立相互信任与合作的过程。倾听可以起到以下作用:

（1）病人通过倾诉内心的烦恼和痛苦,得到被信任、被接受、被尊重和被理解的感觉和满足感,使病人被压抑的情感得以表达和疏导。

（2）使倾听者能深入了解病人的心理活动、心理问题和需要。

（3）促进医患关系的发展,有利于心理治疗深入进行。

倾听者的安慰、同情、关心及处理问题的方法,可极大地鼓励病人树立战胜疾病的勇气和信心,使其心情放松,消除负性情绪。

2. **关心与同情**　是从态度、言语和行为等方面体现出的一种心理交流,护理人员可以表现出如友善的微笑、真诚的问候,表示同情地说:"我能理解……"等行为,目的是使病人能感到亲切、温暖、被接纳和有依靠,以促进护患关系的发展,利于病人心理问题的解决。

3. **解释**　护理人员在对病人心理行为问题的实质以及病人所具备的潜能和解决问题的能力有了充分了解后,就可以根据病人自身的特点,向其提出切合实际的、真诚的解释和劝告,以协助病人端正对困难的看法,调节和改善其心理行为问题。在给病人进行解释时,应避免使用专业性的术语,要用通俗易懂的语言,给予有针对性的解释。

4. **保证**　因紧急性应激事件而使病人存在明显的紧张、焦虑等负性情绪或处于危机状态时,为消除病人的疑虑和错误观念,给病人以心理上的支持,适当的保证是非常有益的。这种保证必须建立在全面了解病史和对病情的变化有充分把握的基础上,提出的保证要有足够的依据,使病人深信不疑,这也是取得疗效的前提。当病人过分担心疾病的疗效和预后时,护理人员只要稍有把握,就尽量用积极和肯定的语言回答,如果允许还要提出对病人的要求,如病人应从哪方面努力才能取得良好的效果等。

5. **鼓励**　是一种最常用的心理干预手段,在临床中经常被应用。运用鼓励可以使病人充分发挥其主观能动性及治愈疾病的潜在能力,增强其克服困难及治疗疾病的信心。在临床中,病人总是容易将疾病看得过分严重,对自己的病情有很多顾虑和担忧,只看到消极不利的一面,看不到希望。此时,护理人员应鼓励病人接受现实、面对现实,充分认识到对自己有利的方面,以积极的态度和行为面对人生,面对疾病,还可介绍别人战胜疾病的事例,鼓励病人树立信心,与疾病抗争。

鼓励也是在与病人建立良好护患关系的基础上,通过护理人员权威性的解释和评价来实现的,如"通过我们的交谈,我相信你是有能力处理好这件事情的……只要按照我们护理人员的要求去做,你一定会取得最后的胜利。"等。鼓励必须根据病人的情况合理应用,必须与其治疗目的结合起来,而不是泛泛地进行,只有这样才能克服病人的自卑,增强自尊、自信,逐渐消除不良的行为习惯。鼓励也可用非语言的形式表现出来,如眼神、手势、态度等,当病人有所进步时,应及时给予语言强化,以增强病人战胜疾病的信心和勇气。

6. **指导和建议**　指导就是直接的劝导,而建议与指导的含义相似,只是病人在做决定时有选择的余地。

指导和建议是心理支持中的重要手段之一,在指导和建议的过程中,护理人员的主要任务就是及时解答病人的各种疑问,消除其不必要的顾虑和误解,针对病人存在的问题提出指导和建议,帮助病人认识主观或客观存在的问题,为病人提供新的思维和方法,改变病人的认知活动或方式,改变其思想观念乃至行动,使病人从困惑中解脱出来,有新的、明确的目标和方向,并积极努力去实现。

7. **积极语言的应用**　俗话说:"良言一句三冬暖"。美好的语言,可以使人听了心情愉

快,感到温暖,有益于病人心身健康,起到促进治疗的作用。经常使用的语言有以下几类:

（1）安慰性语言:对病人表示同情和安慰,针对不同病人选用不同的安慰性语言。如用"你的病不算严重,很快会好的"、"既来之,则安之"、"磨刀不误砍柴工"、"留得青山在,不怕没柴烧"等。

（2）鼓励性和积极暗示性的语言:鼓励病人树立战胜疾病的信心。如"你的病能够治好"、"你看起来好些了"、"你已经有进步了"、"这种药效果很好,你吃了也会好的"等。

（3）劝说性语言:对病人晓之以理,动之以情,使其配合治疗,采取某些必要的行为或改变某些行为,或遵守某些必要的规定。如一位肝硬化病人,不顾病情仍要每天喝大量的酒,家人再三劝说无效,而护士的劝说具有权威性,有理、有说服力,使他愉快地接受了戒酒,病情很快好转并稳定。

心理支持是一种易懂、易学、易用,并且确实行之有效的方法,是广大护理工作者都可以应用的基本心理干预方法,但最优的心理支持效果则是建立在丰富的心理学知识和深厚的实际经验积累基础之上。该种干预技术多用于某些遭受挫折,或感到环境的严重压力和紧张,或其他灾难如患了癌症或绝症而造成精神上难以抵御和补偿的病例,这些病人需要一种心理上的支持和疏导。护士在护理实践中应学会并广泛运用心理支持,以促进护理效果。

## 二、精神分析疗法

### （一）概述

**精神分析疗法**( psychoanalytic psychotherapy),也称心理分析疗法,是以精神分析理论为基础的心理治疗方法,由奥地利精神科医生弗洛伊德于 19 世纪末创立的,曾在西方心理治疗领域占有重要的地位,在此基础上,衍生出近代多种精神动力治疗理论。精神分析学说强调潜意识中早年心理冲突在一定条件下(如精神刺激、环境变化等)可转化为各种神经症状及心身转换症状(癔症、焦虑症、心身疾病如消化性溃疡等)。因此,通过耐心的长期的"自由联想"等内省方法,帮助病人将压抑在潜意识中的各种心理冲突,主要是幼年时期的精神创伤和焦虑情绪体验挖掘出来,使其进入到意识中,转变为个体可以认知的内容进行再认识,可以使病人重新认识自己,并改变原有的行为模式,达到治疗的目的。

精神分析疗法的目的不是单纯地消除病人的症状,而是注重人格的重建,思维模式、态度的转变,以及解决早年的心理冲突,消除潜意识心理冲突的影响,启发和扩展病人的自我意识。通过分析,达到认知上的领悟,促进人格的成熟。

### （二）精神分析疗法的基本技术

1. 自由联想( free association) 是精神分析疗法的基本手段。其最重要的功能是能减轻病人的心理防御机制,逐渐接近潜意识。治疗者要求病人躺在沙发上,治疗者站在病人的后面,鼓励病人毫无保留地诉说他想要说的一切,无论任何微不足道、没有意义甚至是荒诞不经的内容,都毫无保留地讲出来,以挖掘出压抑在潜意识中的情绪体验,如童年的创伤、自我欲望等。治疗者经过观察、分析和解释,引导病人绕过平时的防御机制,逐渐进入潜意识的世界,使潜意识里的心理冲突逐渐被带入到意识领域,找出心理障碍的起因,使病人对此有所领悟,从而建立现实的、健康的心理。自由联想几乎贯穿于整个精神分析治疗的过程。

2. 阻抗分析( resistance) 阻抗是自由联想过程中病人在谈到某些关键问题时所表现出来的自由联想困难。其表现多种多样,如治疗过程中,病人会有意或无意地回避某些问题,或在行动上表现出不合作的态度,这种现象就是阻抗。其目的是阻止受压抑的内容进入意识状态,这也是一种防止心理冲突进入现实世界的自我保护功能。能否消除阻抗是精神分析是否成功的关键,也是一项最为艰难的工作。精神分析理论认为,当病人出现阻抗时,往往是有意义的,触及其心理症结之所在。因此,治疗者的任务就是在整个治疗过程中不断辨认并帮助病人克服各种形式的阻抗,将压抑在潜意识中的情感释放出来。

3. 移情分析(transference)　在精神分析过程中,随着病人与治疗者治疗关系的发展,病人对治疗者的信任和依赖日益增加,病人会将对自己的父母、朋友,甚至恋人或配偶的感情转移到治疗者身上,即把治疗者看成是过去心理冲突中的某一人物,将自己的情感活动转移或发泄到治疗者身上,这种现象称为移情。移情有正移情和负移情之分。正移情是病人爱怜情感的转移,即把治疗者当成喜欢的、热爱的、思念的对象。负移情是病人憎恶情感的转移,是将过去生活中使其体验到攻击、愤怒、痛苦、羞辱等的对象投射到治疗者。面对病人的移情,治疗者应作出恰当的反应,以适当的同理、节制和真诚的态度对待病人讲述的内容。通过对移情的分析,可以了解病人心理上的某些本质的问题,引导病人讲述出痛苦的经历,揭示移情的意义,帮助病人进一步认识自己的态度与行为并给予适当的疏导,以使移情成为治疗的动力。

4. 释梦(dream interpretation)　在自由联想的同时,也可建议病人讲述自己的梦,在此,梦被理解为一种形象语言。弗洛伊德将梦的分析看作是精神分析疗法的重要手段,他认为:"梦是做梦者潜意识冲突欲望的象征"。梦中的内容与被压抑的无意识心理活动有内在联系,但往往是已经进行过伪装,所以,对梦进行分析,就是揭开伪装。寻求真实的无意识心理活动的意义。弗洛伊德认为梦的研究不仅能了解一般情况下的潜意识心理过程和内容,而且能了解那些被压抑、被排斥于意识之外的、在自我防御活动时才表现出来的心理过程和内容。

5. 解释(interpretation)　治疗者在治疗过程中,对病人的一些心理实质问题,如对他所说的话的潜意识含义进行解释,使其领悟或自知,面对现实并接受现实。解释是一个逐步深入的过程,要以病人所说的话为依据,用病人能够理解的语言告诉他心理症结所在。通过解释帮助病人逐步重新认识自己,认识自己与其他人的关系,使被压抑在潜意识的内容不断通过自由联想和梦的分析暴露出来,从而达到治疗疾病的目的。

精神分析疗法主要应用于各种神经症病人、某些人格障碍病人、心境障碍病人以及心身疾病的某些症状。尽管精神分析疗法发展历史最悠久,也是心理治疗领域影响最大的一种理论和方法,但由于其技术难度较大,必须由经专门训练过的专业人员实施,且因疗程长、费用高,理论无法证实、缺乏评判标准、结果难以重复等,受到不少批评,经典的分析操作现在也较少使用。但是精神分析治疗的影响仍不可低估,其基本原理和经典的心理分析技术仍在各种改良的心理分析疗法中应用。

## 三、行 为 疗 法

### (一) 概述

**行为疗法(behavior therapy)** 又称为行为矫正,是建立在行为学习理论基础上的心理治疗方法,故又称为学习疗法。行为疗法认为,适应性不良行为是在日常的经历中特别是在心理创伤体验中,通过学习并经条件反射固定下来的。因此,通过相反的或替代的再学习可消除或纠正适应性不良行为,建立正常而健康的行为。

### (二) 主要方法

1. **放松疗法(relaxation training)** 又称松弛训练,是通过机体的主动放松使人体验到身心的舒适,以调节因紧张反应所造成的心理生理功能紊乱的一种行为疗法。利用放松达到强身健体、治疗疾病在人类已有很长的历史,如我国的气功、印度的瑜伽、日本的坐禅等。实践证明,放松疗法不仅对一般精神紧张、焦虑等症状有显著疗效,而且对于与心理应激密切相关的各科疾病同样有效。放松疗法通常不是单一使用,而是在一系列的治疗措施中起着特殊的作用。

　　放松疗法的方法、种类、流派较多,临床上主要有渐进性放松训练和自律训练两种方法,下面分别加以介绍。

　　（1）渐进性放松训练:又称渐进性的肌肉松弛疗法,是由美国生理学家雅克布森(Jacobson)于20世纪20年代创立的一种由局部到全身、由紧张到松弛的肌肉放松训练。具体做法是:让病人处于舒适位置,或坐位或卧位,先做深而慢的呼吸,然后进行"收缩—放松"交替训练,每次肌肉收缩5~10秒,而后再放松30~40秒。从手部开始训练,然后依次是双臂、头颈部、肩部、胸部、背部、腹部、大腿、小腿、脚部,最后做到全身放松。放松的标志是面部无表情,各肌肉均松弛,肢体和颈部张力减退,仰卧时足趾外翻、呼吸变慢,有时可听到呼吸声。每做一次训练需要20~30分钟。该法早年主要用于焦虑和紧张性头痛,现在广泛用于各种心身疾病,并与系统脱敏治疗结合使用。

　　（2）自律训练:是由德国生理学家沃格特(Vogt)于1890年提出,经1905年德国精神病医生舒尔茨(Schultz)等人修改,现已流行于欧美及日本。自律训练是一种解除紧张、调节机体功能的放松技术,是一种通过人有意识的主观意志控制机体生理病理功能活动,从而达到心身平衡和治病健身的心理治疗方法。自律训练是一种"自我暗示、自我催眠"的意念疗法。自律训练有六种标准程序,即沉重感(伴随肌肉放松)、温暖感(伴随血管扩张)、缓慢的呼吸、心脏慢而有规律的跳动、腹部温暖感、前额清凉感。自律训练在安静的环境中进行,病人坐在靠背椅上或仰卧在床上,闭上眼睛,静听或默诵带有暗示性的指导语,缓慢的呼吸,由头到足逐个部位体验沉重、温暖的感觉,即可达到全身放松。也可根据病情选做某一部位及某一程序,如对高血压病人加前额清凉感训练,对心动过速者加心脏训练,对胃肠不适者加腹部温暖感训练(溃疡病活动期例外)。

　　自律训练要在指导语的暗示下缓慢地进行。常用的有:①"我的呼吸很慢、很深"。②"我感到很安静"。③"我感到很放松"。④"轻松的暖流进了我的双脚,我的双脚是温暖的"。⑤"我的双脚感到了沉重和放松"。⑥"我的全身感到安宁、舒适和放松-我感到一种内部的平静"。⑦临近结束时,深吸一口气,慢慢地睁开眼睛,"我感到生命和力量流遍了全身,使我感到从来没有的轻松和充满活力。"

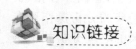 知识链接

### 呼吸放松法

　　呼吸放松法可以增强记忆、稳定情绪、缓解焦虑、提高学习效率,长期坚持还可以改善人的性格。具体操作要领(按次序):

　　1. 安静,闭眼,让心静下来。

　　2. 用鼻孔慢慢地吸气,想象"气从口腔顺着气管进入到腹部",腹部随着吸入气的不断增加,慢慢地鼓起来。

　　3. 吸足气后,稍微屏息一下,想象"吸入的氧气与血管里的浊气进行交换"。

　　4. 用口和鼻同时将气从腹中慢慢地自然吐出,腹部慢慢地瘪下去。

　　5. 睁眼,恢复原状。

笔记

　　2. 系统脱敏疗法(systematic desensitization)　又称交互抑制法,是由美国心理学家沃尔普(Wolpe)在20世纪50年代末期发展起来的一种以渐进方式克服或消除神经症性反应的治疗方法,是当前最为盛行的行为治疗方法之一。系统脱敏疗法适用于治疗神经症,尤其是许多与焦虑反应相联系的行为障碍等。

　　该疗法分3个步骤。第一,放松训练:主要是使肌肉放松。第二,建立恐怖或焦虑等级:

针对病人对不同情景产生不同程度焦虑的情况,从引起最轻微焦虑到能够引起最强烈的恐惧,将各种情景按层次排列。如一位乘车恐惧症病人的主观等级层次(表6-1)。第三,脱敏训练:让病人在肌肉松弛的情况下,按照从弱到强的顺序,从最低层次开始想象产生焦虑的情景,直到没有焦虑反应或反应很弱,再进行下一个等级的场景刺激。

表6-1　乘车恐惧症病人的恐惧等级层次

| 刺激情境 | 恐惧等级 | 刺激情境 | 恐惧等级 |
|---|---|---|---|
| 坐父亲开的车在非高速公路上 | 0 | 独自一人坐车在非高速公路上 | 3 |
| 坐父亲开的车在高速公路上 | 1 | 和同学坐车在高速公路上 | 4 |
| 和同学坐公交车在非高速公路上 | 2 | 独自一人坐客车在高速公路上 | 5 |

3. 满灌疗法(flooding therapy)　又称冲击疗法或暴露疗法或快速脱敏疗法。它是让人直接面临最恐怖或焦虑的情境,达到快速消退症状的目的。常用于恐怖症、焦虑症等。满灌疗法简单易行、疗效快,避免了系统脱敏疗法繁琐的刺激定量和焦虑等级设计,尽可能以最迅猛的形式引起极度的恐惧反应,然后恐惧反应迅速减弱,直到完全消退,当病人再度暴露特定的场景时就不会再产生恐惧和焦虑了。

满灌疗法的实施时要注意的事项:①要详细的体检,严重心脑血管疾病、哮喘病等不能使用该疗法。②要向病人说明治疗原理和方法,采取自愿原则,并签约。③在实施治疗前准备好苯二氮䓬类和普萘洛尔等药物,以防出现持续的紧张焦虑状态。④在实施治疗的过程中,病人可能出现惊叫、失态、气促、心悸、出汗、头晕目眩、四肢发抖等表现,护士应密切观察。如病人出现闭眼、塞耳、回避行为,干预者应及时制止、劝说。当病人的心理和生理反应已过高峰期后则会呈下降、消退趋势。当病人表现为对刺激物不再紧张、精疲力竭时,可继续持续暴露于特定的情景下5~10分钟,以达到最佳效果。

4. 厌恶疗法(aversive therapy)　是一种用惩罚手段引起厌恶反应,去阻止和消除原有不良行为的治疗方法。其原理是操作性条件反射中的惩罚作用,即将某种不良的行为和痛苦的刺激建立条件反射,从而导致不良行为的消失。具体方法是首先确定靶症状和选择适当的厌恶刺激,干预者与病人共同确定靶症状和共同商讨厌恶刺激的设计。然后,在不良行为即将出现或正在出现的同时,实施厌恶刺激。临床上常用的厌恶刺激主要有:

(1) 药物刺激:应用化学药物,如能引起恶心、呕吐的药物阿扑吗啡、戒酒硫等,或者使用强烈气味的氨水等。

(2) 电击刺激:以一定强度的感应电作为疼痛刺激,或以轻度电休克作为厌恶刺激。

(3) 橡圈弹腕刺激:拉弹预先套在手腕上的橡圈,以引起轻微疼痛作为厌恶性刺激,拉弹时同时计数。

(4) 想象刺激:如让病人想象在大庭广众、众目睽睽之下,表现变态性行为,从而使病人自己感到羞耻,由此作为厌恶性刺激。

厌恶疗法在临床上主要适用于各种成瘾行为,如酒瘾、烟瘾、吸毒、药物依赖和异食癖等。同时,还适用于肥胖症、强迫症和性变态等。

5. 生物反馈疗法(biofeedback therapy)　生物反馈技术是借助仪器将人体内一般情况下不能被人感知的生理活动变化信息,如肌电、皮肤电、皮肤温度、血管容积、心率、血压等加以记录、放大并转换成为能被人们所理解的听觉或视觉信号,并通过对这些信号的认识和体验,学会在一定程度上有意识地控制自身生理活动的过程。此疗法就是个体运用生物反馈技术,控制和调节不正常的生理反应,以达到调整机体功能和防病治病目的的心理疗法。临床上常用的生物反馈技术有多种,如肌电反馈、皮肤电反馈、心率与血压反馈、皮肤温度反馈、括约肌张力反馈、脑电反馈等。

目前国内除使用单信息的单导生物反馈仪外,已有可同时记录多种信息的多导生物反馈仪,临床采用生物反馈治疗时,可同时进行多种信息反馈,如在治疗高血压时,可以同时进行血压、皮肤电、皮肤温度的反馈训练,从而增强疗效。

生物反馈疗法适用于内科、外科、妇科、儿科、精神科、神经科等临床科室的多种与紧张应激有关的心身疾病,如紧张性头痛、胃溃疡、慢性焦虑等。此外,还可用于生活应激和心理训练,如运动员、飞行员、学生等进行心理训练,结合一些假设的环境,使受训者能正确应付,提高他们的心理素质、应变能力和临场发挥能力,消除或减少临场紧张。生物反馈也可使用于如括约肌和骨骼肌的功能训练,以促进功能的恢复。

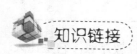 知识链接

### 森田疗法

森田疗法是诞生于东方的心理治疗方法。创始人是日本学者森田正马。森田正马自幼身体虚弱,属疑病素质。他6岁时即担心生死问题,以后经常出现严重的神经衰弱症状。大学毕业后,他有一次曾因遇不愉快的事而想自杀,遂放弃一切治疗。没想到这样一来,神经衰弱症状反而减轻,并悄然而愈。因此,他悟到以前的病都是假想出来的,根本就没有病。他结合自己患病的亲身经验,创立了自己的理论和方法。后来被称为森田疗法。

森田疗法的要点在于针对疑病素质,打破精神交互作用,主张病人"听其自然"。即带着症状积极生活,不把躯体和心理症状当作自己身心的异物,对它不予抵抗排斥和压抑,采取"有,就让它有去!"的态度。

森田疗法适用于治疗神经衰弱、强迫症、焦虑发作和各种恐惧症等各种神经症。

## 四、认知疗法

### (一)概述

**认知疗法**(cognitive therapy)是20世纪60~70年代在美国发展起来的一种新兴的心理治疗方法。它是根据认知过程影响情绪和行为的理论假设,通过认知和行为技术来改变病人不良认知的一类心理治疗方法的总称。

认知理论认为,人的认知过程决定人的情绪和行为,而情绪和行为的产生有赖于个体对现实世界的评价,这些评价又受个体的信念、假设、思维方式等认知因素的影响。如果个体的认知不合理,就会导致不良的情绪和行为。因此,改变不良认知有助于不良的情绪和行为的转变和消失。认知疗法的目标就是与病人共同找出这些不良认知,使病人的认知更接近现实和实际。随着对不良认知正确合理地再认知,并进行有效的调整,使病人的心理障碍逐步好转,不良的情绪和行为随之得到改善。

### (二)主要方法

1. **埃利斯的合理情绪疗法**　其基本观点是非理性或错误的思想、信念是情感障碍或异常行为产生的重要因素。对此,埃利斯提出了"ABC"理论,而后进一步将治疗中有关因素归纳为"ABCDE"理论,即激发事件(A)、信念(B)、结果(C)、辩论(D)、效果(E)。埃利斯认为个体对不同激发事件的态度和情绪反应,是因个体对事件的不同解释和评价所致,并认为非理性的信念会引起负性情绪反应及各种适应不良的行为,通过治疗者与非理性信念进行辩论,使病人在治疗中学习到合理的思维方式并得到强化,以理性信念面对现实生活,最终达

 笔记

到改变负性情绪和不良行为的目的(参见第三章第四节"认知理论")。

埃利斯合理情绪疗法的治疗过程一般分为4个阶段:

(1) 心理诊断:①建立良好的医患工作关系,帮助病人建立自信心。②找出病人情绪困扰和行为不适的具体表现(C),以及与这些反应相对应的激发事件(A),并对两者之间不合理观念进行初步分析,找出他们最迫切希望解决的问题。③医生与病人一起协商,共同制订治疗目标,一般包括情绪和行为两方面的内容。④向病人介绍 ABC 理论,使其接受这种理论和认识到 A、B、C 之间的关系,并能结合自己当前的问题予以初步分析。

(2) 领悟:通过解释和证明使病人在更深的层次上领悟到他的情绪和行为问题,是自己的不合理信念造成的,因此他应该对自己的问题负责。注意引导病人把合理的信念与不合理的信念区分开,从而使病人对自己的问题及其与自身的不合理信念的关系达到进一步的领会。一般说来,要帮助病人实现3种领悟:①使病人认识到是他们的不合理信念引起了不良情绪和行为后果,而不是激发事件本身。②病人对自己的情绪和行为问题负有责任,应进行细致的自我审查和反省。③使病人认识到只有纠正不合理的信念,才能减轻或消除他们目前存在的症状。

(3) 修通:治疗者的主要任务是采用各种方法与技术,使受治疗者修正和放弃原有的非理性信念并代之以合理的信念,从而使症状得以减轻或消除。这是整个理性情绪疗法的核心内容,后面将介绍其常用的方法和技术。

(4) 再教育:主要任务是巩固治疗所取得的效果,帮助病人进一步摆脱不合理信念及思维方式,使新观念和逻辑思维方式得以强化并重新建立起新的反应模式,以减少以后生活中出现的情绪困扰和不良行为。

2. 贝克的认知转变法　他认为,抑郁症病人普遍存在认知歪曲,在病人的想象中至少部分是对客观经验过分、消极的理解,歪曲的认知与抑郁情绪有某种联系。因此,心理障碍的产生并不是激发事件或有害刺激的直接后果,而是通过认知加工,在歪曲或错误的思维影响下促成的(参见第三章第四节"认知理论")。

认知转变法就是矫正病人的不良认知,其治疗的基本过程包括:

(1) 识别自动性思维:自动性思维是介于外部事件与个体对事件的不良情绪反应之间的那些思想,大多数病人并不能意识到在不愉快情绪之前会存在着这些想法,并已经构成他们思考方式的一部分。病人在认识过程中首先要学会识别自动性思维,尤其是识别那些在愤怒、悲观和焦虑等情绪之前出现的特殊想法。干预者可以采用提问、指导病人想象或角色扮演来发掘和识别自动性思维。例如,某人对狗有恐惧心理,他可能在狗和恐惧反应之间有一个想法,即狗会咬我,甚至还可能出现狗咬人的恐怖想象,心理护理就要帮助病人认识到这种错误认知的存在和影响。

(2) 识别认知性错误:焦虑和抑郁病人往往采用消极的方式来看待和处理一切事物,他们的观点往往与现实大相径庭,并带有悲观色彩。一般来说,病人特别容易犯概念或抽象性错误,如任意推断、选择性概括、过度引申、夸大或缩小、全或无思维等。大多数病人一般比较容易学会识别自动性思维,但要他们识别认知错误却相当困难,因为有些认知错误相当难评价。因此,为了识别认知错误,干预者应该听取和记下病人诉说的自动性想法以及不同的情景和问题,然后要求病人归纳出一般规律,找出其共性。

(3) 真实性检验:识别认知错误以后,接着同病人一起设计严格的真实性检验。将病人的自动性思维和错误观念视为一种假设,然后鼓励病人在设计的行为模式或情境中对这一假设进行验证。通过此过程,让病人认识到他原有的观念是基本甚至完全不符合实际的,并能自觉加以改变;随后要求病人按照新的认知结构去实践,检验它是否切实可行,这就是认知转变;还需要为病人布置一定的家庭作业,让其反复练习,以巩固新的认知结构。这一过程是认知治疗的核心。

（4）去注意：大多数抑郁和焦虑病人感到他们是人们注意的中心，他们的一言一行都受到他人的"评头论足"，因此，他们一致认为自己是脆弱的、无力的。如某一病人认为他的服装式样稍有改变，就会引起周围每一个人的注意和非难，治疗计划则要求他衣着不像以往那样整洁去沿街散步、跑步，然后要求他记录不良反应发生的次数，结果他发现几乎很少有人会注意他的言行。

（5）监察苦恼或焦虑水平：许多慢性甚至急性焦虑病人往往认为他们的焦虑会一成不变地存在下去，但实际上，焦虑的发生是波动的。如果人们认识到焦虑有一个开始、高峰和消退过程的话，那么人们就能够比较容易地控制焦虑情绪。因此，鼓励病人对自己的焦虑水平进行自我检测，促使病人认识焦虑波动的特点，增强抵抗焦虑的信息，是认知治疗的一项常用手段。

认知疗法广泛用于干预多种心理问题，包括部分抑郁障碍、焦虑障碍、自杀及自杀企图、强迫症、精神分裂症、进食障碍、睡眠障碍、情绪问题、婚姻家庭问题等。目前在国外临床心理治疗中，有60%的病人接受认知治疗。

## 五、家庭疗法

### （一）概述

**家庭疗法**（family therapy）是一种以家庭为对象而实施的心理治疗方法。其目的是协调家庭各成员间的人际关系，通过交流、角色扮演、建立联盟、达到认同等方式，运用家庭各成员之间的人格、行为模式相互影响，互为连锁的效应，改进家庭心理功能，促进成员的心理健康。

20世纪40年代以来，人们发现，求助者家庭里常常还有其他更需要改变的成员，个别式治疗有其局限性，无法解决问题。由于扩大了观察和干预的范围，既往注重个体内在心理过程和人格的心理治疗理论和方法显得不敷应用，需要寻找分析人际系统内部关系的研究方法和理论参照系。于是，大家注意到系统论、信息论和控制论对心理治疗领域的借鉴作用，开始对研究人际系统内个体与个体间的互动影响感兴趣，家庭作为最重要的人际系统受到了重视。

在20世纪50年代的美国，逐步形成家庭治疗最初的几个流派。他们对家庭及家庭治疗有不同的研究角度，对家庭结构、功能或家庭动力学提出不同的理论阐述，发展了各自的治疗方法。他们具有的共同点是，将家庭作为整体的系统进行观察、描述和干预。10年以后，家庭治疗已经成为实力强大的心理治疗领域，并向北美以外的国家和地区扩散。

### （二）家庭治疗的模式

1. 结构性家庭治疗 家庭结构包括成员间的沟通方式、权威的分配与执行、情感上的亲近与否、家庭角色的界限是否分明。此模式治疗的重点放在家庭的组织、关系、角色与权力的执行等结构上，找出其偏差，并进行纠正。例如，一个十几岁的孩子对父母讲话时不是命令就是指责，而父母常常忍气吞声；或者家庭成员在单位是领导，回家后对配偶也像对待下属一样，动辄训斥等，都是家庭结构问题。可以采用"家庭形象塑造"技巧，纠正各成员所扮演的不正确的家庭角色，帮助家庭成员了解各自的权利、义务、角色，增进亲人之间的感情。

2. 行为性家庭治疗 该治疗方法以行为主义学习理论为基础，其重点是根据家庭成员之间的行为表现，制订具体的行为改善目标与进度，并运用学习原则和奖惩原则，促进家庭成员行为的改善。

3. 策略性家庭治疗 首先对家庭问题的本质有动态性的了解，在此基础上建立一套有程序的治疗策略,着眼于纠正认知问题,从而有层次地解决家庭问题。例如,年岁已大的孩子仍依赖父母,无法独立自主,治疗的策略应先把重心放在如何协助母亲"放走"自己的孩子,不要舍不得,放心不下;接着探讨为何父亲没有发挥父亲的作用,去协助妻子、帮孩子长大;然后又要接着把治疗的要点转移到父母所扮演的角色,甚至是夫妻间的情感问题上,最终可能会发现夫妻关系长期不好,妻子得不到丈夫的感情温暖,把情感的重心放到孩子身上,不放走孩子,潜意识地希望孩子一直长不大,陪伴自己,弥补自己的心理空虚。策略性家庭治疗就是要了解这些事情的来龙去脉,并策略性地计划治疗的先后步骤。

4. 分析性家庭治疗 分析性治疗以精神分析理论为基础。该理论认为,家庭当前的问题起源于家庭成员,尤其是父母早年的体验,治疗者的任务就是发掘各成员无意识的观念和情感,进行深层心理及动机分析,以了解各成员之间关系的发展,着手改善情感表达与愿望,促进家人的心理健康。

**(三)健康家庭的标准**

1. 健全的家庭结构 在家庭团体中,没有散漫或独权现象,有适当的领导与组织,恰当的权威分配;成员之间角色清楚且适当,没有畸形的联盟关系,夫妻相互理解、相互配合,有相同的步调和原则。

2. 亲密的整体 每个家庭成员都把家庭看成一个团体,对内有共同的"家庭认同感",对外有适当的"家庭界限"。大家彼此合作,努力去维护团体的稳定。

3. 良好的沟通渠道 健康的家庭结构中,其成员之间有情感交流,能轻松交谈和表达意见,能在感情上给予支持,能团结一致应对困难和挫折。

4. 适当的家庭规矩与方向 每个人必须能独立自主地发展,子女长大后,要逐渐摆脱对家庭的依赖,开始自己的生活。

家庭治疗最常用于儿童、青少年期的各种心理障碍,也适用于各种心身障碍、夫妻与婚姻冲突、躯体疾病的调适、精神病性障碍恢复期等。

# 第三节 病人心理危机干预

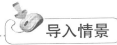
**导入情景**

**情景描述:**
周先生,31岁,未婚,在化工厂工作。一日夜班,厂房发生爆炸,周先生被掩埋在废墟当中。经抢救,脱离生命危险,但全身重度烧伤,左腿截肢。现病人神志恢复清醒,几天来不愿与任何人交流。

**请思考:**
1. 什么是心理危机?
2. 周先生遭遇了什么心理危机?
3. 如何对周先生进行心理危机干预?

## 一、心理危机的概念及表现

**(一)心理危机的概念**

人的一生不是一帆风顺的,常常会遭遇困难和挫折,一旦这种困难和挫折超过了个人的

笔记

应对资源和应付能力,就会使个体的心理失去平衡而处于紧张状态。所谓**心理危机**(psychological crisis)是指个体面临突然的、重大的事件或境遇,既不能回避,又无法用通常解决问题的方法来解决时,所产生的认知失调、情绪失控和行为错乱的特殊紧张状态。美国心理学家卡普兰(Caplan)将心理危机的发展过程分为4个阶段:

第一阶段:创伤性应激事件使当事者的情绪焦虑水平上升,并影响到日常生活,因此,一般采取常用的应对机制来对抗焦虑所致的应激和不适,以恢复其原有的平衡。

第二阶段:常用的应对机制不能解决目前存在的问题,创伤性应激反应持续存在,生理和心理的紧张表现加重并恶化,当事者的社会适应功能明显受损或减退。

第三阶段:当事者情绪、行为和精神症状进一步加重,应采用各种可能的应对或解决问题的方式来力图减轻心理危机和情绪困扰,其中也包括社会支持和危机干预。

第四阶段:当事者由于缺乏一定的社会支持,应用了不恰当的心理防御机制等,使得问题长期存在、悬而未决,当事者可出现明显的人格障碍、行为退缩、自杀行为或精神疾病。

一般认为心理危机的活动状态不超过4~6周。在此期间,个体会发出需要帮助的信号,并愿意接受外部帮助。心理危机的预后,取决于个体心理素质、适应能力、主动性以及其他人的帮助。

**（二）心理危机的常见表现**

1. **发展性危机**　是指个体在正常成长和发展过程中,生活或工作发生急剧地变化或巨大转折所导致的异常反应。如结婚、生子、大学毕业走向社会、中年生活被迫改变、下岗、离婚、退休等都可能导致发展性危机。发展性危机一般被认为是正常的、独特的,因此也必须用独特的方式进行评价和处理。

2. **境遇性危机**　当出现超常或罕见事件,个体无法预测和控制时出现的危机称为境遇性危机。如交通意外、被绑架、被强暴、企业破产、突然的疾病和死亡威胁等都可以导致境遇性危机。境遇性危机具有突然性、随机性、强烈性、震撼性、灾难性的特点。

3. **存在性危机**　是指伴随人生的重要问题而出现的内部冲突和焦虑。如人生的目的、责任、独立性、自由和承诺等。存在性危机既可以是以现实为基础,如一个依赖性很强的人失去了依靠,不知道自己还能干什么;也可以出现在对过去事情的追忆中,如后悔难以自拔;还可以是一种压倒性的、持续的感觉,如一个70岁的人会觉得自己的生活毫无意义,并且给他人带来负担,空虚和寂寞无法用有意义的东西来充实和替代。

4. **特殊危机**　包括创伤后应激障碍、自杀、家庭暴力、公共场所暴力、成瘾危机、丧失亲人、绑架、人质危机等。

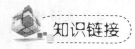　知识链接

**心理危机时的症状表现**

1. 情绪改变　焦虑、烦躁、暴躁易怒、愤怒、紧张、恐惧、怕见人、抑郁或情绪不稳、兴趣减退、脆弱、哭泣、惊慌失措或表面平静却给人感觉眼神游离。

2. 认知改变　侵入性画面、声音或气味,注意力不集中,遗忘,过度警觉,不信任他人,自责,罪恶感。

3. 躯体不适　失眠、食欲减退、头痛、腰酸背痛。

4. 行为改变　躲避、回避,呆坐沉思,麻木,模仿行为,或过分投入其他事情或活动,严重时可出现自杀、他杀、物质滥用等。

笔记

## 二、影响心理危机的主要因素

### （一）危机事件的性质

1. 危机事件的数量和可控性　越是重大事件,时间越长,造成的心理危机越大;危机事件越是不可预见、不可控制,造成的危害就越大。例如,艾滋病之所以引起人的心理恐慌,就是因为人们对它不了解,感到难以控制的结果。

2. 危机事件的危急性　危机时刻越近、距离危机情境越近,应激的反应越强烈。如亲属到达事故现场,绑架的最后时刻等,人的紧张、焦虑状态往往达到最高水平,充分体现了事件的危急性。

### （二）生物因素

个体的健康状况不同、某些生理特点的差异、性别等因素都会影响个体对危机事件的敏感性和耐受性程度。

### （三）心理因素

心理脆弱、承受力差,容易受不良情绪和处境的影响;内向、喜欢独居、常觉寂寞、自我轻视、自罪感,或依赖、缺乏独立性,或冲动和盲目兼而有之,在不能应付处境时就会绝望,或产生不适当想法的倾向;缺乏信念和社会支持系统,一旦处于不利环境和事件中,个体便出现抑郁、精神崩溃或绝望等强烈的心理反应。认知评价系统不完整、实际应对能力差、自卑、缺乏解决问题的方法和途径、处理问题偏激、走极端、经验不足等也是导致心理危机的重要因素之一。

### （四）社会生态因素

社会生态是指人与社会环境在特定空间的组合,也是造成个体心理危机的重要因素之一。社会生态因素包括社会整合力、社会信息负荷、社会角色冲突、社会生活事件、社会生活节奏、婚姻家庭制度、社会隔离以及城市化、老龄化等。

## 三、危机干预的概念与实施程序

### （一）危机干预的概念

**危机干预**( crisis intervention)是指动用各种个人和社会资源,采用相应的干预技术,对处于危机状态的个人或家庭,提供关怀和帮助的过程。当人突然患病、病情突然恶化或病人濒临死亡时,病人及其家属往往需要护理人员的亲切关怀和有效帮忙。危机干预属于广义的心理治疗范畴,常常动用各种社会资源,寻求社会支持,因而对护理工作较为适用。

### （二）危机干预的实施程序

1. 评估阶段

（1）评估危机的严重程度:危机是千变万化的、连续的和动态进展的。正确判断病人所遭受到危机的程度、行为能力如何、可能发生的后果、社会支持系统的状况等。

（2）病人状态与功能

1）认知状态:是了解病人对危机真实性的认识,对危机的理解是合理还是夸大,是否有要改变危机处境的欲望等。

2）情绪异常:是病人心理失衡、导致危机状态的主要问题。对情绪状态严重程度的评估直接涉及制订帮助病人的计划和措施。如病人是否表现出过度的情绪反应、失控、绝望、无助,或有严重的退缩、孤立、敌意等。

3）注意病人的行为、意图和某些物品的准备等。

2. 制订干预计划　护士针对确定的护理诊断选择恰当的护理措施。具体操作的措施应考虑到危机的种类、人身安全、个体的优势、可得到的支持资源等。

（1）确定护理诊断：在整个危机干预中，围绕所确定的护理诊断运用倾听的技术是非常重要的。

（2）保证人身安全：保证病人和他人的安全是危机干预的首要目标。这里的安全是指把危险性降低到最小限度。危机干预人员所采取的方法措施、应用的策略和抉择都必须考虑到病人和其他相关人员的心身安全。这些安全包括工作人员自身安全，以及咨询中涉及的相关伦理、法律、职业道德等方面的措施是否得当。

（3）提供支持和帮助：加强与病人的沟通和交流，使病人感受到人们的关心和支持。要无条件地接受病人，而不要评价病人的感受和行为。在危机处理中，要提供可变通的应对方式。如积极的、建设性的意见、战胜困境的行动方法、物质和环境条件等。

3. 实施阶段

（1）环境干预：主要通过消除应激源，改变病人所处的环境。

（2）全面支持：通过对病人各方面的支持，使其感到护士时刻在身边，随时准备提供各种帮助。此时需要护士以温暖、接受、关心、同情、理解的方法提供支持。

（3）一般性的支持技术：尽可能快地解决危机，使病人的情绪状态恢复到危机前的水平。可采用疏泄、暗示，必要时给予镇静药物。

（4）帮助病人建立积极的、有效的应对方式：积极参加活动，扩大交际面，体验被尊重、被理解、被支持的情感。

（5）危机干预中应注意的问题：①发挥病人的应对能力：每一个病人都有自己的优势和应对问题的能力。由于危机事件的出现使病人暂时丧失了应对能力。如果护士能及时发现、重新唤醒这些能力，有助于恢复病人的心理平衡和树立自信心。②避免与病人发生冲突：护士面对病人时，态度要平和，语气坚定稳重，要想办法缓和紧张气氛。③得到病人的承诺：有效的危机干预工作将要结束时，要得到病人真诚、直接和适当的承诺，使病人在未来的行为上能加强控制性和自主性的约束。④转诊：如果遇到不能解决的问题时，要及时转诊。但在转诊时注意保护安全，或陪伴、护送，防止意外发生。

4. 评价阶段　护士和病人共同评价措施是否达到了预期的结果，即危机是否被积极地解决。计划阶段所确定的预期目标可以作为干预效果评价的标准，可通过对病人生理、心理、行为反应的观察与预定的干预计划进行比较。例如，将病人的饮食情况与恢复情况进行比较，以判断心理问题是否真正解决；将干预前后病人的精神面貌情况进行比较，判断病人是否进入较为良好的身心状态。

# 四、危机干预技术

危机干预技术根据危机者的不同情况和危机干预者的擅长，采取相应的心理干预治疗技术，如行为治疗、认知治疗、短程动力学治疗。一般来说，危机干预主要包括下面两类技术：

## （一）支持技术

由于危机者在危机开始阶段焦虑水平比较高，应该尽可能减轻其焦虑。通过疏泄、暗示、保证、改变环境等方法，一方面可以降低求助者的情感张力，另一方面有助于建立良好的沟通和合作关系，为以后进一步的干预工作做准备。要注意支持是指给予情感支持，而不是支持危机者错误的观点或行为。

### （二）干预技术

干预技术又称解决问题技术,通过具体的方法紧急处理危机者当前的问题,重点在于给予危机者及时的心理支持,尽快地让危机者接受当前应激性困境的现实,尽可能地帮助危机者建立起建设性应对机制。

## 五、危机干预的具体措施

作为一名护士,面对发生危机的病人,应及时制订危机干预计划,紧急地处理危机者当前问题,重点在于给予危机者及时的心理支持,尽快地让危机者接受当前应激性困境的现实,尽可能地帮助危机者建立起建设性应对机制,下面介绍几种具体方法:

1. 保持与危机者密切接触　护士或家属尽可能地陪伴在危机者身旁,耐心地引导和倾听危机者叙述,了解危机发生的原因,同时防止意外的发生。

2. 及时地给予危机者心理支持　运用鼓励、安慰、暗示、保证的支持性心理治疗技术,尽快地消除极度的焦虑、紧张、抑郁等负性情绪。给危机者提供疏泄的机会,鼓励其将自己的内心情感表达出来。

3. 帮助危机者调动和利用社会支持系统　尽快地摸清危机者的各种社会关系,并及时地取得联系,通过他们给予危机者关心和帮助。如多与家人、亲友、同事接触和联系,可以减少危机者的孤独。

4. 帮助危机者正视自己的危机　帮助危机者客观地、现实地分析和判断应激性事件的性质和后果,使危机者理解目前的境遇、理解他人的情感,树立自信。及时纠正危机者的不正确地认知,特别是癌症和伤残病人。

5. 帮助危机者了解和建立积极的应对方式　帮助危机者了解可以采用的应对方式,以帮助他们回避应激情境。有些危机者常常采用消极的应对措施而导致危机的加重,因此,要对危机者使用的应对策略进行分析,引导他们用积极的应对方式取代无效的应对方式。

6. 帮助危机者建立新的人际关系　建立新的人际交往和人际关系是危机干预的有效方式之一。鼓励危机者积极参加活动,扩大交往,在现实生活中体验被尊重,被理解,被支持的情感,并且可以获得新的信息和知识。

7. 提供医疗帮助　及时处理危机时出现的紧急情况,如晕厥、休克等。

（张　茗）

**【难点释疑】**　系统脱敏疗法分3个步骤。第一,放松训练:主要是使肌肉放松。第二,建立恐怖或焦虑等级:针对病人对不同情景产生不同程度焦虑的情况,从引起最轻微焦虑到能够引起最强烈的恐惧,将各种情景按层次排列。第三,脱敏:让病人在肌肉松弛的情况下,按照从弱到强的顺序,从最低层次开始想象产生焦虑的情景,直到没有焦虑反应或反应很弱,再进行下一个等级的场景刺激。

**【课后练习】**

**A1 型题**

1. 因担心手术疼痛、害怕手术过程的病人可以通过术前教育减轻病人的焦虑。这种心理干预方法属于

A. 教育性干预　　　　　　　　　B. 治疗性干预

C. 一般性心理行为干预　　　　　D. 教育性心理行为干预

E. 心理危机

2. 干预者要根据被干预者不同的年龄、性别、人格特征、文化背景等采取不同的干预方法,因人、因时、因地、因事而异,灵活地制订不同的干预方案,体现了心理干预的

　　A. 发展性原则　　　　　B. 个性化原则　　　　C. 综合性原则

　　D. 保密性原则　　　　　E. 中立性原则

3. 支持疗法建立的基础是

　　A. 精神分析理论　　　　B. 行为主义理论　　　C. 人本主义理论

　　D. 认知理论　　　　　　E. 护患沟通基础上

4. 一种以家庭为对象而实施的心理治疗方法是

　　A. 支持疗法　　　　　　B. 认知疗法　　　　　C. 行为疗法

　　D. 家庭治疗　　　　　　E. 森田疗法

5. 以下不是常见心理危机的是

　　A. 发展性危机　　　　　B. 境遇性危机　　　　C. 中年危机

　　D. 存在性危机　　　　　E. 特殊危机

**A2 型题**

6. "这种药效果很好,你吃了也会好的",属于

　　A. 安慰性语言　　　　　B. 积极暗示性语言　　C. 鼓励性语言

　　D. 劝说性语言　　　　　E. 以上都不是

7. 病人因身体不适引起焦虑就诊,医生经详细询问病史和身体检查后,很肯定地认为病人的躯体症状是功能性的而非器质性疾病。这使病人减轻了焦虑,唤起了信心和希望,医生给予病人的心理支持称为

　　A. 解释　　B. 鼓励　　C. 教育　　D. 保证　　E. 倾听

8. 为了戒除病人酒瘾,在每次想要喝酒时,采取某种方法使其感到不适,达到戒酒目的,这种方法是

　　A. 系统脱敏疗法　　　　B. 支持疗法　　　　　C. 放松疗法

　　D. 厌恶疗法　　　　　　E. 暴露疗法

**A3 型题**

(9 ~ 10 题共用题干)

以学习理论为基础,认为适应性不良行为是在日常的经历中特别是在心理创伤体验中,通过学习并经条件反射固定下来的。因此,通过相反的或替代的再学习可消除或纠正适应性不良行为,建立正常而健康的行为。

9. 这种心理治疗技术是

　　A. 支持疗法

　　B. 人本主义心理治疗

　　C. 行为疗法

　　D. 认知治疗

　　E. 精神分析治疗

10. 不属于这一治疗方法的技术是

　　A. 系统脱敏疗法

　　B. 厌恶疗法

　　C. 满灌疗法

　　D. 理性情绪疗法

E. 生物反馈疗法

（11～12题共用题干）

认知过程决定人的情绪和行为，而情绪和行为的产生有赖于个体对现实世界的评价，这些评价又受个体的信念、假设、思维方式等认知因素的影响。如果个体的认知不合理，就会导致不良的情绪和行为。因此，改变不良认知有助于不良的情绪和行为的转变和消失。

11. 属于这种理论的心理治疗技术是

    A. 以人为中心的疗法

    B. 认知疗法

    C. 行为疗法

    D. 支持疗法

    E. 家庭疗法

12. 这种心理治疗方法能最有效地治疗的心理障碍是

    A. 焦虑障碍

    B. 抑郁障碍

    C. 神经症性厌食

    D. 性心理障碍

    E. 人格障碍

**A4 型题**

（13～15题共用题干）

一位学生有考试焦虑，接受行为治疗后症状得到减轻。

13. 你认为适用下列方法有效的是

    A. 满灌疗法

    B. 厌恶疗法

    C. 生物反馈疗法

    D. 系统脱敏疗法

    E. 标记奖励疗法

14. 这一治疗方法的理论基础是

    A. 精神分析理论

    B. 护患关系理论

    C. 学习理论

    D. 认知理论

    E. 以上都不是

15. 建立在同一理论基础上的治疗方法还有

    A. 满灌疗法

    B. 支持疗法

    C. 家庭治疗

    D. 催眠治疗

    E. 认知转变法

【实践体验】　同学们在生活中都有这样的体会：同样的事件作用于不同的人身上，有人觉得微不足道，而有人却产生了心理障碍。究其原因，心理障碍的产生并不是激发事件或有害刺激的直接后果，而是通过认知加工，在歪曲或错误的思维影响下促成的。

请写出你的体验：

1. 在生活中，找出常见的不合理认知，并对其加以验证。

2. 感受认知歪曲对心理和行为产生的影响。

**【问题解决】** 一位中年妇女因车祸丧偶，内心十分痛苦，她向心理医生倾吐了遭遇和苦闷。心理医生很耐心地倾听了病人的叙述，深表同情和理解，并给予安慰和适当的应答，病人在倾诉感受后情绪有所平静。

请你分析：

1. 这位医生通过什么技术对病人进行心理干预？

2. 说说这种治疗方法的主要技术和适应证？

笔记

# 第七章 病人心理

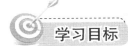

## 学习目标

1. 掌握病人的基本心理需要、常见的心理变化和心理反应。
2. 熟悉不同年龄段和不同症状病人的心理特点。
3. 了解疾病各阶段病人的心理特征。
4. 知道病人角色的概念和特征。
5. 在护理工作中学会识别不同病人的心理特点,并且具备应对病人不同需求的基本能力。

护理工作的对象不仅是具有生物属性的人,更是有丰富内心世界和复杂心理行为的社会人。现代社会的疾病如卒中、偏头痛、胃溃疡等都与病人的心理有着密切的关系,病人心理受疾病本身的影响,反过来又对疾病的发生发展产生重要影响,要治病首先要了解患病的人。正如古希腊名医希波克拉底所说:"了解什么样的人得了病,比了解一个人得了什么病更为重要。"

## 第一节 病人角色与心理需要

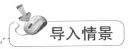

**情景描述:**

王女士,38岁,在外企上班,工作压力很大。近日阑尾区疼痛难忍,医生建议手术,但病人考虑术后需请假以及手术费用问题,遂坚持保守治疗,每天只输液和口服药物。由于疗效缓慢,疼痛持续,所以心境恶劣,烦躁不安。

**请思考:**

1. 此时王女士所担负的角色是什么?
2. 王女士此时具有哪些特征?
3. 此时王女士的角色行为出现哪些偏差?

### 一、病人角色

#### (一)病人角色的概念

**病人角色**(patient role),又称病人身份,当一个人被宣布患有某种疾病后,便会受到不同的对待,人们期待他有与病人身份相应的心理和行为,即担负起"病人角色"。这一概念是美国社会学家帕森斯(Parsons)于1951年提出的,是指患病个体在患病状态的同时有寻求医

111

疗帮助的需要和行为,通过患病、治疗和康复的过程,病人与家庭、社会及医务人员之间产生的社会角色。

### (二)病人角色的特征

病人角色作为社会角色中一种特殊类型,同样具有一定的社会规范性。因此病人具有以下5种角色特征:

1. 社会角色退化　当个体获得了"病人角色",就可以从原来的社会角色中解脱出来,他原本承担的社会与家庭责任、权利和义务被酌情免除,并可根据疾病性质及严重程度,获得休息或接受医疗帮助。如病人可以因为疾病而减轻或不承担原来的工作重任、家务劳动,还可能获得同事、家人和朋友的照顾等。

2. 自制能力减弱　一般患病后的个体会出现软弱依赖、情绪多变、意志力降低和自我调节能力、适应能力、控制能力下降等情况,被人们视为遭遇不幸、需要同情和呵护的弱势群体,人们会给予更多的关注、照顾、体谅和包容。

3. 求助愿望强烈　无论健康时一个人多么自尊、独立或好强,处于疾病状态时的个体很少能独自排遣病痛,都希望在医护人员或其他专业人员的帮助下摆脱痛苦,力求痊愈。因而求助他人的愿望显著增强,以达到减少病痛的折磨、尽快恢复健康的目的。

4. 合作意愿增强　个体进入病人角色后,归属于新的人际群体,希望取得成员的理解与支持,渴望尽快康复,病人的这些需求强化了他们与人合作的意愿。因此一般情况下,病人都会积极接受诊断、治疗和护理,与医护人员、亲友或其他病人主动、密切合作,争取早日痊愈。

5. 康复动机强烈　面对疾病造成的心身伤害和损伤,病人都有强烈的康复动机。这有利于病人寻求医疗求助,但过于强烈的康复动机易导致病人"病急乱投医"的现象,反而不利于疾病的康复。

### (三)病人角色的适应与偏差

1. 病人角色适应的过程　从患病到康复,病人经历的角色适应过程包括以下3个阶段:

(1)否认、不安阶段:疾病刚开始确诊时,病人会出现怀疑、不愿承认患病,接着在事实面前被迫接受患病的现实,担心、恐惧疾病的后果会引起焦虑和烦恼。

(2)接受阶段:逐步接受和适应病人角色,积极寻求帮助和配合诊治,以期尽快恢复健康。

(3)恢复阶段:随着疾病的康复,个体将逐渐从病人角色走出来,重新进入健康人的角色,担起其原有的社会责任和义务。

2. 病人角色适应的偏差　在病人角色适应的过程中,部分人因为种种因素的影响,在角色转换过程中没有按实际的角色模式行事,出现角色适应的偏差。分析和认识这种现象,有利于护士认识病人的心理。

(1)角色行为强化:是指病人患病后出现不愿摆脱病人角色重返社会常态角色的行为表现。表现为病人的依赖性增强,对自己的能力表示怀疑,过度要求别人照顾,或感觉病情严重程度超过实际情况。安于"病人角色"的现状,病愈后也不愿出院或不愿承担原来的社会角色,期望继续享有病人角色所获得的利益。病人这种角色适应的偏差,常发生于由病人角色转向社会角色时。

(2)角色行为缺如:是指患病者未能进入病人角色。表现为意识不到自己有病;或虽经医生诊断有病,但本人却拒绝承认自己是病人;或虽不否认自己有病但却低估了病情的严重性。角色行为缺如,常发生在由健康角色转向病人角色或疾病突然加重或恶化时。因不能

笔记

认同病人角色,常勉强承担正常的社会角色,使劳动、生活及学习效率降低,可能导致病情的进一步恶化或贻误最佳治疗时机,病情加重甚至出现危险。

（3）角色行为消退:是指已经进入病人角色的病人,由于某些环境、家庭、工作以及社会角色、责任、义务等因素的吸引而走出病人角色,过早地转入社会常态角色,去承担其他角色的责任和义务的行为表现。如住院治疗中的母亲因孩子的意外受伤而毅然出院去照顾孩子。角色行为的减退常发生在疾病的中期,也是角色冲突的一种体现,对疾病的进一步治疗和康复不利。

（4）角色行为冲突:病人在角色转换中,不愿或不能放弃原有的角色行为,与病人角色行为相互冲突。多因工作繁忙不能安心治疗,或不能放弃家庭责任而影响治疗等。另外,还因长期担当某种社会角色形成行为习惯,干扰其进入病人角色。病人角色行为冲突多见于承担较多社会和家庭责任而且责任心和事业心较强的人。如某高三教师因病住院,却时刻惦记着自己的学生,要治病又想回到教室。角色行为冲突常发生在由健康角色转向病人角色时,此种偏差将会给疾病治疗、转归及康复带来不利影响。

（5）角色行为异常:病人对疾病缺乏正确的认识,表现为过多考虑疾病的后果,对自身健康过度悲观,产生焦虑和恐惧等不良心境。因此易出现行为异常,如攻击性行为、滥用药物、病态固执、拒绝有效的治疗方案,甚至出现抑郁、厌世,以自杀手段来寻求解脱痛苦。此种适应偏差常出现在久病、重病或患有某些被社会歧视疾病的病人身上。

（6）角色认同差异:病人在转入病人角色后往往较多地强调自己的权利而忽略应尽的义务。医护人员通常从理性的角度看待病人,强调病人的行为应符合病人角色和身份,履行其义务。这种情况很容易导致医患纠纷的发生。

## 二、病人的心理需要

从社会学角度来看,当一个人获得了病人角色,其原有的社会角色就部分或全部地被病人角色所替代。他们除了具有与常人一样的各种需要以外,还有病人角色条件下不同于常人的需要。需要的满足与否直接引起病人相应的情绪体验,带来相应的心理反应。评估病人的心理需要,是提供高质量心理护理措施的一个基本的切入点。病人的一些基本心理需要如下:

### （一）需要康复

病人的最大愿望莫过于尽快康复,健康成了病人的第一需要。他们十分关注病情的微小变化,稍有不适或病情反复就会出现寝食难安、情绪不稳定、心理压力增大等。病人希望医护人员采取最好的手段、最正确的方法,以最短的时间全力救治他。

### （二）需要安全感

为了早日康复出院,恢复正常生活和工作,每一个病人都把安全感视为最重要、最普遍的心理需要。因为患病,病人的生命安全直接受到威胁,所以心理活动十分复杂。对诊断、检查、治疗等行为大多心存疑虑,对药物、手术等也十分顾虑,病情变化、诊断不清、手术后遗症都会让病人担心、恐惧。

### （三）需要尊重和关心

疾病使病人的社会功能有了不同程度的下降,这常常导致他们的自我评价较低,但却对别人如何看待自己极为敏感,自尊心也极易受伤,此时他们比平时更需要别人的理解和尊重,尤其希望得到医护人员的关心和重视。当被尊重和关心的需要得到满足后,病人就能维持较稳定的情绪,配合治疗;如果没有得到满足会使病人产生不满、愤怒、自卑或无助。

### （四）需要归属感

病人入院后，面对医院这个陌生的环境，他们渴望被医务人员和病友这个新群体接纳和关心，以满足情感上的归属需求。

### （五）需要适当的活动和刺激

病人住院后，整日被束缚在病区这个狭小单调的环境里，个人感兴趣的事情都不同程度地减少，每天的任务就是打针吃药，接触的人群也相对单一，这常常让病人觉得沉闷无聊，加之疾病的折磨，更让病人有度日如年的感觉。特别是那些事业心较强和担负一定职务的人更会如此。

### （六）需要信息

现代社会中，瞬息万变的信息对个体身心发展有着重要影响，同样也对病人的疾病治疗和康复具有重要的导向作用。一旦患病，个体会出现强烈的认知需要，特别是对有关自身疾病范围信息的关注。他们不仅需要知道医院的各种规章制度、治疗设备及治疗水平等情况，还急于知道疾病的诊断、治疗、预后等信息。如果这些信息不能正确地、及时地得到满足，会使病人体验到恐慌、焦虑、无助等负性情绪。他们还面临着与家庭及单位的暂时脱离，如果没有来自家庭或社会的一些新信息，病人会感到孤独。

总之，病人是千差万别的，病人的心理需要总会以各种方式表现出来，若得不到满足便会出现过激行为，不配合、表示不满或违反规定和医嘱。所以认识和了解病人的心理需要，根据具体病人的心身特点加以引导和解决，是十分必要的。

## 三、病人的一般心理表现

### （一）病人常见的心理变化

人在患病的情况下，不仅机体的生理功能发生改变，而且认知、情绪、意志等心理活动也会发生一系列变化，乃至对人格特征产生严重影响。心理行为变化发展到一定程度，可能形成明显的心理问题，影响疾病的诊治、护理和康复。

1. 认知功能的变化

（1）感知方面的变化：感知觉具有选择性和理解性的特点，易受情绪和人格因素影响。患病后，疾病后果的威胁和病痛的折磨，使病人出现感知觉异常。①病人对自身的注意力增强，感受性提高，感觉会异常敏锐。如有的病人对外界正常的声、光、温度等刺激十分敏感；有些病人对自身姿势、枕头高低甚至被子轻重都有明显感觉，甚至可觉察自己的心跳、呼吸、皮肤温度、胃肠蠕动或出现一些奇特的不适。②病人对身体的感受性降低。有的病人对痛、温觉刺激感受性下降，如长期卧床病人因感受性降低而产生压疮；也有的病人出现味觉异常，如对食物的色、香、味感觉迟钝，吃饭如同嚼蜡。③病人的时空感觉异常。表现为时间感知错乱，如分不清昼夜或上下午；久病卧床的病人有度日如年的感觉。有时会出现感知空间方位错乱，如感觉房间或床铺摇晃，甚至天旋地转等感觉。④出现错觉或幻觉。如截肢的病人可能出现幻肢痛；有的病人声称看到别人看不到的事物。

（2）记忆方面的变化：良好的记忆需要良好的身心状态作基础，患病会使病人的生理及心理功能发生紊乱。因此，病人在记忆方面可能会出现不同程度的减退，不但近期记忆出现障碍，而且原有的知识经验也容易忘记。如有些病人不能准确地回忆病史，不能记住医护人员的叮嘱，甚至刚发生在身边的人和事，也难以记起。

（3）思维方面的变化：病人的思维，特别是逻辑思维能力也可受到损害。有些病人在医疗问题上往往表现为犹豫不决,即便是对不太重要的事情也难以作出决定。有些病人虽可以对疾病作出认知评价,但因信息的缺乏或主观夸大疾病的作用等原因,其思维结果难免有些主观、片面,不符合实际情况。

2. 情绪活动变化 在各种心理变化中,情绪变化是多数病人在患病中体验到的最常见、最重要的心理变化。情绪活动包括情绪的强度、稳定性、持续时间和主导心境。

3. 意志活动变化 疾病治疗过程也是病人为达到康复目的而进行的意志活动。比如忍受诊疗过程引起的痛苦与不适、改变不良生活方式、坚持功能锻炼等,这都是对病人意志的一种考验。然而病人由于身体的病理变化和体力的衰弱,在治疗过程中通常都处于他人的帮助下,因此会使病人的依赖性增强、主动性下降,意志活动发生变化。例如,有的病人变得盲从、被动,缺乏主见;有的病人稍遇困难便动摇、妥协,失去治疗的信心;还有些病人缺乏自制力,不遵医嘱,情感脆弱,易激惹等。临床病人意志活动的最显著变化是其主动性降低,顺从依赖。

4. 人格特征变化 一般认为,人格具有稳定性,一般疾病不会导致病人发生个性特征的改变。然而"稳定"是相对的,疾病可改变人原有的反应和行为模式,甚至出现一些本不鲜明的人格特征。特别是患慢性迁延性疾病、疑难绝症、或影响躯体功能的疾病,如毁容、截肢等,可引起人格行为的改变。例如,有些人患病后变得脾气暴躁或过分依赖,显示出其个性独立性的下降、依赖性增加或易感情用事,性情不稳定;有些病人要求过多或提出违背治疗原则的要求,不考虑他人的感受和需要,显示出他们的人格变得以自我为中心,放纵自己。

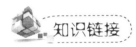

### 知识链接

#### 病人的人格类型

按病人的人格表现将其对疾病的认识和态度归纳如下:

1. 精神衰弱型 指对疾病充满不安和恐惧,坚信自己的处境极坏,并等待一切严重后果。病人失眠、多梦、意志减弱。

2. 疑病型 病人有一定的医学知识,常读医书,常把医学书中叙述的症状想象成自己的,敏感多疑;病人到处求医,尽管经多次检查都找不到疾病的证据。

3. 歇斯底里型 病人的最大特点是极度夸大地描述自己的病情,逢人便说自己的病多么不一般。他们认为,自己的痛苦任何人都没有遇到过,始终说自己身体不适,企图引起周围人的关注。

4. 漠不关心型 病人通常否认自己有病,甚至拒绝体检和医疗措施,有时面对严重疾病,病人情绪仍然很高,表现得像正常人一样。

### (二)病人常见心理反应

1. 焦虑 是临床病人最常见的情绪反应,是个体面临一种模糊的非特异性威胁和不知所措的不愉快体验,表现为对未来的莫名担忧,唯恐受挫。对于病人来说,病因不明、诊断不清、担忧有威胁性的特殊检查和治疗或者疾病的转归和预后等都会让他们陷入焦虑。他们希望深入调查病情,但又担心出现可怕的后果;反复询问病情,但又对诊断半信半疑,忧心忡忡;希望通过手术解除痛苦,可又担忧手术的疼痛及能否成功,如此等等。这些内心体验常常使病人坐立不安、辗转难眠,并出现一系列交感神经系统功能兴奋的症状,如心率增快,血压升高、呼吸加快等症状。严重的焦虑情绪会影响治疗过程及效果。

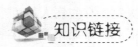

### 病人焦虑的分类

病人的焦虑可分为以下3类：

1. **期待性焦虑** 即面临行将发生但又未能确定的重大事件的不安反应。常见于未明确诊断、初次住院、等待手术、疗效不显著等情况的病人。

2. **分离性焦虑** 病人住院，与他所熟悉的环境或心爱的人分离，便会产生分离感而伴随情绪反应。依赖性较强的儿童和老年人特别容易产生。

3. **阉割性焦虑** 即自我完整性受到破坏或威胁时所产生的心理反应。最易产生这类反应的是手术切除某脏器或肢体的病人，有的病人即使对抽血、引流等诊断检查也视为躯体完整性的破坏。

2. **恐惧** 是个体面临某个已知的威胁或处于某特定危险的情境产生的情绪体验。与焦虑不同，恐惧有非常明确的对象，往往是现实中一种无力摆脱的危险事物。伴随着恐惧感的产生，机体内部交感神经系统也进入亢进状态，导致病人心率加快、心慌、心悸、血压升高、呼吸急促、尿频尿急、肢体颤抖、烦躁、失眠、易激动、坐立不安、健忘等，并有恐怖、惧怕和不安的感受，伴发逃避行为的表现。临床上以儿童和手术病人出现恐惧最为常见。

3. **抑郁** 是以情绪低落为特点的消极情绪状态。在病情重，病程长及性格内向，易悲观的病人身上较为多见。常与现实或预期的丧失有关，如患病后可能失去姣好的外貌形象、身体的完整性、隐私或独立，还有前程、工作、爱情和经济上的损失等，诸多的丧失使病人处于闷闷不乐，忧愁压抑，悲观失望等不良心境中，并会产生消极的自我意识，如自我评价下降、自信心丧失等；生理方面会出现如睡眠障碍、食欲减退、性欲减低、自主神经功能紊乱、内脏功能下降等诸多紊乱；在行为方面，病人会出现言语减少、兴趣丧失、回避人际交往等特点。抑郁者总是想到事物的消极面，常为一些小事而自责自罪，感到孤立无助。严重的抑郁状态会使病人有轻生倾向。

4. **孤独感** 又称社会的隔离，可伴有不安全感。指个体感觉到需要或希望与他人接触，却无力实现这个愿望的消极情绪体验。表现为不愿与人接触，没有安全感、陌生无聊、谨小慎微、不主动与别人说话，盼望亲友探视，病未痊愈就想回家等。长期的孤独还会使病人感觉凄凉，产生被遗弃感。

5. **退化** 也称幼稚化或依赖，指病人在患病后，其行为有时会表现出与年龄、社会身份不相符、退回到幼稚阶段的模式。如依赖别人的照顾、自己力所能及的事情也不愿做、只对与自己有关的事情感兴趣、要求别人首先考虑他、对自己身体轻微变化都特别敏感等。退化并不完全是有害的反应，适度的退化有利于病人重新分配其能量，可以促进疾病的康复。

6. **猜疑** 是一种缺乏根据的消极自我暗示，常会影响病人对病情的正确判断。患病常使人变得异常敏感，对诊断、治疗、用药等整个医疗过程都可能产生猜疑。如一些病人怀疑诊断的正确性，不按医嘱治疗，不服用医生开的药、怕护士发错药、打错针，担心医疗事故或意外出现在自己身上等。猜疑使病人听不进别人的好言相劝或科学解释，常主观地夸大自己病情的严重程度，总觉得医护人员和家属对自己隐瞒重要病情；身体某部位稍有异常感觉，更会胡思乱想。病人这样缺乏根据地猜测使其惶恐不安严重影响疾病的康复。

7. **否认** 否认与固执常同时发生。是指病人怀疑和否定自己患病的心理状态，常见于患有预后不良疾病的病人，或者不否认患某种疾病，但否认疾病的严重程度。否认是一种自我防卫机制,可在一定程度上缓解心理应激反应,避免过度的担忧和恐惧。但是不顾事实的否认,会贻误病情的诊治或使病情恶化。大多数病人否认心理会随着病程的延长而逐渐消失。

8. 愤怒　指个体因追求目标愿望受阻,需要不能满足时逐渐积累而产生的一种负性情绪反应,多见于病人患病的初始阶段、疾病迁延不愈、治疗和康复受阻时。病人认为自己生病不公平,加上病痛折磨,生活不能自理,易焦躁烦恼,敌意仇恨,自制力下降,容易激惹,行为失控。尤其一些争强好胜的病人,看到事业及前途受到影响,更容易出现不满,常为一些小事发火,毫无理智地向亲友、医生、护士等周围的人发泄。医患、护患冲突也易引起病人的愤怒。

9. 自我意识紊乱　是指病人患病后自我意识发生的消极改变或不适应。对自我以及自我能力的评价处于紊乱状态,出现情境性自我贬低,主要表现为自尊心和自信心下降,自我价值感丧失。病人常有自我否定的诉说,认为自己没有能力处理问题。有些病人对存在的或感知到的躯体结构或功能上的改变表现出羞辱感、窘迫感和厌恶,如重要的功能性脏器被摘除的病人和截肢的病人,表现出自信心受挫,产生自卑、自怜等消极情绪,对损伤的躯体部分不看也不摸、故意遮盖或过于暴露,严重时可出现自伤行为、有自杀企图、过食或绝食等。

10. 过高的期待　饱受疾病折磨的病人一来到医院便就将一切希望都寄托在医护人员身上。希望他们认真负责地诊治,也希望受到尊重,从医护人员的言谈举止中得到关心与爱护。一旦病人的期待落空便会产生挫折感,甚至对诊治措施怀疑,采取消极措施。这是医疗纠纷的常见原因。

11. 遵医行为问题　病人对医嘱内容不能很好地理解或记忆,将给治疗带来困难,甚至产生不良后果。尤其是在多种药物并服时,容易发生用药剂量、方法、时间等方面的错误。

## 第二节　不同年龄段病人的心理特点

### 一、儿童病人的心理特点

儿童期包括新生儿期、乳儿期、婴儿期、幼儿期和学龄期。联合国《儿童权利公约》中的规定是 0~18 岁,医学界以 0~14 岁的儿童为儿科的研究对象。儿童期是身心迅猛发展的时期,也是个性形成的关键时期,其心理健康与否对个体以后的身心发展具有持久而深远的影响。

#### （一）儿童的身心特点

儿童时期是个体心理发育的重要时期。儿童的身心发展既受遗传素质和生理发展的影响,又受环境和教育的制约,是一个从量变到质变,既有连续性又有阶段性的过程。新生儿期主要表现在心身重新适应方面,一出生,新生儿不仅具备了视、听、嗅、味、触及本体感觉,心理功能也在迅速发展;乳儿期的特点是,各种心身发育几乎是一生中最快的时期之一,神经系统的发育指数呈直线上升,运动能力已达到可以受意识控制的水平,会表达需要和情感;婴儿期是语言发展的关键期,运动功能进一步发展,有一些复杂的情绪,可表现出一定的个性特征;幼儿期的特点是思维出现了简单的逻辑思维和判断推理,模仿力极强,并出现了独立的愿望,开始自行其是,称为"第一反抗期";学龄期主要特点表现为有极强的求知欲、想象力和自尊心,但破坏力也很强。

117

## （二）儿童病人的心理反应

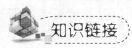 知识链接

### 儿童心理健康五标准

儿童期是一个人性格、个性、思想行为方式、价值观念、道德观念形成的关键时期，心理健康的儿童往往身心发育的更加良好，也更能适应周围的环境。下面是 5 条儿童心理健康标准：

1. 情绪积极稳定
2. 智力正常
3. 性格与自我意识良好
4. 与人交往能力强
5. 意志健全与行为协调

患病对儿童的心理发展是一种威胁，轻者产生一定的心理反应，重者可阻碍儿童正常的心身发展，出现发展危机。儿童病人的突出特点是：年龄小，心理发展不成熟，依赖性强、忍耐性差，对疾病缺乏深刻认识，注意力转移较快，心理活动多随活动情境而迅速变化。儿童天生好动，病后因病情和诊治要求而活动受到限制，从而影响儿童的情绪，使他们哭闹、烦恼、不安，甚至忧郁等。倘若长时间住院治疗，还容易引发孤独、恐惧心理。

一般而言，6 个月至 4 周岁的幼儿对住院诊疗的心理反应最为强烈，1 岁半时反应达到最高峰，以后缓慢减弱，且以初次入院的患儿最为普遍。儿童生病后常有如下心理反应：

1. 分离性焦虑与恐惧　儿童住院后首先产生的心理反应就是恐惧。以母爱为中心的育儿方式使儿童获得了舒适和安全感，对周围环境有了基本信任。而当住院后生活方式发生了变化，病儿离开了温暖、舒适的家庭，置身于完全陌生的环境中，医院的特殊环境、特殊检查及紧张的气氛，都可使病儿尤其是初次入院的患儿产生不可言状的恐惧感，使其对父母的依恋增加，易产生分离性焦虑。各种诊疗手段的刺激、疾病带来的身体上的不适和周围患儿的哭声均可使患儿恐慌不安，担心、害怕，表现为睡眠不安、哭闹、拒食、不愿配合治疗、拒绝服药与注射等。另外，此类心理问题也可由患儿父母的紧张、焦虑情绪直接影响而来。

2. 行为退化与依赖　儿童时期心身发展迅速，从 4 岁起就开始独立进行一些有目的的活动和学习。但患病后因疾病折磨带来的恐惧与焦虑可导致患儿行为退化，表现为心理年龄与生理年龄不符。如出现尿床、尿裤子、自己不能独立进食、睡前哭闹、打人、骂人等。与此同时，有的患儿还可产生被动依赖心理，能自己做的事情不去做，完全依赖护理人员，在亲人面前依赖性更加显著。尤其是独生子女，习惯于娇惯、溺爱的家庭环境，一旦生病，父母格外紧张、焦虑，他们大多过分照顾，夸大病情，对医护人员提出过高要求，认为生病就可以得到更多的关怀与照顾，这种保护性行为进一步强化儿童的依赖心理。

3. 皮肤饥饿　即渴望相互间的接触和抚摸，这是人类和其他动物所具有的一种天然需要。皮肤饥饿在婴幼儿期表现得更为强烈，他们需要得到经常的爱抚，当他们得到父母的温柔爱抚时，大脑的兴奋抑制趋于协调，情绪安定，疲劳解除，有助于大脑的发育与智力的提高。如果这种需要得不到满足，就会引起食欲缺乏、发育不良、智力减退、行为失常、人格变态等。儿童的皮肤饥饿现象，在家庭中可由父母的搂抱等方式满足。在医院里，他们因为环境陌生、疾病折磨、焦虑不安甚至是恐惧，会对皮肤的接触及抚摸的需要更加强烈。

4. 不合作　表现明显任性、违拗性，对新环境及治疗产生畏惧心理或感到受束缚，表现出羞怯、疑虑、产生不合作反抗情绪。有的儿童为抗拒吃药打针、住院治疗，会趁人不备而逃跑。有的甚至对父母强迫住院治疗而感到怨恨，拒绝与医生护士合作，对父母的探视也不表示亲近。

笔记

5. 偏执、敌对　此类心理问题常发生于年龄较大的男性儿童,以病程长,病情迁延不愈甚至逐渐恶化的患儿多见。这是所有问题中最危险的一种。由于患儿住院时间长,肉体上的痛苦、精神上的折磨,或没得到较好的治疗,某些要求没有得到满足等,使患儿易激惹,固执任性甚至产生强烈的反抗行为。表现为对治疗失去信心、不予合作甚至拒绝治疗;对医护人员失去信任,仇视、敌视;拿医务人员出气,损坏物品来发泄自己对疾病的反抗情绪,如不要某医生查房,拒绝某护士打针等。另外,父母婚姻障碍、家庭关系失调,也是造成此种心态不可忽视的原因。如得不到及时解决最易引发儿童神经症而导致心理问题。

6. 孤独、抑郁　此类心理问题以年龄较大的儿童多见,且以住院几天之后的患儿较多。由于患儿住院后,整天置身于单一的白色色调及特殊的气味之中,医务人员固定的操作,如按时查房、定时打针等,又极少与患儿交流,使患儿逐渐产生压抑感。医院内的空气、光线、活动空间与外界差异较大,也可使患儿感到乏味、枯燥、沉闷继而思念小朋友。由于他们得不到心理上的慰藉,便倍感孤独而不愿活动、不思饮食、沉默寡言、易哭甚至睡眠障碍。患儿本身的家庭内部关系紧张,也是造成患儿上述心理问题的重要原因。

7. 注意力容易转移　儿童病人活泼、好动、自控能力低,年龄较小者注意力不易集中,这也是对儿科病人实施心理护理的难点。

8. 交流障碍　儿科病人一般起病急、变化快,需及时掌握病情变化,但受不同年龄阶段语言发展能力的制约,儿科病人缺乏主诉内容,很难通过言语交流来了解孩子的心理状态。

9. 偏食习惯　特别是独生子女,平时易养成偏食和挑食的不良习惯。医院饮食是根据病情和所需营养进行配膳的,患儿会对医院饮食不习惯,不愿吃或不吃,特别是对低盐、无盐等治疗饮食常因无滋味而拒绝进食。

10. 需要模仿与赞赏　游戏是促进儿童阶段身心发展的主要活动方式。儿童在住院之后,医院陌生的环境和人员以及医疗手段极易造成孩子不适,甚至是恐惧心理。所以医务人员可以通过在游戏中扮演角色的方法,协助其模仿成人活动,完成真正的诊疗工作。最后及时给予表扬和赞赏,让孩子有一种成就感,使其更加有勇气面对未来一系列的医护治疗行为。并且随着年龄的增长,儿童心理能得到充分发展,开始意识到社会和他人的期望,通过赞扬与欣赏产生成功的感觉。

## 二、青年病人的心理特点

青年期一般是指个体从 18～35 岁的年龄阶段。也是个体从不成熟的儿童期、少年期走向成熟的成年期的过渡阶段。

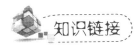知识链接

**青春期标准**

根据我国青年人在青春期的心理活动特点,他们达到心理健康应具备以下 6 个心理品质:

1. 智力发育正常,即个体智力发展水平与其实际年龄相称。
2. 有稳定的情绪,尽管会有悲哀、困惑、失败、挫折等,但不会持续长久。
3. 能正确认识自己,清楚自己存在的价值,有自己的理想,对未来充满信心。
4. 有良好的人际关系,尊重理解他人,学习他人长处,友善、宽容地与人相处。
5. 稳定、协调的个性,能对自己个性倾向和个性心理特征进行有效控制和调节。
6. 热爱生活,能充分发挥自己各方面的潜力,不因挫折和失败而对生活失去信心。

笔记

**（一）青年人的身心特点**

青年人的身心有以下的特点:生理发育和心理发展达到成熟水平;思维和认知语言能力成熟;情绪情感丰富强烈但不稳定;意志发展迅速;独立自主性日益增强;个性趋于定型,人格逐渐成熟;社会适应能力、价值观和道德观形成并成熟。

**（二）青年病人的心理反应**

青年人对疾病的反应较强烈,在无思想准备的情况下易产生以下心理反应:

1. **震惊** 青年正是人生朝气蓬勃的时期,对于自己突然患病这一事实会感到很大的震惊,会显得格外紧张、焦虑和不安。

2. **否认** 住院开始他们往往不相信医生诊断,不愿正视现实,担心被别人耻笑或歧视,否认自己得病,直到真正感到不舒服和体力减弱才逐渐默认。

3. **主观感觉异常** 一旦承认有病,青年人就会表现为主观感觉异常敏锐,而且富有好奇心,事事询问:为什么打这个针? 吃这个药? 病程多长? 有无后遗症等。有顾虑,他们担心疾病耽误自己的学习和工作,对自己恋爱、婚姻、生活和前途有不利的影响。有的青年不愿意把自己的病情告诉同事或同学。

4. **情绪不稳定** 青年人的情绪是强烈而不稳定的,有时欢快,有时忧郁或愤怒。从自信到自贬,从兴高采烈至消极失望,皆能在转瞬间有所改变,容易从一个极端走向另一个极端。他们对待疾病的反应也是这样的,倘若病情稍有好转,他们就盲目乐观,往往不再认真执行医疗护理计划,不按时吃药。但病程较长或因意外事故可能致残以及有后遗症的青年病人,又易于自暴自弃、悲观失望,情感变得异常抑郁而捉摸不定。由于疾病的巨大挫折,他们会出现严重的精神紧张和焦虑,甚至导致理智失控,产生自杀念头,发生难以想象的后果。

5. **孤独寂寞** 青年人活泼好动,住院后其活动将受到一定限制,周围没有熟悉的同学和朋友,又不能常和家人见面,会感到孤独和寂寞。

## 三、中年病人的心理特点

中年期一般指 35~60 岁,处于青年期和老年期之间。中年期是人生中相当长的一段岁月,人生的许多重要任务都是在这一时期完成的,是人生中贡献最大的时期。

**（一）中年人的身心特点**

中年人的身心特点是:心理能力的继续增长和体力的逐渐衰退。在这个时期,中年人体魄健全、精力充沛、心智成熟、知识经验丰富,善思考,能够综合分析与判断客观事物,有自己独特的见解,能灵活选择时机并决定努力的方向。情感趋于稳定,能够根据客观情境调控自己的情绪。意志耐受力强,能克服困难达成既定目标。此时人格基本定型,但由于肩负着家庭和社会重担,每天面临许多要处理和解决的问题,日常生活中承受着较大的心理压力等,心身健康受到严重影响。

**（二）中年病人的心理反应**

1. **精神压力大** 一般认为,中年是人生历程中最值得回首寻味的年代。在这个时期,中年人的社会角色比较突出,既是家庭的支柱,又是社会的中坚力量。当他们受到疾病折磨时,心理活动尤为沉重和复杂,他们担心家庭经济生活,牵挂着老人的赡养和子女的教育,又惦念着自身事业的进展和个人成就等,所以精神压力非常大。

2. **疑心重** 中年人在体力和精力上都达到了顶点,开始向老年期过渡,体力的减弱使人感到"未老先衰"。当所患的是病程较长、迁延不愈的疾病时,特别是疾病诊断不明确且又明显感觉到不舒服和体力减弱时,有些中年人常常怀疑自己得了不治之症,对医生的治疗和仪器检查疑虑重重。

3. 行为退化　中年病人可表现行为退化,以自我为中心,希望医护人员多照顾自己。兴趣转移,情感脆弱,好发脾气。有的自主神经功能紊乱,出现更年期综合征。

4. 理智感强　中年人的道德感、理智感和美感都比较成熟,对现实有自己的见解,自我评价明确,自我意识发展有较高的水平,对挫折的耐受力和疾病的承受力较强,他们能较好地配合治疗和护理。

5. 更年期综合征　更年期是从中年向老年过渡的阶段。处于更年期的中年人有其特定的生理特征从而导致特定的心理反应,如注意力不集中、记忆力下降、精神紧张、焦虑、烦躁、情绪低沉、易激动、抑郁、易疲劳、敏感多疑、任性固执等。处处表现出紧迫感,身体稍有不适,便四处求医。甚至病情严重时可表现为更年期精神障碍,如出现幻觉、妄想、悲观等。

## 四、老年病人的心理特点

老年期是人生过程的最后阶段。特点是身体各器官组织出现明显的退行性变化,心理方面也发生相应改变,衰老现象逐渐明显。由于各种变化包括衰老是循序渐进的,人生各时期很难截然划分。从医学、生物学的角度,规定60岁或65岁以后为老年期,其中80岁以后属高龄,90岁以后为长寿期。

### (一)老年人的身心特点

老年人不仅生理上衰老,对外界事物的认知能力也会下降,抽象思维能力、理解判断力,特别是近事记忆力都有所减退。习惯性心理十分牢固,人格特征突出定型化,表现为刻板、固执。工作和生活环境的变化,常常会影响老年人的情绪状态,影响老年人的身心健康。

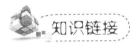

知识链接

#### 老年人 10 条心理健康的标准

1. 充分的安全感。
2. 充分地了解自己。
3. 生活目标切合实际。
4. 与外界环境保持接触。
5. 保持个性的完整与和谐。
6. 具有一定的学习能力。
7. 保持良好的人际关系。
8. 能适度地表达与控制自己的情绪。
9. 有限度地发挥自己的才能与兴趣爱好。
10. 在不违背社会道德规范的情况下,个人的基本需要应得到一定程度的满足。

### (二)老年病人的心理反应

1. 否认心理　多数老年人不服老,因而常拒绝承认患病的事实。尤其是一些主持家务的女性病人,生病后常逞强操劳以示无病,不愿就医治疗,以证实自己的能力和存在的价值;还有些老年病人由于害怕自己年老多病遭家人的嫌弃而拒绝承认有病,拒绝就医。

2. 疑虑、恐惧心理　老年病人对病情的估计多为悲观,对痊愈往往信心不大,尤其在经治疗一段时间疾病暂无好转的情况下,往往焦虑不安、疑心重重,胡思乱想;特别是当意识到病情较重而死亡有可能来临时,可出现恐惧、易激惹等情绪反应。

3. 自尊增强  老年病人一般自我中心意识较强,资历高,特别是那些在职时曾担任过领导职务的人,总希望得到医生、护士和周围病人的尊敬,喜欢别人恭顺服从,盼望亲朋好友的探望。一旦这种愿望受到别人的忽视,得不到满足,则表现出不耐烦、易激惹,或产生无能为力的自负心理。

4. 自卑、抑郁情绪  老年人住院后,突出表现为价值丧失感和老朽感。对疾病痊愈信心不足,总感到自己在世日子不会太长,如果住院时儿女照顾不周,或受人冷落,会认为因为自己是老人,别人嫌弃自己,自怜心理和疏离感会加重,表现为沉默寡言、心情沉重,甚至生气也不表露,产生自卑和抑郁的情绪。

5. 幼稚或退化心理  如有的老年病人表现天真,情绪波动大,喜怒无常;有的老年病人希望被重视、受尊敬,喜欢弘扬他们的功绩;有的老年病人在生活上表现懒散,表现对医务人员或家人的强烈依赖感;有的则小病大养,表现出病人角色强化行为。

6. 孤独、寂寞心理  一般老年人多喜欢安静,但由于他们失去了工作和他人交往的机会,特别是住院后,面对陌生的环境和人群,常感到孤独,希望家人、朋友前来探望,尤其在夜晚无人陪伴时,寂寞感显得更为突出,表现忐忑不安,加重了他们对疾病的顾虑。

7. 拒绝、依赖药物心理  有的老年人对药物很反感,害怕药物的副作用,或者对疗效不显著的药物拒绝服用,从而影响了治疗;有的老年人对某些药物特别偏爱,认为它是保证身体健康的灵丹妙药,不顾医嘱的要求甚至大剂量偷服;有的老年人又会认为贵的药物效果好,要求医生多开贵药。

8. 企盼、担忧心理  多见于经治疗基本痊愈即将出院的老年病人。由于医护人员的精心治疗和护理,病情好转,他们盼望早日出院与家人团聚,但同时又担心自己的病情出院后会反复,而害怕出院,内心矛盾重重。

# 第三节  不同病症病人的心理特点

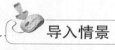 导入情景

**情景描述:**

孙女士,52 岁,母亲刚去世不久又被诊断为宫颈癌,因此非常消极和绝望。虽然医生告诉她早期宫颈癌手术预后很好,但她仍然想到了死,对未来感到无助,不愿意和人接触,无心上班,并不愿去医院再做检查和治疗。

**请思考:**

1. 病人患的是哪种类型的疾病?

2. 病人患病后出现了哪些心理反应?

3. 如果你是护士,你会如何帮助病人?

## 一、急性病病人的心理特点

### (一)急性病的概念

急性病(acute disease)指起病急骤、病情凶猛、发展迅速、症状较重的疾病。病人对患病缺乏足够的思想准备。

急性病病人的心理活动较为复杂。不同原因导致的急性病,其心理特点又各不相同。主要的原因有:意外事件、疾病突发、慢性病恶化和自杀未遂。

 笔记

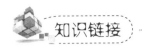

**知识链接**

**常见急性病**

1. 意外事件　如车祸、严重工伤事故、房屋倒塌、火灾、水灾、地震等。
2. 突发疾病　如霍乱、急性阑尾炎、心血管病、脑血管病、休克、大出血、高热、剧烈的疼痛等。
3. 慢性病恶化　如癌症晚期、肝硬化合并肝功能衰竭、慢性肾衰竭、心肺功能衰竭等。
4. 自杀未遂。

**（二）急性病病人的心理表现**

1. 焦虑、恐惧　多见于意外事件和疾病突发的情况。病情急，来势猛，缺乏心理准备可使病人情绪紧张，惊恐不安。一向认为健康的人突然患了心肌梗死或神志清醒的脑卒中，也会因过度恐惧而失去心理平衡；突然发生危及生命的疾病或事故，当病人意识到危险降临将要失去生命时，对家人甚至医务人员态度粗暴。

2. 敏感多疑、易激惹　多发生在慢性疾病急性发作或病情恶化的病人身上。这类病人长期经受病痛的折磨，机体处于衰竭状态，致使病人产生特殊甚至变态心理，如敏感多疑、易激惹。病人常通过观察医护人员的言行来揣测自己病情的严重程度。

3. 悲观、抑郁　此类心理反应也多见于慢性疾病急性发作或病情恶化的病人。此时病人认为自己的生命即将终结或因病痛折磨感到生不如死，对康复丧失信心，而无助、悲观、失望甚至绝望，往往表现为对检查不合作，对抢救不配合，对医务人员冷漠无情等。

## 二、慢性病病人的心理特点

**（一）慢性病的概念**

慢性病（chronic disease）一般指由生物、心理、社会多种因素综合致病，病因复杂、起病缓慢、病程较长，或由急性病转为慢性过程的疾病。

慢性病已成为危害人类健康的主要疾病，由此带来一系列慢性病病人的心理问题。

**（二）慢性病病人的心理表现**

慢性病因为起病缓慢、病程较长，所以病人在发病初期往往表现角色缺如；治疗过程中表现期望过高；随着病程和治疗的延续，病人又会表现出不同程度的挫折感，甚至产生悲观厌世心理。

1. 自卑与自责　由于疾病的长期折磨，慢性疾病常使病人丧失劳动力，使事业、家庭和经济等方面均有一定的损失，病人常感到自己是家人的负担和累赘，感到自卑和自责。又害怕被家人放弃，不良情绪与日俱增，表现为忧心忡忡、消极、悲观。

2. 孤独与抑郁　慢性病病人由于长期离开家庭、单位以及外界社会，日复一日地过着单调乏味的疗养生活，深感自己的社会能力下降，觉得被曾经的生活圈子遗忘，自信心和自我价值感下降，丧失治疗的信心和生活的热情，陷于悲观绝望情绪之中，焦虑、抑郁，产生孤独和无助感。

3. 脆弱易激惹　慢性病人长年累月受疾病折磨，容易形成不良心境。情绪极不稳定，经常会情感失控，表现为遇事易激动、爱发脾气、挑剔任性、情感脆弱、心烦意乱、常为小事发火、易哭泣。他们往往把患病看作是在受惩罚，从而感到委屈。

4. 猜疑与抗拒　慢性病病人因病情反复迁延，自身又缺乏医学知识，常因治疗不能立刻见效而怀疑治疗方案或治疗水平，胡乱猜疑；并且逐渐对医生缺乏信任，表现为要求其他

笔记

123

医生会诊、擅自到院外治疗、自行更换药物甚至抗拒治疗等不遵医的行为。

5. 角色强化与依赖习惯化  长期沉浸在病人角色中的慢性病病人,逐渐习惯并且长期依赖医务人员的治疗护理及他人的关心照顾,可从其病人角色中"继发性获益",易形成对"病人角色"的强化和习惯化心理,习惯依赖他人,这将妨碍疾病的康复。

## 三、手术病人的心理特点

### (一)手术的基本概念

手术(operation)以刀、剪、针等器械在人体局部进行的操作,是外科的主要治疗方法,俗称"开刀"。目的是医治或诊断疾病,如去除病变组织、修复损伤、移植器官、改善机体的功能和形态等。

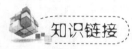 知识链接

**常见手术种类和特点**

手术病人的术前准备与疾病的轻重缓急、手术范围有密切关系。按照手术的时限性,外科手术可分为3种:

1. 急症手术  需在最短的时间内迅速施行的手术。病情十分急迫,要求准备手术的时间应尽量缩短,必须争分夺秒地进行紧急手术。例如,肝或脾破裂出血、绞窄性肠梗阻、硬膜外血肿、开放性骨折等。

2. 限期手术  施行手术时间虽然尚可选择,但应在尽可能短的时间内做好术前准备,不宜过久延迟的手术。例如,胃癌、乳腺癌等各种恶性肿瘤的根治术,或十二指肠溃疡并发幽门梗阻准备行胃大部切除术等。

3. 择期手术  施行手术的时间不影响手术效果,可在充分的术前准备后选择合适时机进行手术。例如,良性肿瘤切除术及腹股沟疝修补术等。

手术是一种应激刺激,是一种创伤性的治疗手段,易导致病人产生一系列的心理反应。特别是手术前、等待麻醉和手术期间,这些心理反应最终可影响到手术效果。

### (二)手术前病人的心理反应

1. 焦虑与恐惧  大多数病人对手术及麻醉缺乏正确的认识,所以容易产生不同程度的焦虑、恐惧、紧张等情绪反应。害怕手术引起剧烈的疼痛、不适,担心术中出血过多、发生麻醉意外、手术失败而留下后遗症,甚至担心有死亡的危险,因此产生恐惧心理,甚至不能配合手术。

2. 依赖心理  病人渴望技术高明的医生为自己做手术,这也是一种择优心理,他们期待护士尽力竭力照护自己,因而对医生、护士往往产生依赖心理。

3. 自责心理  多数病人担心自己的疾病会给亲属、子女造成挫折,给他们增加经济或其他方面的负担等。

### (三)部分病人手术中的心理特点

这期间,恐惧和担忧情绪是突出问题。主要是对手术过程的恐惧和对生命的担忧。局部麻醉和椎管内麻醉,让病人始终处于清醒状态,虽然他们看不到手术的情况,但注意力高度集中于手术过程的各种信息上,尽力去听、去猜测,会根据实施手术医护人员的谈话,来推测自己的病情严重程度以及手术进展顺利与否。总之,术中的微小变化都可能影响病人的心理状况。

### (四)手术后病人的心理特点

1. 短暂喜悦  病人手术后随原发病的解除和安全渡过麻醉及手术,在正常状态下常会

 笔记

出现疾病痛苦解除后的一种轻松感觉。尤其是大手术或疑难手术后的病人,一旦从麻醉醒来,当获悉手术成功,不再受病痛折磨或死亡威胁时,会感到再生后的惊喜。

2. 谵妄 手术所致创伤、失血、电解质紊乱、继发感染及内分泌障碍等,均可导致病人出现术后谵妄。轻者仅表现为理解困难、定向不全、应答缓慢、近期记忆障碍;重者则激动不安、伴随幻觉、恐惧感,有被害妄想,甚至可发生意外或伤人。

3. 烦躁、抑郁 手术对脏器组织的破坏或丧失,使病人负性情感增强。手术初期由于伤口疼痛、身体虚弱,会出现情绪烦躁、心境不佳。手术后期疼痛减弱、烦躁逐渐平息,转而出现忧郁反应,对周围事物不感兴趣。

4. 角色行为强化 有些病人因为手术刺激,强化了"病人角色",可出现心理退化现象,表现为疼痛反应极为强烈,疼痛时间延长,对各种不良刺激的耐受性降低等。

5. 担忧心理 也叫猜疑心理,手术效果如何,是术后病人主要担忧的问题,因而敏感度增加。可是由于对手术的认知不足,病人常常把术后不适感作为判断手术是否成功的臆想标准,对疾病预后不客观的怀疑、猜疑,产生沮丧、埋怨、憎恨等心理。严重时可导致少数病人长期遗留心理障碍而不能恢复正常生活。

6. 投射心理 急性外伤手术后,随手术后时间的延迟,可能出现反应淡漠、无欲状、紧张、恐惧、悲痛、悔恨,甚至绝望心理。

7. 缺失与阉割心理 特殊手术可能出现缺失心理,如中年男子前列腺手术后,可能引起性功能障碍和性心理障碍;生殖器官切除术后的病人可能产生阉割心理;女性乳房根治术后常引起抑郁情绪;截肢后常有幻肢症或幻肢痛;颈部手术后可能出现失音和语言障碍等。

## 四、传染病病人的心理特点

### (一)传染病的概念

传染病(infectious diseases)是由各种病原体引起的能在人与人、动物与动物或人与动物之间相互传播的一类疾病。

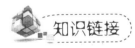 知识链接

**传染病种类**

中国目前的法定传染病有甲、乙、丙3类,共39种。

一、甲类传染病

包括:鼠疫、霍乱。

二、乙类传染病

包括:非典型肺炎、艾滋病、病毒性肝炎、脊髓灰质炎、人感染高致病性禽流感、麻疹、流行性出血热、狂犬病、流行性乙型脑炎、登革热、炭疽、细菌性和阿米巴性痢疾、肺结核、伤寒和副伤寒、流行性脑脊髓膜炎、百日咳、白喉、新生儿破伤风、猩红热、布鲁氏菌病、淋病、梅毒、钩端螺旋体病、血吸虫病、疟疾、甲型 H1N1 流感。

三、丙类传染病

包括:血吸虫病、丝虫病、包虫病、麻风病、流行性感冒、流行性腮腺炎、流行性和地方性斑疹伤寒、风疹、急性出血性结膜炎、手足口病,以及除霍乱、阿米巴痢疾、伤寒和副伤寒以外的感染性腹泻。

 笔记

### (二)传染病病人的心理反应

1. 自卑与猜疑 病人一旦知道自己得了传染病,立即在心理上和行为上都主动与周围

人划上一条界线,产生一定距离,自我价值感会突然降低,感到自己成了让人望而却步的人,被人瞧不起,因而感到自卑。由于疾病的传染性,有些病人对隔离防护措施不理解,对周围事物特别敏感,往往猜疑或曲解他人,如误认为护士怕脏不愿意接近自己,同事因工作忙没来探望就认为是和自己疏远。

2. 孤独与寂寞　同样由于疾病的传染性,传染病病人的活动会受到限制,与医务人员、家人和其他病人必须保持一定距离,不能经常与亲人和朋友见面,不能有正常的社交活动,病人往往会感到生活单调、无聊,产生被限制和孤独寂寞感,其思念亲人、渴望陪伴的心理比一般病人强烈。

3. 悲观与焦虑　传染病病人经常处于既渴望住院治疗又怕被其他传染病病人传染,既盼望见到亲人又担心亲人受到传染的矛盾心理中。许多传染性疾病所具病程长、难根治、反复发作等特点,易致病人产生急躁、悲观、敏感、猜忌等负性情绪反应。一些病人因为疾病的迁延、反复发作,担心治疗效果和病情恶化,从而变得越来越悲观和焦虑。

4. 回避心理　患传染病后,病人不仅要忍受疾病的痛苦,更难以忍受的是自己成了威胁他人的传染源。因此许多病人不愿与他人接触,也回避说出自己所患的真实疾病,竭力回避疾病名称,如把肺结核故意说成是"肺炎",把"肝炎"说成是"胆道感染"等,唯恐被人鄙视和厌恶。

5. 迁怒情绪　悔恨自己疏忽大意,埋怨别人传染疾病给自己,甚至怨天尤人,认为自己倒霉,出现迁怒、易激惹等表现。

## 五、恶性肿瘤病人的心理特点

### (一)恶性肿瘤的概念

肿瘤分为良性肿瘤和恶性肿瘤(malignant tumor),一般所说的癌即指恶性肿瘤。人们身体内所有器官都是由细胞组成,当身体内细胞发生突变后,它会不断地分裂,不受身体控制,最后形成癌症。癌症是100多种相关疾病的统称。

恶性肿瘤是危及人类健康和生命的最危险的疾病之一,是一种严重的心身疾病,恶性肿瘤确诊后对许多病人来说是一个严重的心理应激,同时恶性肿瘤的治疗如手术、放疗或化疗也会带来一定的负性心理反应。

### (二)恶性肿瘤病人的心理表现

1. 发现期　病人若发现患有恶性肿瘤即会产生极度恐惧心理和急于求证的焦虑情绪。表现为急于四处求医,奔波于很多医疗机构和医生之间进行检查。常常踌躇于是否为恶性肿瘤的两种冲突想法之间。这种矛盾心理状态可一直持续到获得疾病真相时为止。

2. 确诊期　一经确诊为恶性肿瘤,病人心理反应会出现以下表现:

(1)休克-恐惧阶段:此时病人的恐惧心理比发现期更进一步加剧,甚至"谈癌色变",认为被"判了死刑,缓期执行"。有些病人会出现心慌气短、惊恐万状、烦恼不安、悲伤痛哭、茶饭不思、逢人询问以求证实等。

(2)否认-怀疑阶段:病人从剧烈的心理刺激中平静后,接着开始怀疑诊断正确与否,到处求医,极力想否定恶性肿瘤的诊断结果,表现为心情紧张、坐卧不宁。

(3)愤怒-沮丧阶段:如果证实了恶性肿瘤的诊断,病人会变得愤怒、沮丧、易激惹,悲伤绝望心理,甚至有轻生的念头和自杀行为。愤怒的情绪也会导致一些攻击行为,如大发脾气、骂人摔物等。

(4)接受-适应阶段:随着时间推移,病人对这一痛苦的事实不得不逐渐接受和适应。情绪虽慢慢平静,但大多数不能恢复到发病前的情绪状态,长期表现出抑郁和悲伤,这些情绪反应可一直持续于整个治疗过程。

3. 治疗期　由于治疗的副作用或病情变化,病人的情绪也往往随之变化。手术治疗者由于手术创伤严重可出现缺失感,产生极大的心理压力;放疗和化疗者,由于严重的治疗反应和毒副作用,常陷入严重的"趋-避"式冲突中,顾虑重重,不宜解脱;治疗的挫折还会加剧情绪应激,如焦虑、绝望、悲伤,甚至产生中枢神经系统的功能障碍,如定向力障碍、幻视幻听、精神错乱、智能障碍、谵妄、嗜睡和人格改变等。

## 六、疼痛病人的心理特点

### (一) 疼痛的概念

疼痛(pain)是一种复杂的心理生理现象,是伴随着现存的或潜在的组织损伤而产生的一种令人不愉快的感觉和情绪上的感受,是机体对有害刺激的一种保护性防御反应。它是临床上许多疾病的常见症状,也是人们求医的常见原因。

### (二) 疼痛病人的心理反应

1. 恐惧、焦虑　常见于急性危重病人。疼痛往往不单独出现,它常常伴随有自主神经功能的紊乱,如恐惧、焦虑和精神抑郁等,这给病人及其家庭其他成员带来极大的痛苦和负面影响。

2. 无助、抑郁　常见于慢性疼痛的病人。当疼痛变成病人持久的"伴侣"时,常使他们感到无助,感到失去了生活的意义。慢性疼痛还造成社会问题,使病人的家庭解体、离婚率增加,他们排斥与亲友的交往,甚至自杀或危及社会。

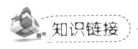知识链接

---

**癌性疼痛药物治疗的"三阶梯疗法"**

第一阶梯——非阿片类镇痛药:用于轻度癌性疼痛病人,主要药物有阿司匹林、对乙酰氨基酚(扑热息痛)等,可酌情应用辅助药物。

第二阶梯——弱阿片类镇痛药:用于当非阿片类镇痛药不能满意止痛时或中度癌性疼痛病人,主要药物有可待因,一般建议与第一阶梯药物合用,因为两类药物作用机制不同,第一阶梯药物主要作用于外周神经系统,第二阶梯药物主要作用于中枢神经系统,二者合用可增强镇痛效果。根据需要也可以使用辅助药。

第三阶梯——强阿片类镇痛药:用于治疗中度或重度癌性疼痛,当第一阶梯和第二阶梯药物疗效差时使用,主要药物为吗啡,也可酌情应用辅助药物。

---

## 七、器官移植病人的心理特点

### (一) 器官移植的概念

器官移植(organ transplantation)是医疗的一门新技术,是将健康的器官移植到另一个人体内使之迅速恢复功能的手术,目的是代偿受者相应器官因致命性疾病而丧失的功能。

### (二) 器官移植病人的心理特点

器官移植对于供者与受者都是重大的应激事件,都会产生心理问题。供者心理关注的是由于某脏器的缺失会降低自己生命的安全系数;受者则面临脏器生理排斥与心理排斥双重反应。生理排斥现象产生躯体不适,引起病人焦虑感。其心理反应可分为3个阶段。

1. 异体物质期　发生于脏器移植术后初期,受者常有"以损害他人的健康来延续自己生命"的内心感受。他们大多不能接受自己所面对的现实,即使了解到器官"供体"已死亡,仍觉得自己的生存机会是以他人的死亡为基础,从而陷入一种难以排遣的罪恶感,由此病人

笔记

会陷入深沉的忧郁与自责。有的病人厌恶自己依赖所讨厌甚至憎恶的人的脏器(真实的或想象的)而生存,从而导致病情恶化。有的病人关注有一种不属于自己的脏器进入体内,心理上会产生一种强烈的异物感,觉得这一脏器功能活动与自己的生理功能不相协调,自己身体的体像及完整性遭到了破坏。因此,担心自己的生命安全而恐惧不安,为自身脏器的丧失而抑郁、悲伤。

2. 异体认同期 进入认同期,病人的抑郁、恐惧等不良心理反应大为减少。此期病人的主要表现是,希望详细了解使他获得第二次生命的供者的全部历史、特征,一旦获得详情,受者就会极力模仿。

3. 异体同化期 进入同化期后,在认同的基础上,受者的人格特点可因供者的影响而发生戏剧性改变。如女性病人移植男性器官后,心理活动变得男性化;相反,男性病人人格也可女性化。

# 第四节 疾病各阶段病人的心理特点

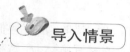 导入情景

**情景描述:**

梁先生,54 岁,是某建筑公司的高级工程师。最近因吞咽困难、胃部疼痛、血便到医院就诊,诊断为"晚期胃癌",住院期间疾病迅速恶化并出现肝转移,梁先生感到痛苦不堪并且悲观、抑郁、精神颓废,此生无望了。

**请思考:**

1. 此时梁先生的情况属于疾病的哪个阶段?
2. 此阶段梁先生的心理有哪些特点?

莱得勒(Lederer)认为生病过程是一个复杂的心理形成过程。她提出 3 个互相独立但又彼此重叠的接受疾病的时期,即疾病初期、疾病治疗期和疾病恢复期。

## 一、疾病初期病人的心理特点

**(一)疾病初期**

疾病初期指的是从健康到生病期。

**(二)病人的心理特点**

1. 放弃原来的社会责任。
2. 接受别人的帮助、诊断和治疗。
3. 与人合作以恢复健康。
4. 寻求适当的帮助。

此阶段适应良好的病人,能接受诊断和忍受治疗所带来的不适与限制,并定期就诊。相反,适应不良的病人,可能会否认生病、否认出现的症状,利用不明显的症状逃避责任,或来操纵别人。

## 二、疾病治疗期病人的心理特点

**(一)疾病治疗期**

疾病治疗期指的是接受生病期。此期始于病人接受生病的事实,且扮演病人角色的

 笔记

时候。

### （二）病人的心理特点

病人的行为变得以自我为中心，对周围其他事情的兴趣降低，因为需要依赖他人同时又怨恨此种依赖行为，情感显得矛盾，会特别注意身体上的一些变化。不适应性的行为包括放弃复原的希望、拒绝接受协助、对治疗怀疑、避免谈及自己的问题与感受及不能合作等。

## 三、疾病恢复期病人的心理特点

### （一）疾病恢复期

疾病恢复期是个体放弃病人角色，扮演健康人角色的时期。

### （二）病人的心理特点

病人随着体力的恢复而逐渐能独立，愿意协助自己，积极参加复健活动，可以多做一些决定，并逐渐增加对周围事物的兴趣，表示自己已在康复之中。不适应的病人行为会停留在第二阶段。

## 四、临终病人的心理特点

### （一）临终病人概念

**临终病人**（terminal patients）是指医学上已经判定在当前医学技术水平条件下治愈无望、估计在 6 个月内将要死亡的人。

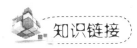知识链接

**临终病人的种类**

1. 恶性肿瘤晚期病人。
2. 脑卒中并危及生命疾病者。
3. 衰老并伴有多种慢性疾病、极度衰竭行将死亡者。
4. 严重心肺疾病失代偿期病情危重者。
5. 多器官功能衰竭病情危重者。
6. 其他处于濒死状态者。

### （二）临终病人的心理特点

临终病人由于疾病的折磨、对生的依恋、对死的恐惧以及对亲人的挂念等，使其临终心理活动和行为反应极其复杂多变，并且每个人接受死亡的心理状态又因个人的道德观、经济状况、教育及家庭等不同而各异，心理反应非常复杂。

1. 库伯·罗斯临终心理发展理论　1964 年，临终关怀心理学的创始人美国精神病学者罗斯（Ross）出版了《论死亡和濒死》一书，引起学术界的广泛关注和高度评价，此书被誉为 20 世纪医学发展的一个重要里程碑。后来，罗斯又发表了另一本具有重要影响的临终关怀心理学专著《死亡：成长的最后阶段》，提出了濒死和死亡为人的成长提供了最后机遇的理论观点。通过研究，罗斯认为临终病人心理发展大体经历以下 5 个阶段：

（1）否认期：这个阶段病人以否认与震惊为主。多数病人在得知患绝症后，感到震惊和恐惧，甚至出现木僵状态。对这个突然的"噩耗"极力否认和怀疑，不敢正视和接纳现实，不接受临近死亡的事实，认为"不是我，可能搞错了！不可能是真的！"认为检查有误或结果与

笔记

他人的混淆了。怀着侥幸心理,四处求医,希望先前的诊断是误诊。听不进对病情的任何解释,同时也无法处理有关问题或作出任何决定。这个阶段较短暂,可能持续数小时或几天,此时的病人尚未准备好去接受自己疾病的严重性。

(2) 愤怒期:这个阶段以愤怒情绪为主。病情趋于严重或自身疾病的坏消息被证实,否认难以维持,加上极大的病痛,经过各种治疗仍然无效,强烈的求生愿望无法满足,从而导致病人不满、愤怒和嫉妒等心理反应。通常病人把愤怒及怨天尤人的情绪迁怒于家属、挚友或医护人员,对周围一切都厌烦,充满敌意,甚至有攻击行为,不配合或抗拒医护工作,如拔出针头与导管以发泄愤懑,同时需求增多,以疏泄内心的痛苦。

(3) 协议期:这个阶段病人能够接受疾病的结局并有遵医行为。病人接受现实是延缓死亡的欲求,是人的生命本能和生存欲望的体现。在"愤怒"之后,病人开始适应和接受痛苦的现实,虽不能恢复到原来的情绪状态,但求生的欲望增强,与疾病抗争,想方设法延长生命和减轻痛苦,积极配合医护工作。渴望能找到灵丹妙药,或医学出现奇迹,使疾病获得好转,对未来充满希望。同时希望得到生理上舒适周到的护理,得到医护人员和家属更精心的关心照顾,获得短暂时间的身体舒适。

(4) 忧郁期:这个阶段病人以抑郁情绪反应为主。虽然病人积极配合治疗,但疗效仍不能令其满意,身体某些功能的减弱或丧失没有得以控制和康复,病情恶化,日渐衰弱,病人意识到死亡将至,存有的希望破灭,生的欲望不再强烈。另外,疾病带来的折磨、频繁痛苦的检查和治疗、经济负担愈来愈重等,使病人感到悲伤、沮丧、绝望,导致抑郁。处于抑郁心境的临终病人,有的沉默,对周围的事情漠不关心,讲话减少;有的深深地悲哀,哭泣;有的急于安排后事,留下遗嘱。但病人不愿孤独,希望得到家人及更多人的同情和安抚。

(5) 接纳死亡(接受期):如果临终病人得到了适宜的帮助,重要的事情已经安排妥当,并有足够的生存时间(排除突然死亡),他将进入一个崭新的心理发展阶段——"漫长旅行前的最后休息",等待与亲人最终的分离。病人表现为安宁、平静和理智地面对即将发生的死亡事实。对一切漠视超脱,冷静地等待生命的终结。

在临床上临终病人心理发展十分复杂,其所经历的过程是一种复杂的理性和情感状态,并且个体差异很大,所以根本无法预测。并不是每个临终病人都经历上述5个阶段,有的病人即使上述5种心理表现都存在,但其顺序也不尽相同,甚至有的临终病人心理发展会停留在某一阶段一直到生命的终点。

2. 帕蒂森临终心理发展两阶段理论　帕蒂森(Pattison)关于临终病人心理发展过程的理论是在威斯曼(Weisma)的晚期病人心理发展三阶段的模式的基础上提出的。

(1) 急性危机期:在这一期临终病人已经察觉到自己将面临死亡,其心理反应以焦虑为主,并且其焦虑水平将在这一期内达到峰值。临终病人的焦虑具体有以下5个特征:①情境压力和危机无法解决;②遇到的问题超越了个人所能应付的能力;③死亡威胁着自我实现的目标;④危机的发展随着心理防御机制的形成出现先上升后下降的趋势;⑤危机引发了未解决的其他心理冲突,危机具有复合性。

(2) 慢性生存-濒死期:这一期的划分是从个体意识到将要到来的死亡威胁到死亡发生阶段,此时临终病人的焦虑水平已逐渐降低,并且学会面对恐惧,逐渐接受濒死的事实。

(李姗姗)

**【难点释疑】** 临终病人心理发展大体经历以下 5 个阶段:否认与震惊、愤怒情绪、接受与遵医、抑郁反应、接纳死亡。但又不是绝对的,并且个体差异很大,所以并不是每个临终病人都经历上述 5 个阶段,有的病人即使上述 5 种心理表现都存在,但其顺序也不尽相同,甚至有的临终病人心理发展会停留在某一阶段一直到生命的终点。

**【课后练习】**

**A1 型题**

1. 以下不是病人角色特征的是
   A. 社会角色退化　　　　B. 自制能力减弱　　　　C. 求助愿望强烈
   D. 合作意愿增强　　　　E. 可以不需要医疗救助

2. 病人患病后常见的心理变化不包括
   A. 认知方面　　　　　　B. 表达方面　　　　　　C. 情绪方面
   D. 意志方面　　　　　　E. 人格特征方面

3. 以下不属于病人心理需要的是
   A. 被认识和被尊重的需要　　　　B. 对信息的需要
   C. 适当的活动和刺激的需要　　　　D. 对朋友爱心的需要
   E. 安全感和疾病康复的需要

4. 以下不属于病人角色适应偏差的是
   A. 角色行为强化　　　　B. 角色行为冲突　　　　C. 角色行为替代
   D. 角色行为消退　　　　E. 角色行为缺如

5. 以下不是儿童病人的心理反应的是
   A. 情绪稳定　　　　　　B. 注意力容易转移　　　　C. 分离性焦虑与恐惧
   D. 交流障碍　　　　　　E. 行为退化

6. 以下不是青年病人的心理反应的是
   A. 交流障碍　　　　　　B. 震惊　　　　　　　　　C. 情绪不稳定
   D. 主观感觉异常　　　　E. 否认

7. 以下属于中年病人的心理反应的是
   A. 皮肤饥渴　　　　　　B. 交流障碍　　　　　　C. 需要模仿与赞赏
   D. 注意力容易转移　　　E. 疑心重

8. 以下属于手术后病人的心理特点的是
   A. 回避心理　　　　　　B. 缺失和阉割心理　　　　C. 自卑心理
   D. 失助心理　　　　　　E. 习惯化心理

9. 以下不是慢性病病人的心理表现的是
   A. 投射心理　　　　　　B. 依赖心理　　　　　　C. 孤独心理
   D. 失助心理　　　　　　E. 自杀未遂

**A2 型题**

10. 汪先生,60 岁,因心绞痛急性发作被收入院。经抢救后症状缓解,但病人情绪紧张、惊恐不安,该病人目前的情绪最可能是
    A. 焦虑、恐惧　　B. 孤独　　C. 悲哀　　D. 抑郁　　E. 自卑

11. 秦先生,58 岁,因痛风发作被收入院,住院 1 周后症状缓解,医生嘱其明日出院,但其坚决不肯。该病人的主要心理问题是
    A. 焦虑　　　　B. 孤独　　C. 依赖　　D. 自尊　　E. 审慎

**A3 型题**

(12～13 题共用题干)

高先生,79 岁,肝癌晚期,肝区疼痛剧烈、腹水、呼吸困难,病人感到痛苦、悲哀,有轻生的念头。

12. 该病人所患疾病属于

    A. 急性病

    B. 慢性病

    C. 传染病

    D. 恶性肿瘤

    E. 器官移植疾病

13. 该病人的心理反应处于

    A. 忧郁期

    B. 愤怒期

    C. 协议期

    D. 否认期

    E. 接受期

**A4 型题**

(14～15 题共用题干)

孙女士,60 岁,胃癌晚期,近来病情日益加重,病人要求停止治疗,责骂护士,并且埋怨家属照顾不周。

14. 该病人所患疾病属于

    A. 急性病

    B. 慢性病

    C. 传染病

    D. 恶性肿瘤

    E. 器官移植疾病

15. 病人此心理反应属于

    A. 忧郁期

    B. 愤怒期

    C. 协议期

    D. 否认期

    E. 接受期

【实践体验】 在临床上,我们常能看到恶性肿瘤晚期的病人由于疾病的折磨,对生的依恋、对死的恐惧,以及对亲人的挂念等使其饱受煎熬,出现了很多消极的心理反应。

请写出你的体验:

1. 你来感受一下病人此时的情感体验。

2. 怎样判断病人此时所处的心理阶段?

3. 怎样给予病人最正确的帮助?

笔记

【问题解决】 曾女士,43 岁,在单位的体检中发现左乳腺增生严重,因平时工作太忙,没当一回事。近一个月左侧乳腺出现明显肿块,压痛明显还有乳头溢液,遂去医院检查。被确诊为"左乳腺癌",行左则乳腺切除术。目前,住院接受术后化疗,但效果不好,出现明显转移。病人一直处于"绝望"中,情绪低落,经常唉声叹气,对家人产生留恋、愧疚和牵挂之感。

请你分析:

1. 病人的情况属于疾病的哪个阶段?

2. 此时病人的心理属于临终病人的哪一个心理反应阶段?

3. 你应该对病人作出哪些恰当的言语和行为的帮助?

# 第八章 病人心理护理

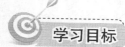

## 学习目标

1. 掌握心理护理的概念和原则。
2. 熟悉心理护理程序。
3. 了解影响心理护理质量的因素。
4. 学会心理护理计划的制订。

心理护理是整体护理的核心内容,心理护理的质量对护理质量的高低起着决定性的作用。因此,护理人员有必要掌握心理护理的有关理论和技术。

# 第一节　心理护理概述

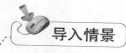

**情景描述:**

陈先生,30岁,公司职员,因车祸右腿截肢术后第5天。早上护士查房时,发现病人神情黯淡,护士与其交谈时没有精神,与护士没有目光接触,但表达了难以应对的感受。

**请思考:**

1. 该病人有可能出现了什么问题?
2. 此时护士应怎样对病人进行心理护理?
3. 心理护理应遵循的原则是什么?

## 一、心理护理概念

广义的**心理护理**(psychological nursing)是指护士不拘泥于具体形式、可积极影响病人心理活动和行为的切言谈举止。狭义的心理护理是指护士针对病人现存的和潜在的心理问题、心理需要及心理状态,运用心理学知识和技术给病人关怀、支持和帮助,以使病人达成最适宜身心状态的过程。

## 二、心理护理的目标

### (一)解决心理问题

通过建立良好的护患关系,实现有效沟通,使病人存在的不良认知、情感和行为逐步发生有益的改变。

134

**（二）提高病人及家属对疾病带来的变化的适应能力**

有些疾病并不能在短期内康复或给病人带来了无法逆转的改变,此时对病人及其家属进行心理护理的目标应放在调动主观能动性、增加促进和维护健康行为、提升生活质量,达到安适的状态。

**（三）促进病人人格的完善**

心理护理的最终目标是促进病人人格的完善与发展。包括:自我实现、自我接纳、增加自尊,提高自信心与个人完善水平,促进人际关系和满足需要的能力,获得现实的个人目标。

## 三、心理护理的原则

心理护理的原则应在心理咨询和治疗的原则指导下建立适用于心理护理实际的原则。

1. 平等原则 维护护士与病人之间的平等关系是心理护理有效实施的基础。护士不能把自己视为病人的施舍者,而需秉承真诚、平等、友善的态度对待病人。此外平等原则还体现在,护士应做到对病人一视同仁、公平对待。

2. 尊重原则 护士在进行心理护理时,应尊重病人的人格,真诚热情、措辞得当、语气温和、诚恳而有礼貌,使病人感到受尊重。切忌持轻慢、漠然、嘲讽的态度,伤害病人的自尊心。

3. 保密原则 护士对病人进行心理护理时常涉及病人的隐私,护士对此应承诺并执行保密。保密是对病人的尊重,也是建立良好护患关系、建立信任的基础,否则病人丧失了对护士的信任,心理护理将无法进行。但是,护士对病人应执行有限度的保密,如发现病人有自杀、自伤或杀人等想法时,护士应及时报告,不能帮助病人隐瞒。

4. 自我护理原则 根据奥瑞姆(Orem)的自我护理理论,护士应根据病人的自理需要和自理能力的不同而分别采取不同的护理体系,突出病人在疾病预防、诊治及康复过程中的主体作用,强调健康的恢复首先是病人自我努力的结果,从而满足病人自我实现的需要,良好的自我护理是心理健康的表现。因此,护士应帮助病人以平等的地位参与对自身的医护活动中,有助于满足病人的需要,并维持病人的自尊、自信。

## 四、心理护理与整体护理

**（一）整体护理理念**

整体护理是指以现代护理观为指导,以护理程序为核心,将临床护理和护理管理的各个环节系统化的工作模式。整体护理是一种护理行为的指导思想或称护理观念,是以人为中心,以现代护理观为指导,以护理程序为基础框架,并且把护理程序系统化地运用到临床护理和护理管理中去的指导思想,整体护理的目标是根据人的生理、心理、社会、文化、精神等多方面的需要,提供适合人的最佳护理。

**（二）心理护理与整体护理的关系**

1. 整体护理是通过心理护理体现的 以人为中心及满足病人多方面的需要的理念离不开心理护理。随着社会的进步,人们的心理压力增大,病人的心理问题必须与生理问题同等对待。因此,减轻病痛折磨给病人带来的心理压力、解决病人的心理困扰是非常重要的,心理护理在整体护理中处于核心地位。

2. 整体护理促进了心理护理的纵深发展 整体护理提出了以人为中心的理念,明确了护理的目的是使病人达到最佳的健康状态,在这种宗旨指导下,护士的心理护理意识、心理护理技能、心理护理效果都得到了显著提高。

3. 整体护理规范了心理护理的实施程序 运用护理程序的工作方法对病人进行心理护理,使心理护理的实施从过去的随意化、简单化及经验化逐步走向规范化、标准化及科学化。

4. 整体护理提高了心理护理的质量标准　整体护理强调病人的满意度是评价护理质量的重要标准。心理护理质量效果的评价由此也发生很大的变化,由传统的比较主观、模糊的经验性描述发展为当今的比较确定的、客观的、能被他人检验的科学化数据,提高了心理护理的质量。

# 第二节　心理护理程序

**心理护理程序**是护理程序在心理护理实践中的具体应用。使用护理程序的目的是为护士提供一个制订护理计划所需要的结构框架,对于做好临床心理护理工作具有重要指导意义,**心理护理程序包括**:心理护理评估、确立心理护理诊断、制订心理护理计划、实施心理护理计划、评价心理护理效果五个步骤。

## 一、心理护理程序的概念

心理护理是系统化整体护理的一个重要组成部分,心理护理程序是指按照护理程序的工作方法组织心理护理的过程,通过心理护理评估、心理护理诊断、心理护理计划、心理护理实施和心理护理评价五个步骤完成对病人的心理护理(图8-1)。

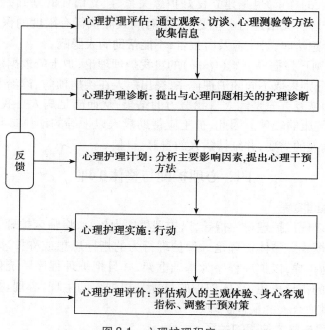

图8-1　心理护理程序

## 二、心理护理程序的步骤

### (一)心理护理评估

心理护理评估(assessment of psychological nursing)是心理护理程序的第一步,是通过有目的、有计划、系统地收集护理对象的资料,以发现和确认其心理问题的过程。

1. 心理护理评估的目的　建立基础资料,以后评估所得资料可以与基础资料相比较,以了解病人心理状况的变化及心理护理效果。此外,心理护理评估还为心理护理诊断的提出提供依据。

笔记

2. 心理护理评估资料来源　病人本人是资料的主要来源,此外与病人相关的人、其他医护人员及病人的健康档案资料等都是收集心理护理评估资料的来源。

3. 心理护理评估的方法　通常主要采用临床观察法、访谈法,如通过观察病人的表情、动作,倾听病人或其亲人的叙述等,收集反映病人心理状态的信息。条件许可时,还可使用个案分析法、心理测量法、现场实验法、问卷调查法等收集病人的心理资料。

4. 心理护理评估范围　护士在评估病人现存的或潜在的心理社会问题时,首先要收集信息,当发现问题存在于哪个范围时,可将评估聚焦于该范围,称为聚焦性评估。对刚入院的病人,初次心理护理评估应包括下列内容:

（1）基本资料:包括职业、教育程度、婚姻状态等。

（2）病人对健康状况的感知:病人及家属对疾病和疾病带来的潜在威胁的不客观的感知可在其言行中反映出来。这方面信息也能提示其他功能状况,包括思维功能、对疾病的应对能力、角色紊乱、人际关系改变及人格改变等。心理防御机制中的否认机制往往在疾病的初期反映出来,在评估中可以观察病人是否存在否认。

（3）营养与代谢:食物与液体摄入方面的信息是帮助识别焦虑和抑郁情绪的重要临床症状之一。

（4）排泄功能:负性情绪常伴有自主神经功能改变,改变正常排泄方式。焦虑、恐惧、适应不良和无效应对常引起腹泻或尿频,抑郁则常出现便秘。

（5）意志活动水平:如果病人在近期出现了持续的活动量减少、沉默寡言、疲惫无力、自信心不足,应高度警惕抑郁情绪,严重的抑郁情绪会增加住院和治疗的困难。

（6）睡眠与休息:了解病人正常睡眠习惯和近期睡眠的变化。心理因素,尤其是情绪变化可以影响睡眠方式和质量的改变,甚至导致睡眠障碍的发生。

（7）感知和认知:包括定向力和意识水平、仪表与行为、语言沟通、思维过程、记忆等。

（8）自我认知:主要评估病人认识和评价疾病对个人与家庭影响的信息,能帮助识别相当多的实际存在的或潜在的心理社会诊断。自我认知评估中需收集的资料包括信任、自尊、身体形象、控制感、丧失、内疚、亲密关系等。

（9）角色关系:包括病人的人际关系模式、家庭情况、沟通方式等。

（10）承受应激能力:包括病前一年应激水平、正常的应对能力、社会支持水平等。

**（二）心理护理诊断**

心理护理诊断(diagnosis of psychological nursing)是在心理评估的基础上对所收集的资料进行分析,从而确定护理对象的心理健康问题及引起心理健康问题的原因,是护士为达到预期结果选择心理护理措施的基础。

目前北美护理诊断协会(NANDA)定义的201条护理诊断中,大部分的主要病因是心理社会因素。要选择适当的护理诊断,护士首先应该真正理解每条诊断的含义。例如,护理诊断中的"防卫性应对"是指为了防卫所感知的潜在威胁以积极自卫,在这种自我保护形态的基础上,个体反复地作出错误的正面的自我评价。其次,护士应正确使用提出护理诊断的依据。如护理诊断"防卫性应对"的诊断依据有:自以为是;对失败进行合理化解释;对轻视/批评高度敏感;否认一些明显存在的问题/弱点;把错误/责任归咎于他人;以居高临下的态度对待别人;不随从或不参与处理或治疗;敌视或嘲笑他人;很难实事求是地检验感知;难以与他人建立/维持关系。一个病人可能有多个心理护理诊断。

在书写心理护理诊断时可以采用PES公式:问题(P)、症状和体征(S)、相关因素(E)。其陈述方式可分为:

1. 三部分陈述　采用PSE陈述,包括健康问题、症状和(或)体征、相关因素,多用于现存的护理诊断。

例如,范先生,70岁,农民。左小腿腱鞘囊肿切除术后第6天,被告知2天后拆线,病人不时询问亲属及护士拆线是否疼痛,不时观看、抚摩切口,饭量减少,对周围环境的反应有些心不在焉,坐立不安,血压升高,脉搏增快,与护士交谈中反复诉害怕拆线疼痛。

护理诊断:焦虑:与缺乏切口缝合知识有关。

焦虑　审视、坐立不安、血压升高,脉搏增快　与缺乏切口缝合知识有关
（P）　　　　　　（S）　　　　　　　　　　　　　（E）

2. 两部分陈述　常用 PE 陈述。常见于有危险的护理诊断。

例如:李同学,男,8岁。因诊断"大叶性肺炎"收住院治疗。父母均在国外,由72岁外祖母照顾,家离医院较远,每天奔波,使外祖母感到力不从心。

护理诊断:照顾者角色困难:与年龄大、被照顾者需照顾时间长有关。

照顾者角色困难　与照顾者年龄大,被照顾者需照顾时间长有关
（P）　　　　　　　　　　（E）

3. 一部分陈述　采用 P 陈述。健康的护理诊断为一部分陈述型。例如:

有家庭应对增强的趋势
（P）

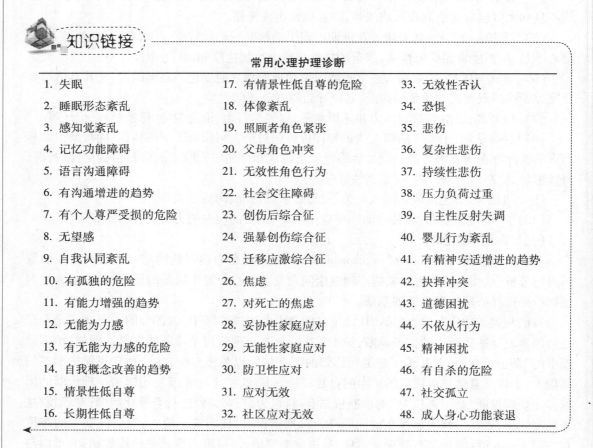

**知识链接**

**常用心理护理诊断**

| | | |
|---|---|---|
| 1. 失眠 | 17. 有情景性低自尊的危险 | 33. 无效性否认 |
| 2. 睡眠形态紊乱 | 18. 体像紊乱 | 34. 恐惧 |
| 3. 感知觉紊乱 | 19. 照顾者角色紧张 | 35. 悲伤 |
| 4. 记忆功能障碍 | 20. 父母角色冲突 | 36. 复杂性悲伤 |
| 5. 语言沟通障碍 | 21. 无效性角色行为 | 37. 持续性悲伤 |
| 6. 有沟通增进的趋势 | 22. 社会交往障碍 | 38. 压力负荷过重 |
| 7. 有个人尊严受损的危险 | 23. 创伤后综合征 | 39. 自主性反射失调 |
| 8. 无望感 | 24. 强暴创伤综合征 | 40. 婴儿行为紊乱 |
| 9. 自我认同紊乱 | 25. 迁移应激综合征 | 41. 有精神安适增进的趋势 |
| 10. 有孤独的危险 | 26. 焦虑 | 42. 抉择冲突 |
| 11. 有能力增强的趋势 | 27. 对死亡的焦虑 | 43. 道德困扰 |
| 12. 无能为力感 | 28. 妥协性家庭应对 | 44. 不依从行为 |
| 13. 有无能为力感的危险 | 29. 无能性家庭应对 | 45. 精神困扰 |
| 14. 自我概念改善的趋势 | 30. 防卫性应对 | 46. 有自杀的危险 |
| 15. 情景性低自尊 | 31. 应对无效 | 47. 社交孤立 |
| 16. 长期性低自尊 | 32. 社区应对无效 | 48. 成人身心功能衰退 |

### （三）心理护理计划

心理护理计划(planning of psychological nursing)是针对心理护理诊断提出的护理问题而制订具体措施,是护士直接对护理对象实施心理护理的行动指南。计划的内容及步骤应包括:决定心理护理诊断的先后顺序,制订预期目标,制订心理护理措施,形成书面材料。

1. 心理护理诊断排序　按照护理诊断的排序原则优先解决危及病人生命的问题。但

笔记

在心理护理诊断中,此类问题并不多见。因此可以考虑优先解决病人主观迫切需要解决的问题,或者按照马斯洛需要层次理论给心理护理诊断排序,优先解决低层次需要的问题。

2. 制订预期目标　预期目标是指病人接受心理护理措施后期望能够达到的状态或行为的改变,是评价心理护理效果的标准。护士应与病人共同制订心理护理的目标,包括短期目标和长期目标。心理护理的短期目标是指在几小时或几天内能达到的目标(一般 1 周以内);心理护理的长期目标是指相对较长时间内才能实现的目标(一般超过 1 周)。目标陈述必须包括具体日期甚至时间,为确定评价时间提供依据;目标所描述的行为标准应具体,可观察、可测量、可评价,避免使用含糊、不明确的词句,如了解、增强、正常、尚可等。例如,“焦虑程度降低”,应根据具体情况描述为“1 周内病人 SAS 测验标准分低于 50 分”。

3. 制订心理护理措施　制订心理护理措施时,应遵循如下原则:

(1) 与医疗和其他护理工作协调一致,不发生冲突。

(2) 针对心理护理诊断与预期目标制订心理护理措施,体现个体化的心理护理服务。

(3) 心理护理措施必须明确、具体、切实可行,考虑病人的病情和耐受能力,使病人乐于接受。

(4) 鼓励病人及家属参与心理护理措施的制订过程,有助于他们理解心理护理措施的意义和功能,更好地接受、配合心理护理活动,从而获得最佳的心理护理效果。

4. 撰写心理护理计划　心理护理计划成文为护士实施心理护理提供指导,并可作为评价心理护理工作的依据。

**(四) 心理护理实施**

心理护理实施(implementation of psychological nursing)是指为实现心理护理目标,执行心理护理计划,解决护理对象心理问题的过程。所有提出的心理护理诊断都要通过实施各种心理护理措施来得到解决。下面列举几个常见心理护理诊断的护理措施。

1. 恐惧　护士对病人的恐惧可以实施的心理护理措施有:

(1) 对可能的原因进行评估:病人感到威胁,如不熟悉的环境,生活方式的改变(结婚、退休、工作变动),生理方面的变化(功能障碍、妊娠)等;病人受到了侵犯;自尊受到威胁;可能有感觉障碍,对危险性刺激的感知是错误的;与年龄有关的恐惧。

(2) 设法减少或消除引起恐惧的因素

1) 对环境不熟悉的病人:利用简单的解说使病人熟悉环境,注意说话应缓和而平静;除去有威胁性的刺激,避免突然地和可能引起疼痛的刺激;环境光线柔和,可放轻音乐;尽量按照原来的规律制订每天的计划;提供一些能象征安全的物品,如家中的一件物品;鼓励病人逐渐熟悉所处环境。

2) 在病人受到侵犯时:让病人离开刺激;与病人在一起直到恐惧消失,可倾听他诉说或保持安静;在他能忍受时可进行抚摸,有时紧紧抱住病人有助于保持镇定;随后还要经常而持续地与他保持联系,可要求家属与其他亲人和病人在一起。

3) 对自尊有威胁时:用病人喜好的方式帮助他运用适应机制(有人喜欢细微的具体帮助,有人喜欢原则性的一般说明);鼓励病人表达自己的感受,如无助感或愤怒,并对他所表达的感觉给以反馈,如对他的正确估计予以支持;反复强调病人的能力和优点,而不着重于他的缺点和功能障碍部分;鼓励病人应面对恐惧,并鼓励应用正常的应对机制,及时给以正反馈;尽量提供机会由病人自己对现状做决定,帮助他列出可能解决问题的各种方案,并协助他分析各方案的优缺点,以便作出决策。

4) 感知有错误时:对能反映真实情况的反应进行表扬;用直接而明确的方式进行提问,如“你觉得疼吗?”,“这样提问是否使你感到不安?”,以澄清问题;鼓励病人提供具体的内容而不是一般化的情况,如“你说他们要伤害你,你指的他们是谁?”;提供一些能纠正他的错觉

139

的信息,如告诉他,"他们不会伤害你,那只是一个影子,不是坏人。";提供一个没有威胁气氛且富于感情的环境。如护士尽量固定以加强舒适和熟悉程度,对可能发生的情境进行预测,在环境可能有变化时提前通知。

（3）进行健康教育和指导:教给病人如何解决问题,应先找出问题所在,谁或什么应负责任？有哪些解决问题的方法？各种方法的优点及缺点是什么？把控制恐惧的方法教给病人,告诉病人哪些方法可以用来转移情感以分散恐惧的强度,如对害怕黑暗的儿童可给他一个手电筒随身携带以减轻恐惧;术前病人可预先告诉他将发生些什么(麻醉和手术的大致过程),特别是会有什么感觉,以及说明如何对付就可以减轻恐惧和消除不良反应。如在手术后的呼吸锻炼可以避免恐惧和减轻身体的反应;介绍一些能增加舒适和松弛的方法,如读书、听音乐、呼吸练习、放松训练、瑜伽、冥想等;介绍一些有关的社会组织,可让病人参与活动或咨询。

2. 焦虑　护士对病人的焦虑可以实施的心理护理措施有:

（1）帮助病人降低焦虑水平:评估焦虑水平;提供安全和舒适,如陪伴病人,不再向病人提出任何要求,或要求他做决定,认同病人当前的应对方式(如允许他来回踱步,谈话或哭泣),不与病人就他所采取的防卫性行为或合理化行为进行辩论,谈话时语速缓慢,态度和蔼,护士注意自身的忧虑,表示出对病人的理解和同情,明确表示解决问题的途径一定会找到,尊重病人,允许他保留自己的天地;减少对感官的刺激,如环境安静,光线柔和,提问简明扼要,给予简洁明确的指导,着重当前的问题,限制他与其他具有焦虑的病人或亲属接触,对有过度换气的病人指导其进行深而慢的呼吸,指导放松,必要时可建议医生给予对症治疗的药物。

（2）对病人进行教育:当焦虑程度降低到病人有利于学习的时候,帮助病人认识他们的焦虑,学习解决问题。鼓励回忆和分析在相似情况下,用于取代焦虑的方式;假如防卫机制失败,探索可供选择的各种行为;指导教育病人,当应激情况无法避免时,选择有效的方法以中断焦虑,如仰视、控制呼吸、垂肩、缓慢地思考、改变说话的语音、允许自我发泄的方法(如大声叫喊)、活动锻炼。

（3）减少或消除不利的应对方式:减少抑郁和退缩性行为;减少暴力性行为;面对否认情况时,可以为病人创造一个富有感情色彩,充满理解和同情性的气氛,重点帮助病人解决当前焦虑,适当将实际情况告诉病人,对其进步予以肯定;在出现无器质性病变的躯体症状时,可鼓励表达感觉,在症状消失时要给以正反馈,注意倾听病人的主诉,鼓励他对外界发生兴趣,避免对每一个主诉都提供照顾,要适当加以限制,例如:当病人诉说头痛,要求用药或请医生时,可婉言拒绝,但要提供一些其他的方法,如指导放松疗法等。

（4）进行健康教育:对慢性焦虑和应对机制紊乱的病人,应进行持续的心理治疗;用非医学术语和病人易懂的词语,对疾病和处理进行指导,要反复解释,因为焦虑会影响学习;指导病人维持健康的方法,如营养和锻炼;指导使用放松和解决问题的方法;提供处理紧急情况的措施,如热线电话、心理咨询中心。

3. 应对无效　与抑郁反应有关　护士对病人的抑郁可以实施的心理护理措施有:

（1）建立良好护患关系:花时间陪伴病人,提供支持性的伙伴关系,表达真诚和移情;避免过分取悦安慰或使用"一切会好的"词句。要鼓励病人表达感受并表示理解他。对病人认为自己无用的表示不要争辩或用"你怎么能这么说,要看到你一生中有成就的事情。"这样的话来劝说。要给予实事求是的评价;要善于等待,允许病人用较多的时间来作出反应。

（2）评估病人状态并给予适当干预:要注意病人的自杀可能,严重抑郁和(或)自杀者往往需要住院治疗,并对环境进行控制;协助病人修饰、卫生和维持营养,以及对一些问题的

笔记

决策;随着抑郁的消除,个人解决问题的能力和应对行为会逐渐增加,此时应让病人参与各种活动,不能任其退缩。

（3）协助病人培养解决问题的对策:让病人描述以前遇到的冲突及其解决办法的基础上鼓励病人对自己过去的行为进行评价;同病人讨论可能的各种方案;协助病人明确不能直接控制的问题,并帮助他采取减少应激的活动,以达到控制的目的(如通过制订训练计划来练习瑜伽);鼓励病人采取有效的应对行为,对病人以往的有效应对行为给予肯定和支持,并给出各种选择方案,鼓励病人进行尝试,但要注意不替病人做决定;动员病人逐渐增加活动,向病人强调积极主动地消除抑郁的重要意义,告诉病人抑郁使人失去动力,要消除抑郁必须采取有意识的自主行动。帮助病人确认并采取曾经令其愉快但已被忽视的活动,如个人修饰或穿着、逛街购物、娱乐活动、健身运动、演奏乐器、美术制作等;寻找培养个人成就感和自尊感的方式,可安排时间进行一些娱乐活动,找个助手来分担一定的责任和任务,学会分解问题,并善于学习和运用应激调控方法;充分利用他人的情感支持,同那些经受同样挑战以及能理解你处境的人建立联系和友谊,与有同感者分享个人的感受和彼此的关心;选择最佳的支持系统,能够允许情感发泄并从中获得快慰。

（4）适当协助病人应对癌症的诊断:与病人一起不断讨论不同癌症诊断的含义、疾病的性质、病程,有关诊断和治疗的意义及副作用,疾病的预后,癌症对家庭关系、职业和娱乐活动可能产生的影响;与病人分析讨论可供帮助的资源;尽量使病人住在家里,改善病人的自理能力,增进自尊,减低无力感;增强病人的信心,同病人及家属制订现实的目标,让病人了解癌症不等于死亡,介绍治疗控制成功的案例;鼓励病人表达情感,表现出移情;介绍病人参加癌症俱乐部,与病情类似而控制较好的病友建立联系,交流彼此的感受及有效的控制方法;指导病人进行情绪调控;协调各专业人员的行动,为病人提供良好的服务和连续的照顾。

（5）进行健康教育:指导病人学习放松,每天进行 15~20 分钟的放松训练。

4. 慢性疼痛　护士对病人的疼痛可以实施的心理护理措施有:

（1）对能降低疼痛耐受性的因素进行评估:这些因素包括怕别人不相信、缺乏知识、恐惧、疲劳或生活单调等。

（2）减少或去除使疼痛加强的因素

1）病人怕别人不相信:护士应专心倾听病人讲述疼痛的情况并告诉病人你相信他的确疼痛;评估病人疼痛的强度,与病人共同确定用什么方法来减轻疼痛的强度;评估家属如何对待病人的疼痛,或处理方法是否有错误的概念,与家属讨论可以引起疼痛加重(如疲劳)或减轻(如分散注意力)的原因;鼓励病人家属要暗中给以关怀,因为有时过多的注意会令某些病人利用他的疼痛进一步提出要求;鼓励家属要在病人无明显疼痛时也要给以关心。

2）病人知识缺乏:将已知的疼痛的原因给病人说明,将疼痛可能持续的时间告诉病人,让他心中有数;在做一些诊断性检查前,应将详细步骤和大概需要多长时间告诉病人,允许病人观看或抚摸有关设备以解除顾虑。

3）病人有恐惧:病人怕药物用时间长了会逐渐失效,应说明药物的耐受性问题;病人怕成瘾时,应说明若能正确用药是不容易成瘾的,以及药物的耐受性与成瘾是有区别的;病人怕在疼痛时失去控制,则应对他进行个别帮助,最好固定护士进行照顾,允许病人表达他的痛苦感受,并对他能较好地忍受疼痛进行表扬。

4）生活单调:向病人和家属说明单调的生活会加强对疼痛的注意,以及在进行止痛疗法时采用分散注意力的作用;强调每个人的疼痛能被分散的程度与所存在疼痛的强度无关;在进行一些可引起疼痛的操作时,可教病人使用分散注意力的方法,如有节奏地呼吸,自己默默数数等,听音乐也有效,并可在疼痛加剧时加大音量;若病人必须卧床,应尽量将室内布置美观,给病人提供音乐、电视或其他合适的娱乐项目;在家休养的病人,应鼓励他每天计划进行一种活动,最好是户外活动。

（3）处理并发的抑郁情绪:协助病人及家属设法减轻抑郁对其生活方式的影响,如鼓励病人和家属主动说出其困难处境,仔细倾听,向病人和家属说明抑郁和慢性疼痛之间互相影响的关系。

（4）帮助病人使用无创性止痛措施:使用无创性止痛措施前应考虑病人是否有参与的愿望、参与的能力、爱好与习惯、其他人的帮助、费用及方便程度;把各种方法及有效的原理告知病人及家属;对每一种方法进行具体指导,如放松训练、皮肤刺激疗法（冷敷、热敷、按摩、加压、震动等）、分散注意力等,此外还有瑜伽、气功、生物反馈等。

（5）协助家属对病人的疼痛作出最佳反应:家属对病人的疼痛既不能置之不理,也不能过分关心和焦虑,这样都可能会增加疼痛;家属应承认病人确有疼痛,与医护人员协商选择并正确使用止痛剂,不要怕成瘾,但要注意避免副作用;指导家属采用一些无创性的止痛措施;提供机会让家属表达他们的恐惧和困惑,以及处境的困难。

**（五）心理护理评价**

心理护理评价( evaluation of psychological nursing )是对病人接受心理护理后产生的认知、情绪和行为变化的鉴定和判断。护理评价虽然是护理程序的最后一步,但实际上病人的变化是随时发生的,因此护理评价应是贯穿整个心理护理的全过程。

1. 心理护理评价方式　包括护士评价、病人自评,可以采用观察法、访谈法、测验法等各种主客观方法进行评价。

2. 心理护理评价的内容　包括评价心理护理的目标是否实现,分析问题的原因,心理护理的实施过程评价,评价心理护理计划、重新调整计划并实施。

# 第三节　影响心理护理质量的因素

心理护理质量的高低受多方面因素的影响,本节主要从护士的人文素质、病房环境、人际关系、诊疗技术等方面对此做一探讨。

## 一、护士的人文素质

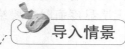

**导入情景**

**情景描述:**

彭先生,65 岁,退休大学教授。早上找到护士长投诉,病房内一名实习护士向彭教授询问病史时问:"你几岁了?"彭教授对该名实习护士的措辞非常生气,因此拒绝接受该护士为其进行其他方面的护理服务。

**请思考:**

1. 引起此次护患关系障碍的原因是什么?

2. 影响心理护理质量的常见因素有哪些?

3. 良好的沟通技巧对心理护理的实施有什么重要作用?

4. 护患间有效沟通的技巧有哪些?

人文素质是人对生活的看法,人内心的道德修养,以及由此而生的为人处世之道。护士的人文素质水平对心理护理的质量有着最直接的影响。心理护理工作中应遵循的原则与理念均与护士高水平的人文素质密不可分,如人道主义原则、人本主义原则、尊重与平等原则等。

但我国多年来护理教育课程设置中缺少社会科学和人文科学的内容。为了提高心理护理质量,护士应在人文知识、人文思想、人文精神等方面得到必要的训练,如文学知识、政治知识、法律知识、艺术知识、哲学知识、宗教知识、道德知识、语言知识,学会用人文方法思考和解决问题,形成人文精神。护士人文素质的形成主要还依赖于后天的人文教育。

## 二、病 房 环 境

### (一)隐私性

心理护理过程中,可能会涉及一些个人隐私,病人不希望其他无关人员在场,否则会影响其表达及开放程度。因此,护士要考虑环境的隐私性是否良好。

### (二)噪声

嘈杂的环境可影响心理护理的有效进行。如护士在进行心理护理时,电话铃声不断或室内外人员嘈杂都将影响护患双方对沟通的投入程度,而使心理护理无法深入,达不到应用的效果。因此护士在与病人进行交流前应尽量排除一些噪声源,选择安静的交谈环境。

## 三、人 际 关 系

### (一)护患关系概述

护士与病人之间的关系称护患关系,护患关系是在特定条件下,通过医疗、护理等活动与病人建立起来的一种特殊的人际关系。这种关系是帮助与被帮助的关系,是工作需要的治疗性关系,是一种专业的互动关系。有效的心理护理需要以良好的护患关系做基础,相互信任、相互尊重的关系才能使病人向护士敞开心扉,接纳护士的心理护理。

建立良好护患关系应充分考虑到护患双方不同的文化、价值观及人格的差异,护士应在其中灵活应变,采取不同的方法处理护患关系。建立良好的护患关系护士应努力做到以下几点:①能够尊重病人并倾听病人;②使病人舒适但避免过分地情绪投入;③坦诚能给予和不能给予病人的帮助;④接受病人正当的批评;⑤避免不正当地使用职权。

### (二)护患冲突

人和人之间由于经历的差异、价值观的差异、角色的差异、人格的差异而使冲突存在于各种人际关系中。冲突可以提高组织成员的参与意识,激发成员的积极性、主动性、创造性和责任感,但是也可以激起人们紧张、焦虑、愤怒的情绪,乃至从言语中伤到肢体冲突。护患关系中也存在各种原因所导致的冲突,冲突的发生直接破坏护患关系,导致心理护理无法达到预期效果其或无法实施。护士应妥善处理护患间的冲突,避免护患关系受损。常见的护患冲突原因如下:

1. 角色预期不一致 主要表现为病人对护士角色及对自身病人角色的预期与护士职业及医院管理要求不一致,而导致冲突。例如,有少数病人错误地理解护理工作,认为护士为病人提供服务就低人一等。又如,护士要求病人及陪护人员遵守陪护制度、自觉维护病房环境、不能擅自离开病房等,病人认为不通人情、缺乏人道。

2. 病人服务需要不能满足 受护理体制的制约,病人认为护理服务水平和服务质量不能满足病人的需求,导致冲突。例如,现今临床护士编制不足现象普遍存在,护士长期处于超负荷工作状态,影响护理水平和护理质量,无法满足病人的全部护理需要,于是病人对护士产生不满。

3. 部分病人对护士职业的偏见 部分病人很少与护士交往,对护士职业缺乏了解,根据一些道听途说对护士职业抱有偏见,接受护理服务时对护士有抵触情绪,不自主的与护士对立,容易产生对护士的误解并引发冲突。

### （三）护患间有效的沟通技巧

1. 倾听　倾听不等同于一般的听。倾听是指护士全神贯注地接受和感受对方在交谈时所发出的全部信息(包括语言的和非语言的),并作出全面的理解。倾听除了听取病人讲话的内容外,还要注意其表情体态等非语言行为所传递的信息。积极地倾听还可以鼓励病人更加开放自己,坦诚表白自己,倾听是具有助人效果的。倾听不是被动接受的过程,而是一个积极参与的过程。

2. 鼓励　护士运用语言和非语言的方式来表达对病人叙述内容的关注和鼓励其继续讲下去。通常采用"嗯"、"后来呢?"、"还有吗?"、"能具体讲一下吗?"等词语,或直接重复病人的话或对病人的叙述回馈以点头、微笑等,以鼓励其朝着某一方向继续深入会谈。

3. 提问　提问分为封闭式提问和开放式提问两种:①封闭式提问,是指提出答案有唯一性,范围较小,有限制的问题,对回答的内容有一定限制,提问时,给对方一个框架,让对方在可选的几个答案中进行选择。这样的提问能够让病人按照指定的思路去回答问题,而不至于跑题。如"这件事情让你感到困扰吗?""你经常失眠吗?"②开放式提问,是指提出比较概括、广泛、范围较大的问题,对回答的内容限制不严格,给对方以充分自由发挥的余地。这样的提问比较宽松,不唐突,也较得体。开放式提问常用于交谈的开头,可缩短双方心理、感情距离。如"这件事让你有什么感受?"、"你最近睡眠怎么样?"

4. 目光接触　与病人谈话时目光的接触会给人一种尊重、重视的感觉,可使对方谈话同步、思路一致。眼睛是心灵的窗口,可以表达喜爱、敌意、怀疑、困惑、忧伤、恐惧等多种情绪,护士应善于从目光接触的过程中获取病人情绪状态的信息。

5. 沉默　心理护理过程中倾听病人时,护士可以选择沉默。沉默可以用来表达自己对病人的同情和支持,给病人提供思考和回忆的时间、诉说和宣泄的机会,缓解病人过激的情绪和行为,给自己提供思考、冷静和观察的时间。

## 四、诊 疗 技 术

护患交往的核心活动是护士对病人疾病的治疗和护理,若护士由于自身的专业技术和素质低下不能满足病人的需求,常会引发病人对护士的不满,进而影响护患关系,对护士实施心理护理造成影响。

1. 操作技术水平影响病人对护士的信任　护士在为病人进行治疗性操作时,若护士在病人身上反复穿刺都未成功,将引起病人极大不满甚至愤怒,而认为该护士各方面水平都不高。临床上有部分病人因此而拒绝再接受该护士为其提供任何护理,更不愿接受该护士为其进行心理护理。

2. 理论水平不高影响病人对护士的信任　当病人对诊疗过程中的医学性问题向护士咨询而得不到护士专业性的回答时,会致使病人怀疑护士的专业性,从而在心理护理中也无法对护士产生信任。

（李　赢）

**【难点释疑】**　心理护理诊断是护理诊断内容中的一部分。完整的护理诊断的陈述包括三部分,即健康问题、病因、症状或体征,称 PES 公式。例如,恐惧(P):与身体健康受到威胁有关(E),哭泣、逃避(S);调试障碍(P):与截肢有关(E),持续否认、愤怒(S)。但目前的趋势是将护理诊断简化为两部分,即 P+E 或 S+E,例如,无望感(P):与长期处于应激状态有关(E);失眠(P):与将失去工作能力有关。

笔记

**【课后练习】**

**A1 型题**

1. 在倾听过程中,护士可以选择沉默,有关沉默的作用描述不准确的是

    A. 表达自己对病人的同情和支持

    B. 给病人提供思考和回忆的时间、诉说和宣泄的机会

    C. 缓解病人过激的情绪和行为

    D. 给自己提供思考、冷静和观察的时间

    E. 护士可以在短时间内获得需要的信息

2. 心理护理的原则不正确的是

    A. 保密性原则　　　　　B. 尊重性原则　　　　　C. 指导性原则

    D. 平等性原则　　　　　E. 助人自助性原则

3. 影响心理护理质量的因素不包括

    A. 护士人文素质　　　　B. 护士专业素质　　　　C. 护士人格特征

    D. 环境因素　　　　　　E. 护患关系

4. 心理护理的最终目标是

    A. 改变病人的不良行为

    B. 改变病人的负性情绪

    C. 提高病人及家属对疾病带来的变化的适应能力

    D. 促进病人的人格完善

    E. 改变病人的不良认知

5. 以下有关心理护理的概念不正确的是

    A. 心理护理是指护士不拘泥于具体形式、可积极影响病人心理活动和行为的一切言谈举止

    B. 心理护理是指护士处理病人现存的心理问题的过程

    C. 心理护理是指护士处理病人潜在的心理问题的过程

    D. 心理护理是指护士运用心理学知识和技术给病人关怀、支持和帮助,以使病人达成最适宜身心状态的过程

    E. 心理护理仅指护士对病人进行的心理治疗

**A2 型题**

6. 杨女士,46 岁,初次就诊,见到护士未主动说话,护士小刘在接待中发现病人表现出紧张情绪,护士小刘与病人沟通时应该做到

    A. 微笑和视线接触　　　B. 询问病人用药史　　　C. 询问病人症状

    D. 倾听　　　　　　　　E. 以上都正确

7. 曹先生,67 岁,患高血脂、冠心病,药物治疗多年。护士问病人"您一直用什么药控制血脂?"该提问是

    A. 封闭式提问　　　　　B. 开放式提问　　　　　C. 澄清

    D. 重复　　　　　　　　E. 阐释

**A3 型题**

(8~9 题共用题干)

魏女士,81 岁,退休干部。冠心病住院治疗,住院前 3 天与护士们关系融洽。第 4 天,年轻的张护士在为其进行静脉输液时,静脉穿刺 3 次均失败,更换李护士后方成功。病人非常不满,其女儿向护士长抱怨。从此,病人拒绝张护士为其进行护理。

8. 该案例中,护患关系发生冲突的主要因素是

笔记

    A. 角色预期不一致

    B. 责任不明

    C. 病人服务需求不能满足

    D. 信任危机

    E. 理解差异

9. 护患关系冲突的主要责任人是

    A. 病人

    B. 张护士

    C. 李护士

    D. 护士长

    E. 病人女儿

（10～11题共用题干）

高女士,67岁。胰腺癌晚期,自感不久于人世,常常一人呆坐,泪流满面,十分悲哀。

10. 该病人的心理护理诊断为

    A. 预感性悲哀

    B. 情境性低自尊

    C. 恐惧

    D. 应对无效

    E. 无效性否认

11. 相应的护理措施为

    A. 维持病人希望

    B. 鼓励病人增强信心

    C. 指导病人更好配合

    D. 尽量不让病人流露失落情绪

    E. 安慰病人并允许家属陪伴

**A4 型题**

（12～15题共用题干）

陈先生,57岁,饭店经理。2小时前发生持续性心前区压榨性疼痛,面色苍白,出冷汗,烦躁不安有濒死感,被急送急诊。诊断为冠心病急性广泛前壁心肌梗死,收住院治疗。

12. 进行心理护理时,首先应对病人进行

    A. 护理评估

    B. 护理诊断

    C. 护理计划

    D. 护理实施

    E. 护理评价

13. 该病人的心理护理诊断是

    A. 预感性悲哀

    B. 应对无效

    C. 恐惧

    D. 焦虑

    E. 体像紊乱

14. 为该病人制订心理护理计划的内容不包括

    A. 决定心理护理诊断的先后顺序

笔记

    B. 制订心理护理短期目标

    C. 制订心理护理长期目标

    D. 制订心理护理措施

    E. 实施心理护理

15. 以下心理护理措施恰当的是

    A. 耐心向病人解释疼痛的原因,安慰病人,消除其紧张恐惧心理

    B. 帮助病人转移注意力,以减轻疼痛

    C. 使用完整系统的心理疗法对病人进行护理

    D. 严密观察病人的生命体征,谨防休克的发生

    E. 安慰病人安心住院,不要因担心工作而急于出院

**【实践体验】**　李先生,20岁,强直性脊柱炎就医。就诊时,医生发现其还患有肺结核,考虑到治疗强直性脊柱炎会对肺部造成影响,医生建议李先生治好肺结核后,再来治疗强直性脊柱炎。李先生认为医生不给他看病,随即心生不满,在门诊大声责骂医生护士。

请写出你的体验:

1. 病人的内心感受是什么?

2. 怎样避免护患间冲突,建立良好护患关系?

**【问题解决】**　小刘,女,20岁,大学生。诊断结核病1月余,院外自行服用抗结核药物1周无效后,入院治疗。小刘对药物治疗抱有偏见,同时认为结核是传染病,担心被同学知道,感觉自己前途渺茫,情绪低沉,不与别人交流。

请你分析:

1. 小刘此时的心理问题表现在哪些方面?

2. 如何对其进行心理护理?

# 第九章 护士心理健康与维护

## 学习目标

1. 掌握护士心理健康的维护方法。
2. 熟悉护士应具备的良好职业心态。
3. 了解影响护士心理健康的因素。
4. 学会在护理职业生涯中维护自身的身心健康。

## 第一节 影响护士心理健康的因素

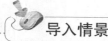

**情景描述：**

郑女士,32 岁,某医院 ICU 护士长。性格较内向,对工作追求完美,是单位的劳模,家中有生病的父亲需要照顾,女儿上小学二年级,本人正在读成人本科护理专业。近来自感力不从心,工作效率明显降低,情绪易激惹。

**请思考：**

1. 护士的职业压力有哪些?
2. 影响郑女士心理健康的内在因素是什么?
3. 护士心理健康的自我调节方法有哪几种?

随着社会的高速发展和护理行业的进步,护士工作的服务范围有了很大的扩展和延伸。作为提供医疗卫生服务的群体,护士的心理健康直接影响着病人的康复,而工作压力而导致护士身心紧张反应日渐突出。维护护士的心理健康状况,掌握护士心理健康的干预措施,对促进护士身心健康,对护理工作质量的提高有着重要的指导意义。

### 一、护士职业的压力

**职业压力( occupational stress )** 是在工作中产生或形成的各种压力,包括因工作任务过重、人际沟通困难、工作环境变化的影响等种种因素带来的压力。

#### （一）护士的职业特点

大量的研究表明,护理行业是一项高应激的职业,护士长期生活在充满"应激源"的环境中,他们每天要面对大量的病人和病人家属,时刻要应对生离死别的场景,这种紧张的工作性质和高风险的职业压力导致护士极易产生身心疲劳。适度的应激对护士情绪和动机有积极的影响,但是一旦应激源超过其承受能力,就将损坏其身心健康。

笔记

### （二）来自人际关系的压力

护理工作中的人际关系主要包括护患关系、护患家属关系、护护关系以及护士与其他医务人员方面的关系等。随着社会发展，人们对健康的需求日益提高，病人及家属都认为自身是最需要照顾的，一旦护士工作出现误差，都会导致冲突的产生。此外，在促进病人健康的同时，需要其他医务人员和同行的配合，所以护士还需处理好同其他医务人员的关系。而现实的工作中，由于各种原因和误会，往往导致同事间相互推卸责任或不配合的现象，这些矛盾和冲突都是诱发护士心理问题的诱因。

### （三）超负荷的工作和职业的风险性

"以病人为中心"的整体护理模式需要护士具备多学科知识，付出更多的精力，但由于人员不足，很多医院的护士处于超负荷的工作状态。频繁的夜班打破了护士正常的生物钟，致使其生活极其不规律，造成心理的高度紧张。

临床上病人病情变化多端，不确定因素多，护士在工作中还要经常面临许多急症抢救，不仅要必须及时观察病人的病情，迅速作出反应，同时还要满足病人的各种合理需要。如果工作中稍不留意，就会威胁到病人的身心健康甚至生命。由于职业的特殊性，护士面对的工作环境中，会有许多致病因素，如细菌、病毒、放射线的威胁等。因此，护士特殊的工作性质及职业的风险性带来的压力是显而易见的。

### （四）自我价值方面的压力

由于我国的护理教育发展相对缓慢，护理学科发展滞后，导致护士的社会地位不高，学习深造机会少、技能更新慢也是造成护理人员心理压力源的因素之一。不少护士必须在繁重的工作同时，参加各种各样的继续教育。而当前医学发展日新月异，对护理人员提出前所未有的要求，迫使护理人员必须更新知识结构、学习新的技能才能满足工作需要。此外，护士的工作能力缺乏相应的社会肯定，工资和奖金方面回报的欠缺也会降低护士的职业价值感，这也会对其心理健康状态产生影响。

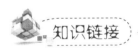 **知识链接**

#### 心理压力与衰老

据调查，心理压力会使人的衰老速度加快。为研究心理压力对细胞衰老的作用，加利福尼亚大学旧金山分校的研究人员曾做过这样一个试验：将 58 位母亲分为两组，其中 2/3 母亲的子女都患有慢性疾病，这些母亲心理压力大一些；其他母亲的子女身体健康，母亲的心理压力相对小一些。研究人员观察她们白细胞的染色体端粒，在两个对照组（压力大和压力小）中，受试者的染色体状况没有太多的不同。然而，两组中心理压力最大的母亲，其端粒也最短。更为重要的是，在这些人身上，压力对细胞的影响很明显，相当于加速了 9～17 年的细胞老化。同时，照顾病人时间最长的母亲，无论她们自己感觉到的压力是大是小，她们的染色体端粒都会比较短，即她们照顾病人的时间越长，对自身健康的影响也就越大。

## 二、社会心理支持系统不足

社会心理支持系统（social psychology support system）指个人在自己的社会关系网络中所能获得的、来自他人的精神上的帮助和支援。一个完备的支持系统包括亲人、朋友、同学、同事、上下级等。随着人们对健康的重视程度加深，对护理工作的需求快速增长，但由于医疗技术服务水平的相对落后，往往不能够满足人们对于健康的需求。这就造成了一些人缺乏

 笔记

应有的理解和支持,加深了护士人际关系的冲突,导致其心理出现失衡。由于护士工作的特殊性,知识的更新和激烈的竞争需要护士不断地学习新知识和新技术,这将影响他们承担家庭的责任,如果得不到家人的支持,将会造成家庭生活与工作的矛盾。

护士如果在日常工作生活中遇到心理压力时不善于使用社会支持系统,当遇到困惑或压力时,不去寻求社会心理支持系统的帮助,也不愿向周围的人倾诉,就容易产生心理问题。

## 三、维护心理健康的知识和技能的缺失

**心理健康**(mental health)从广义上讲,心理健康是指一种高效而满意的、持续的心理状态。从狭义上讲,心理健康是指人的基本心理活动的过程内容完整、协调一致,即认识、情感、意志、行为、人格完整和协调,能适应社会,与社会保持同步。

护士在校期间大多不注重学习心理健康知识和压力调节技巧,导致其在未来工作中遇到心理问题或压力过大时,不能及时有效地采取科学正确的方法去解决。而现阶段我国医院内也缺乏相应的心理健康咨询机构帮助其解决心理问题,这使得护士的心理压力无从释放,导致了护士心理问题及工作倦怠的多发。

心理危机的出现,最好的应对方法就是消除和化解应激源。护理工作本身就是一个高度紧张的职业,护士和病人都属于心理问题的高发人群,加之当前护患关系冲突的增多,迫切需要在护理工作中建立有效的途径,帮助护士心理压力的释放和调节。

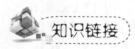 知识链接

### EAP——员工心理帮助计划

目前在西方发达国家的企业都建立有较为成熟的员工心理帮助机构,员工心理帮助计划(employee assistance programs,EAP)就是企业为员工设置的一套系统的、长期的福利与帮助项目,它通过专业人员为员工提供诊断、评估、培训、指导、咨询等,帮助员工及其家庭成员解决各种心理和行为问题,目的在于提高员工的身心健康和工作绩效,改善企业的组织气氛与管理效能。随着EAP的不断发展和完善,截至20世纪90年代末,世界财富500强中,有90%以上的企业实施了EAP项目。

## 四、社会文化方面的偏见

### (一)不公正的社会评价

所有的护士都期望自己能成为人们心目中的"白衣天使",所以工作勤奋努力,然而护士角色在社会群体中却被认为是"高级保姆"。这不公平的社会评价,让许多护士心灰意冷。护士在医院中地位较低,付出不能得到充分肯定和补偿,自身发展机会少。人们对护理工作的重要性认识不足,造成护士心理不平衡。这种较低的社会评价,直接影响护士的身心健康。

### (二)护士社会定位较低

普遍的观念认为护士在医院中处于弱势地位,病人及家属在医疗过程中认为医生是治疗的权威,在医院中处于强势,没有达到预期治疗目的时会将其不满情绪发泄到护士身上。护士在面对病人的情绪变化时,也必须压抑自身的感受,保持冷静平和、理解的心态,用微笑面对。久而久之,护士在问题之间难以找到心理平衡点,容易出现焦虑、抑郁等情况。

 笔记

### （三）多重社会角色压力

护士多数都是女性,她们往往处在职业角色与家庭角色的矛盾中,在工作单位要求具有敬业、进取和开拓精神,但在家里被要求成为温柔、贤惠和本分的妻子和母亲。女性传统上被要求在家庭生活中担负比男性更多的责任,护士在家庭生活中也要承担更多的责任与压力,如子女教育、操持家务、照顾老人等。这种多重社会角色无形中也增加了护士的心理压力。工作的"三班制"打乱了生物钟,夜班多,节假日得不到休息,加之女性特殊的生理特征、情绪周期性波动以及生儿育女和家庭劳动的负荷,如果得不到家人和朋友的理解、支持和帮助,容易导致心理健康处于不良状态中。

## 五、护士自身心理素质

### （一）智力方面

1. 敏锐的观察力　护士应具备敏锐的观察力,随时观察病人的病情和心理状况。通过对病人各项生理指标、临床症状、行为反应的观察来了解病人的病情变化,掌握病人的心理需求,以提高护理质量和医疗诊断效果。

2. 精准的记忆力　在面对众多的护理对象时,护士应具备良好的记忆能力,根据病人情况随时调整护理计划,严格执行医嘱,做到准确无误。

3. 良好的注意力　在临床工作时,要求护士的注意力具有良好的指向性和集中性,面对病人的病情变化要能够排除无关信息的干扰,确保病人的医疗安全。在护理过程中尽量做到眼观六路、耳听八方,对病人情况心中有数。

### （二）情绪方面

由于护理工作的特殊性,加之紧张的工作氛围,极易使护士产生情绪问题。而面对着众多的病人,护士又需要始终保持良好的心态,从而营造适宜的护理环境,所以护士需要具备良好的情绪调节能力和自我控制力。护士自身的积极情绪、情感会影响病人,给病人带来康复的希望;而消极、低落的情绪、情感则会容易导致护理事故发生率的升高。

### （三）人格方面

气质和性格是人格的重要组成部分。气质是个体心理活动的动力特征,它受遗传因素的影响。不同气质类型的人对外界变化的情绪反应特点不同:胆汁质的人情绪兴奋性高,脾气急躁,情绪体验波动性大;多血质的人情感丰富,反应灵敏、接物待人乐观热情;黏液质的人情绪兴奋性低,对外界反应慢,情感不外露,遇事冷静;抑郁质的人对外界刺激反应不强烈,情绪压抑,内心深层情感体验强烈,经不起挫折的打击。不同气质类型的护士在面对工作压力时,应对方式往往不尽相同,一般来说,抑郁质的气质类型倾向的护士更容易出现心理问题。

性格有内外向之分,性格外向的人善于与人交流,在沟通交流过程中也会释放一部分心理压力;而性格内向的人不善于与人沟通交流,则更多地把心理压力自身消化或积累。所以性格内向的护士往往较容易出现心理问题。

### （四）意志方面

在个人的意志品质方面,护士必须谨记忠于职守和高度的责任心是护理工作的核心。要求护士在工作中把病人的利益放在首位,热爱本职行业,能够克服工作带来的困难,具备无私奉献、乐于助人的价值观,恪尽职守,遵守职业道德。

## 第二节　护士心理健康的自我维护

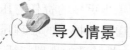

**导入情景**

**情景描述：**

小周，25 岁，从事 6 年护理工作，近期对工作感到无趣，注意力不集中，反应速度下降，身体上感觉疲劳，与同事和病人关系紧张，常常出现矛盾冲突。

**请思考：**

1. 护士应具备哪些职业心理素质？
2. 护士如何优化职业心态？
3. 影响人际关系的因素有哪些？
4. 自我心理调整的方法有哪些？

### 一、优化职业心态

职业心态是指在职业当中，要根据职业的需求，表现出来的心理情感。好的职业心态是营养品，能够滋养人生，积累自信，更好地胜任职场的要求，成就人生目标。护士除了要具备一定护理专业知识和技能，还必须要优化职业心态。

#### （一）加强职业认同感

**职业认同感**（professional sense of approval）是个体对其所从事职业活动的性质、内容、社会价值和个人意义等所形成的看法，与社会对该职业的评价或期望达到一致且认可的状态。护士职业认同感是指护士对护理职业的自我肯定，并且感觉自身能够胜任这一职位，并清楚自己的职业理想与承诺。护理行业的性质比较特殊，既具有挑战也充满了压力，护士对待自身工作的态度和认知对其个人职业发展至关重要。因此，加强护士职业认同感，进行护理职业认同感教育就成为了一个重要的课题。要改变社会环境中对于护理工作的评价过低现象，提高护士的社会地位。除了社会的大环境外，护士自身的积极主动的态度也非常重要，严格规范自身行为准则，用规范来衡量自己，保证规范有效执行，并且内化成为行为习惯。护士也可以利用现有资源，通过多种途径更好的定位自身职业。

#### （二）规划职业生涯

职业生涯规划是在对一个人职业生涯的主客观条件进行评定、分析、总结的基础上，对自己的兴趣、能力、特长、经历等各方面进行综合分析，根据职业倾向，确定最适合的职业奋斗目标，并为实现这一目标努力。随着人们对自身健康的重视和社会文明的发展，护理工作将日益受人尊重，护士做好职业生涯规划的意义在于：

1. 协助个人确定职业目标　通过认识和分析自己，评价自己的性格及能力，总结出自己的优势和特点，合理设定职业目标，发挥自身才能。

2. 激发个人工作动力　规划必须要做到具体化和可实施性，随着规划逐步实施，工作和思维方式也日益得到改善，也将更加激发工作动力。

3. 诱导个人潜能的发挥　合理有效的职业生涯规划，能够使护士更加专注于工作，个人潜能得到最大的发挥，也可以使个人目标更早实现。

#### （三）认同个体差异

虽然护士的职业心态有着共同点，但是个体职业心理需求的不同层次又使其内容不尽

笔记

相同。护士的年龄、工作科室、教育层次的不同可导致个体的职业心理需求千差万别。认同并较好地掌握个体职业心理的主导需求,有利于个体保持良好的职业心态,维护身心健康。

### (四) 优先职业需求

职业需求是一个人对其职业的渴求和欲望。职业需求的满足是一个人职业行为积极性的源泉。由于每个人的情况不一样,每个护士都有着自己独特的职业需求。如有的人认为薪酬是第一位的,有的人则认为个人未来的发展是最为重要的,还有的人把实现自身价值看成首要的职业需求。所以要首先满足护士职业发展的主导职业需求,并就此加强因势利导,使其工作充满动力,同时也有助于优化护士的职业心态。

## 二、维护职业尊严

### (一) 善于从单调的工作中发掘兴趣

护士从事的日常护理工作比较单调,日复一日的重复劳动会让人兴趣缺乏,产生职业倦怠。职业倦怠在生理上表现为感觉迟钝、动作不协调;而心理上表现为厌倦、注意力不集中。护士在出现职业倦怠时要注意自我调整。如在工作允许的情况下将有兴趣和不感兴趣的工作交叉分配,可以有效缓解不良的情绪,增加工作效能。此外,还要善于从平常工作发掘兴趣点,学会给不感兴趣的工作设定目标并细分为小目标,每一次目标的实现都会是一次兴趣点的提升。

### (二) 提升自身工作能力和心理调节能力

随着现代医学的不断发展,临床的护理工作也在不断更新与发展,如果不能及时学习护理新理念、新技术、新方法就无法适应日常工作。必须不断的培养和提高自身素质,通过终身学习掌握新的知识和技术,这样才不会被时代所淘汰。除此之外,缺乏有效的心理调节能力,在紧张的工作压力中也容易产生焦虑情绪。表现为肾上腺素水平升高,心理上害怕,情绪易激动、易发怒。在工作和生活中,要正确评价"自身的长处和不足"。繁忙复杂的工作和生活中,难免遇到困难和挫折。挫折感、失望感使人心理痛苦,一旦情绪激动就会失去自我控制力,在这种情况下,要采用积极的行为方式对自己的心理进行适当调节,以利于护理工作的开展。

### (三) 学会在平凡的工作中获取自身价值

护士工作绝不是简单的发药打针,而是为人类的健康事业服务,工作内容可能简单,但是意义非凡。有时候护士的一个微笑、一句关切的问候都会让病人从内心深处感到很温馨。在病人康复出院时,病人和家属一句发自肺腑的感谢话语,也会让护士从心底感受到自己工作的成就感和价值感。一声问候,一句关怀,一个微笑,一杯开水……护士在举手投足间的小动作都体现着职业道德,简单的言行都会给病人带来无尽的宽慰。熟练的技能操作会让病人感受到护士的专业和用心,所以要学会从平凡的工作中找到生命的价值和意义。

### (四) 理解和热爱护理工作

正确理解护理工作的重要性,真心热爱护理工作。研究表明,良好的情感可提高工作活动效率。以积极的情绪对待工作可以对身心健康起到积极的促进作用,也可以使自己较好地完成工作,获取成就感和价值感。有突出成就的优秀护士都是把所从事的工作当作一个崇高神圣的职业,以喜欢和热爱的心态来完成工作。作为护理人员要用科学合理的方法调整好自己的职业心理压力,以接纳的心态来对待职业心理压力。

## 三、保持和谐的人际关系

### (一) 人际关系概述

**人际关系**( interpersonal relationship )是指在物质交往和精神交往的基础上产生和发展

的人与人之间的联系。表现为亲近、疏远、友好、敌对等反应。人际关系产生于各种复杂的社会关系中,并受社会关系的制约,反过来,它又深刻地影响着社会关系各方面相互作用的形式。

人际关系的性质取决于人际关系双方需要的满足情况。如果双方在交往中需要得到了满足,则相互间产生并保持亲近的心理关系,例如,护士在与病人的接触中,能够理解病人内心的感受,尊重并关心病人的体验和需求,双方就会建立良好的人际关系。相反,如果护士对病人表现得不友好、不真诚、不尊重,就会引起病人的不安或反感,病人的心理需要得不到满足,双方就会疏远甚至产生敌对的关系。在护士与病人的沟通交往过程中,了解病人的表现,真心地去理解病人的感受,真正地解决人际沟通中存在的具体问题,是促进护理工作有效实施的重要方法。

### (二)影响人际关系的因素

1. 距离的远近　人与人之间在地理位置上越接近,越容易形成彼此之间的密切关系。现代人的交往,也往往都是因为距离的不同而导致人际关系的亲疏。一般来说,人们生活的空间距离越小,则双方越容易接近,因此彼此之间容易相互吸引。护士在其工作过程中,越是能够主动接近病人,缩短和病人的空间距离,就越能够使病人感觉到亲近。

2. 交往的频率　交往的频率是指人们相互接触次数的多少。一般说来,人们之间交往的频率越高,越容易形成较密切的关系。因为交往的次数越多,越容易形成共同的经验,有共同的话题和共同的感受。对于素不相识的人来说,交往的频率在形成人际关系的初期起着重要的作用。

3. 态度的相似性　人与人之间若对某种事物有相同或相似的态度,有共同理想、信念和价值观,就容易形成共鸣,形成密切的关系。人与人之间性格、态度和价值观方面若有相似性,能相互吸引。俗话说:"物以类聚,人以群分。"如果追究其原因,就会看到这往往是由于他们对某些事物有相同的看法、相同的态度造成的。因此,态度的相似性是建立人际关系的一个重要因素。

4. 互补性　相似性能增进人际吸引,互补性也能增进人际吸引。就是说,尽管两个人的性格、态度大相径庭,但是,当一方所具有的品质和表现出的行为正好可以满足另一方的心理需要时,也会产生强烈的人际吸引。

5. 个性特征　个性品质也是影响人际交往的一个因素。增加人际吸引的一个重要方面是培养自己良好的个性品质。社会心理学家安德森(Anderson)通过研究,概括出在人际关系中,最受人欢迎的8项人格特质:诚实、正直、理解、忠诚、信用、聪明、胸怀宽广、深思远虑。最不受欢迎的8项人格特质是:撒谎、欺骗、卑鄙、残忍、不正直、不可依赖、不愉快、懦弱。因此,护士应找出自身存在的有碍人际交往的个性品质,并加以改进。

6. 情感因素　不同的情感也会对人际交往产生影响。热情是人人欢迎的情感。一个热情的人,在交往中往往表现为喜欢、赞美和称颂他人,而不是倾向于厌恶、轻视或说他人的坏话。因此,热情通常是一种强烈的人际吸引因素。

## 四、学会劳逸结合

在日常工作生活中,作为护士要注重劳逸结合,学习并寻找到适合自己的心理压力有效释放方法。

### (一)倾诉

护士如果在工作中遇到困惑,可以向周围的朋友或亲人主动倾诉,并求得他们的有益的指导。虽然倾诉本身并不能解决问题,但倾诉可释放一定程度的心理压力,往往倾诉的过程也是个体在重新思考和解决问题的过程。在运用倾诉心理调节方法时要注意:向谁倾诉很重要。可以选择信任的亲人、朋友或同事,选择倾诉的对象心理一定要健康。

### （二）健康的生活方式

健康的生活方式包括合理的饮食、适当的体育锻炼以及充足的睡眠时间,学习、工作都有计划性,做到有张有弛。按科学锻炼的要求,运动的强度常用心律来衡量,即运动时每分钟最大心率+年龄达到 170～180 次为最佳;运动的频度一般要求每周 3～5 次,每次持续 20～60 分钟。年轻人可适当选择耗氧量大的运动如游泳、爬山、跳绳及健美操;中老年人可选择步行、慢跑、太极拳、广场舞等。

研究表明,运动是释放负性情绪的最有效的手段,坚持经常有规律的体育锻炼,在遇到心理应激时,其应激反应的水平较低,对身心可起到保护作用。此外在运动过程中大脑内增加愉快感觉的神经递质分泌,因此,通过运动可带来愉悦的心情,但是需要注意的是要保证足够的休息和睡眠时间。

### （三）培养广泛的兴趣爱好

拥有一定的兴趣爱好能丰富业余生活,改善心理状态,保持积极愉快的情绪,使自己拥有健康的体魄。积极的兴趣爱好包括读书、听音乐、旅游等。护士要合理安排工作和休息的时间,让自己有休闲放松的时间,如果条件允许,尽量选择外出旅游,观赏美丽的自然风光同时,还能陶冶性情,使心胸开阔轻松,这样才更有利于以后的工作。

### （四）学习心理放松技术

人在进入放松状态时,交感神经活动功能降低,表现为肌肉放松、呼吸频率和心率减慢,血压下降,并有四肢温暖,头脑清醒,心情轻松愉快,全身舒适的感觉。因此,掌握一定的放松技术,对于护士舒缓紧张情绪,调整工作状态有着很大的帮助。

### （五）学习一定的应对技巧

在面对职业应激时,首先要明确自己的工作任务和标准,学会清楚的表达和真诚对待他人,多采用积极的应对方式,运用放松的方法舒缓紧张的神经。其次要学会保持一定的幽默感,避免消极的自我暗示,避免有害的争论,控制自身情绪。此外,要及时宣泄不良情绪,可以利用升华技巧,把自己的压抑投射到其他领域,追求更高的目标。

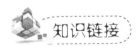

#### 瑜伽与放松

瑜伽中的各种放松动作需要呼吸与动作的配合,才会令人感到完全的放松,可以说呼吸是瑜伽的灵魂,在一呼一吸之间,就像是重新感受了一下生命的存在。在悠长匀衡的呼吸中,呼出去的是体内的废气,吸进去的是新鲜的空气,所有的压力、烦恼会消失不见,那长久的疲惫感更会烟消云散。身体会感到充满能量,让人充满精力的去面对生活中的所有挑战。

练瑜伽时最重要的是心无旁骛,将散乱的心收回,专注于自己的身体和呼吸,静静地聆听瑜伽语音,让自己的心与大自然相融合。将思绪慢慢放下,什么都不想,没有任何事的打扰,只有舒缓的音乐在耳边回荡,感受那一刻身心无比的舒畅与惬意。

## 五、寻求专业的心理干预

护士如果在工作或生活中遇到难以调节的心理压力,或者备受心理疾病的困扰,可以寻求专业的心理医生的帮助。人们已经越来越重视心理健康的意义,因此专业的心理咨询机构也正在蓬勃发展。护士在工作生活中被心理问题所困扰时,如果还是勉强地低效率地工

笔记

作,结果很有可能是把消极情绪投射到病人身上,可能导致工作差错的发生。为减少和避免这些问题,可以通过寻求专业的心理干预来解决问题,通过配合心理医生或心理咨询师的工作来制订个人的心理干预计划。

（周立超　韩冰）

【难点释疑】　护理职业紧张的工作性质、超重的工作负荷、护患关系冲突、知识更新及学历晋升会影响到护士的心理健康。护士应从善于从简单繁琐的护理工作中发掘兴趣,提升工作和心理调节能力,在平凡的工作中获取工作的意义与价值。

护士保持和谐的人际关系有助于社会支持系统的建立,同时学会劳逸结合,掌握心理放松技术、学会应对技巧。如果不能有效地自我心理调节,可及时寻求专业的心理干预。

【课后练习】

**A1 型题**

1. 护理人员的社会支持系统不包括

　　A. 父母　　　　　　　　B. 家人　　　　　　　　C. 病人

　　D. 朋友　　　　　　　　E. 单位和组织

2. 下列不属于护理人员良好的认知素质的是

　　A. 敏锐的观察力　　　　B. 记忆准确　　　　　　C. 良好的思维品质

　　D. 记忆持久　　　　　　E. 良好性格

3. 下列不是描述护理人员情绪素质的是

　　A. 以积极情绪体验为主

　　B. 情感反应适度情绪稳定

　　C. 能够客观认识自己的情绪状态

　　D. 宽容待人

　　E. 有效地调节与控制自己的情绪

4. 不是护理人员意志素质培养方法的是

　　A. 以病人的需要为中心

　　B. 严格遵循医院的各项规章管理制度和工作流程

　　C. 培养增强对挫折的耐力

　　D. 善于掌握自己的目的和动机

　　E. 强化责任意识

5. 在人际交往中不受欢迎的个体品质是

　　A. 诚实　　　　　　　　B. 正直　　　　　　　　C. 不愉快

　　D. 理解　　　　　　　　E. 忠诚

6. "物以类聚,人以群分"说的是影响人际关系因素的

　　A. 距离的远近　　　　　B. 交往的频率　　　　　C. 态度的相似性

　　D. 需要的互补性　　　　E. 以上都不是

**A2 型题**

7. 护士小魏,热爱护理工作,多次获得医院奖励,她对工作的热爱是

　　A. 必备的职业技能　　　B. 职业情感素质　　　　C. 思维素质要求

　　D. 人格素质要求　　　　E. 以上都不正确

**A3 型题**

(8~9 题共用题干)

护士小王,32 岁。在消化内科病区工作,工作紧张忙碌,还要在休息时间参加专升本继

笔记

续教育的学习及考试,家里有上幼儿园的女儿和生病的父母要照顾,近来深感劳累,由于没能有效地进行自我心理调节,经常因为小事与爱人发生争吵。

8. 小王的心理压力来源不包括

　　A. 多重社会角色

　　B. 知识更新

　　C. 工作负荷

　　D. 心理调节知识和技能缺失

　　E. 认知错误

9. 针对护士小王的情况,下列自我心理调节措施中无效的是

　　A. 肌肉放松

　　B. 有规律的体育运动

　　C. 阅读书籍

　　D. 音乐放松

　　E. 不与爱人沟通交流以避免冲突

(10 ~ 11 题共用题干)

神经内科门诊病人李先生,因头疼多次来门诊就诊,尚未确诊,护士小赵在接待该病人时发现病人表情凝重,与病人交流时病人情绪低落,小赵及时将情况与医生沟通,经心理科医生会诊,确诊为抑郁症。

10. 护士小赵能够及时发现病人的病情变化,主要体现的职业素质是

　　A. 敏锐的观察力

　　B. 良好的思维品质

　　C. 良好的记忆力

　　D. 对病人的关心

　　E. 以上都不是

11. 护士能够及时发现病人病情变化,与之无关的因素是

　　A. 全面的专业知识

　　B. 良好的职业习惯

　　C. 明确的观察任务

　　D. 有法律意识

　　E. 严谨工作态度

**A4 型题**

(12 ~ 15 题共用题干)

小李,23 岁,新上岗护士,在临床工作中不太受病人认可,与同事相处也不融洽,导致情绪不稳定,近来出现失眠、注意力不集中等现象。医生诊断为神经衰弱,分析病因认为与其职业压力有关,建议除药物治疗外,应调整心态、运动放松。小李遵医嘱,近来失眠症状得到有效控制。

12. 职业压力危害不同于其他类型职业暴露损伤的特点是

　　A. 容易发现也容易被重视

　　B. 在发生的第一时间就能采取干预措施

　　C. 缓慢发生的,不易被发现

　　D. 远期影响小

　　E. 诱因明显

13. 有效应对职业压力,避免压力产生消极影响的措施不包括

A. 对压力有正确的认识

B. 准确评价自己

C. 用积极有建设性的行动应对压力

D. 寻找社会支持

E. 减少工作时间

14. 下列心理防御机制中适合小李调节心态的是

A. 否认

B. 投射

C. 合理化

D. 升华

E. 转移

15. 运动能够较为有效地调节心理压力主要是因为

A. 运动之后较为疲劳易于睡眠

B. 运动是释放负性情绪的有效手段

C. 运动可提高心率

D. 运动可加快新陈代谢

E. 以上都不是

**【实践体验】** 某医院的护理技能大赛现场,参赛选手陈护士,28岁。平时技能过硬,是医院的劳动模范,但性格内向,属于抑郁质气质类型;经病区初赛被选为参加医院大赛的选手。可在赛场候赛时内心紧张,事先精心准备的与病人沟通的台词出现了错误,操作流程出现了误差,影响了比赛成绩。

请写出你的体验:

1. 该护士失败时的内心体验是什么?

2. 该护士可以用哪些方法来调整自己的心理状态?

**【问题解决】** 护士小赵,32岁,胆汁质气质类型,个性直爽,不善于与人沟通,某天值夜班时,她正参加抢救病人,未能及时赶到其他病房给病人送药,病人家属不满意,她没能进行有效的沟通解释而与病人家属发生了冲突,她自己深感委屈:

请你分析:

1. 护士小赵和病人家属的冲突与哪些心理素质有关?

2. 如何避免这类冲突发生?

3. 护士该如何维护自身心理健康?

# 实 践 指 导

## 实践一　气质问卷调查表、A型行为类型评定量表测验操作练习

**【目的】**　了解自身的气质类型,学会量表的测验操作。

**【准备】**

1. 用物　气质问卷调查表、A型行为类型评定量表,答题卡,笔。
2. 学生　事先熟悉量表的操作步骤和计分要求。
3. 场所　教室或实验室等安静的场所。
4. 时间　1学时。

**【方法与过程】**

1. 教师讲解两个量表的操作步骤和计分要求。
2. 要求学生一人一桌,回答问卷题目时不能互相讨论。
3. 学生根据量表计分要求计算分数。
4. 对相关测量结果进行解释。
5. 学生讨论如何保持和培养气质的积极方面,克服消极方面,促进个体形成良好的人格［调查表见附录一］。

### 气质问卷调查表

评定气质类型的计分标准:

1. 如果某一类型气质得分明显高出其他3种,且均高出4分以上,则可定为该类气质,如果该类型气质得分超过20分,则为典型型,该类型得分在10～20分之间,则为一般型。

2. 两种气质类型得分接近,其差异低于3分,而且又明显高于其他两种类型4分以上,则可定为这两种气质的混合型。

3. 三种气质得分均高于第四种,而且接近,则为三种气质的混合型。

#### 气质类型计分表

| 胆汁质 | 题号 | 2 | 6 | 9 | 14 | 17 | 21 | 27 | 31 | 36 | 38 | 42 | 48 | 50 | 54 | 58 | 总分 |
|---|---|---|---|---|---|---|---|---|---|---|---|---|---|---|---|---|---|
|  | 得分 |  |  |  |  |  |  |  |  |  |  |  |  |  |  |  |  |
| 多血质 | 题号 | 4 | 8 | 11 | 16 | 19 | 23 | 25 | 29 | 34 | 40 | 44 | 46 | 52 | 56 | 60 | 总分 |
|  | 得分 |  |  |  |  |  |  |  |  |  |  |  |  |  |  |  |  |
| 黏液质 | 题号 | 1 | 7 | 10 | 13 | 18 | 22 | 26 | 30 | 33 | 39 | 43 | 45 | 49 | 55 | 57 | 总分 |
|  | 得分 |  |  |  |  |  |  |  |  |  |  |  |  |  |  |  |  |
| 抑郁质 | 题号 | 3 | 5 | 12 | 15 | 20 | 24 | 28 | 32 | 35 | 37 | 41 | 47 | 51 | 53 | 59 | 总分 |
|  | 得分 |  |  |  |  |  |  |  |  |  |  |  |  |  |  |  |  |
| 计算结果 | 你的气质类型是 |  |  |  |  |  |  |  |  |  |  |  |  |  |  |  |  |

笔记

## A 型行为类型评定量表

A 型行为类型评定量表有多种。这里介绍国内张伯源主持修订的,适合我国的 A 型行为类型评定量表(量表见附录一)。

该问卷由 60 个条目组成,包括三部分:"TH"(time hurry)25 题,反映时间匆忙感、时间紧迫感和做事快等特征;"CH"25 题(competitive,hostility),反映争强好胜、敌意和缺乏耐性等特征;"L"(lie)10 题,为回答真实性检测题。由被试者根据自己的实际情况填写问卷。在每个问题后,符合答"是",不符合答"否"。

TH 的 25 个问题中,第 2、3、6、7、10、11、19、21、22、26、29、34、38、40、42、44、46、50、53、55、58 题答"是"和第 14、16、30、54 题答"否"的每题记 1 分。

CH 的 25 个问题中,第 1、5、9、12、15、17、23、25、27、28、31、32、35、39、41、47、57、59、60 题答"是"和第 4、18、36、45、49、51 题答"否"的每题记 1 分。

L 的 10 题中,第 8、20、24、43、56 题答"是"和第 13、33、37、48、52 题答"否"的每题记 1 分。

评分指标及其意义:

TH 分:将该 25 题评分累加即得 TH 分。

CH 分:将该 25 题评分累加即得 CH 分。

L 分:将该 10 题评分累加即得 L 分。若 L 分≥7,反映回答不真实,答卷无效。

行为总分:将 TH 分与 CH 分相加,即得行为总分。

行为总分高于 36 分时视为具有 A 型行为特征。

行为总分在 28 ~ 35 分之间时,视为中间偏 A 型行为特征。

行为总分低于 18 分时视为具有 B 型行为特征。

行为总分在 19 ~ 26 分之间时,视为中间偏 B 型行为特征。

行为总分在 27 分时视为极端中间型。

### 【小结】

1. 教师针对学生所得结果,解答学生的疑问。

2. 布置作业　为家人、朋友、同学进行气质和性格类型的评估,并对结果进行解释。

(刘立新)

# 实践二　讨论人本主义理论在护理领域的应用

【目的】　树立以人为本的思想,学会将"以病人为中心"的理念切实纳入到整体护理的实践中。

【准备】

1. 用物　教材、实训指导、参考书。

2. 学生　准备好纸、笔,并事先阅读相关内容。

3. 场所　教室。

4. 时间　1 学时。

【方法与过程】

1. 教师带领学生复习第三章"心理学基本理论"的主要内容,熟悉各种理论的人性观。

2. 6 人一组,按教师要求进行小组讨论。要求:

（1）讨论中要明确不同理论对人性的看法。

（2）讨论人本主义理论与其他理论最大的不同点。

（3）讨论护理工作为什么要"以病人为中心"及其理论依据。

3. 各组派代表在全班分享讨论结果。

**【小结】**

1. 教师针对学生小组讨论的情况给予指导,也可参与到其中的一个小组与学生共同讨论。

2. 教师总结讨论情况。

（张纪梅）

## 实践三　讨论心理应激对健康的影响

**【目的】**　能正确认识应激对健康影响的双重性,提高自身应对心理应激的应对能力。

**【准备】**

1. 用物　教材。

2. 学生　熟悉教材相关内容。

3. 场所　教室。

4. 时间　1 学时。

**【方法与过程】**

1. 教师带领学生复习第四章"心理应激与心身健康"的相关内容,熟悉心理应激对健康的影响。

2. 6 人一组,根据下列提纲进行小组讨论。

请列出到目前为止对你影响最大的 10 次应激情境

（1）_____。

（2）_____。

（3）_____。

（4）_____。

（5）_____。

（6）_____。

（7）_____。

（8）_____。

（9）_____。

（10）_____。

对于遇到的这些应激情境,你当时的反应怎样?_____

_____。

按照你当时对它们的反应强度和持续时间长短进行排序,请客观分析:你的这些反应方式在应对应激情境时都产生了哪些积极影响和消极影响?

积极影响:_____。

消极影响:_____。

从中,你发现自己应对应激情境时的共性是_____

_____。

笔记

这些是最佳的应对方式吗? 为什么? _____

_____。

如果不是最佳应对方式,请思考:还可以找到哪些更好的应对方式?

_____。

3. 各组派代表在全班分享讨论结果。

【小结】

1. 教师针对学生小组讨论的情况给予指导,也可参与到其中的一个小组与学生共同讨论。

2. 教师总结讨论情况。

（李龙飞）

# 实践四 案例访谈练习

【目的】 学会运用结构式访谈收集病人资料。

【准备】

1. 用物 结构式访谈提纲,纸和笔。

2. 学生 事先熟悉访谈内容。

3. 场所 教室或实验室等安静的场所。

4. 时间 1 学时。

【方法与过程】

1. 教师讲解访谈要求。

2. 3 人一组,一人扮演病人,一人扮演护士,一人是观察者。轮流扮演,观察者提出访谈中的长处与不足。

3. 每组学生适当分开,减少组与组的干扰。

【小结】

1. 教师针对学生小组访谈的情况给予点评。

2. 教师总结访谈练习情况。

（张渝成）

# 实践五 SCL-90 测验操作练习

【目的】 学会 SCL-90 量表的操作。

【准备】

1. 用物 SCL-90 量表,答题卡,笔。

2. 学生 事先熟悉测验操作步骤和计分要求。

3. 场所 教室或实验室等安静的场所。

4. 时间 1 学时。

【方法与过程】

1. 教师讲解 SCL-90 量表的操作步骤和计分要求。

笔记

2. 学生一人一桌,测验时不能相互讨论。

3. 学生要做完 SCL-90 量表测验,要做好下列计算。

总分:　　总均分:　　阳性项目数:　　阴性项目数:　　阳性症状均分:

因子1:　　因子2:　　因子3:　　因子4:　　因子5:

因子6:　　因子7:　　因子8:　　因子9:　　因子10:

4. 对测量结果进行解释。

【小结】

1. 教师答疑解惑。

2. 教师总结练习情况。

(张渝成)

## 实践六　"放松疗法"的操作技术

【目的】　学会放松疗法的操作技术,帮助他人和自己调节紧张情绪,实现心身和谐。

【准备】

1. 用物　录音机、放松疗法技术的音像资料。

2. 学生　着装宽松,熟悉放松疗法的步骤和要求。

3. 场所　教室或实验室等安静的场所。

4. 时间　1 学时。

【方法与过程】

1. 教师讲解放松疗法的训练计划。

2. 每班分成若干组,按教师演示要求进行放松疗法的训练。

3. 在训练时,指导者说话声音要低沉、轻柔、温和,让学生舒适地靠坐在沙发或椅子上,闭上双眼。

4. 教师演示放松训练

(1) 准备:"现在我来教你如何使自己放松。为了让你体验紧张与放松的感觉。请先将你身上的肌肉群紧张起来,再放松。请用力弯曲你的前臂,同时体验肌肉紧张的感觉。(约 10 秒钟)然后,请你放松,尽量放松,体验紧张与放松在感受上的差异。"(停顿 5 秒)

(2) 现在开始放松练习:

1)"深深吸一口气,保持一会儿。(大约 15 秒)好,请慢慢把气呼出来。(停一停)现在我们再来做一次……"

2)"现在伸出你的前臂,握紧拳头,注意你手上的感受。(大约 15 秒)好,现在请放松,彻底放松你的双手,体验放松后的感觉,你可能感到沉重、轻松或者温暖,这些都是放松的标志,请你注意这些感觉。(停一停)我们现在再重复一次……"

3)"现在开始放松你的双臂,先用力弯曲绷紧双臂肌肉,保持一会儿,感受双臂肌肉的紧张。(大约 15 秒)好,放松,彻底放松你的双臂,体会放松后的感受。(停一停)现在我们再做一次……"

4)"现在开始放松你的双脚,脚趾用力紧绷,用力紧绷,用力,保持一会儿。(大约 15 秒)好,放松,彻底放松你的双脚。(停一停)现在我们再做一次……"

5)"现在放松你小腿部位的肌肉,请你将脚尖用力上翘,脚跟向下、向后紧压地面,绷紧小腿上的肌肉,保持一会儿。(大约 15 秒)好,放松,彻底放松你的双脚。(停一停)现在我们再做一次……"

6)"现在放松你大腿的肌肉,请用脚跟向前、向下紧压,绷紧大腿肌肉,保持一会儿。(大约 15 秒)好,放松,彻底放松。(停一停)我们再做一次……"

7)"现在我们放松头部肌肉:,请皱紧额头的肌肉,皱紧,皱紧,保持一会儿。(大约 15 秒);好,放松,彻底放松。(停一停)现在转动你的眼球,从上、到左、到下、到右,加快速度,好,现在从相反方向旋转你的眼球,加快速度;好,停下来,放松,彻底放松。(停一停)现在咬紧你的牙齿,用力咬紧,保持一会儿。(大约 15 秒);好,放松,彻底放松。(停一停)现在用舌头顶住上腭,用劲用力上顶,保持一会儿。(大约 15 秒);好,放松,彻底放松。(停一停)现在收紧你的下巴下颌,用力,保持一会儿。(大约 15 秒);好,放松,彻底放松。(停一停)我们再做一次……。"

8)"现在请放松躯干上的肌肉群,请你往后扩展你的双肩,用力向后扩展,用力扩展,保持一会儿。(大约 15 秒)好,放松,彻底放松。(停一停)我们再做一次……"

9)"现在向上提起你的双肩,使双肩尽量接近你的耳垂。用力上提双肩,保持一会儿。(大约 15 秒)好,放松,彻底放松。(停一停)我们再做一次……"

10)"现在,向内收紧你的双肩,用力内收,保持一会儿。(大约 15 秒)好,放松,彻底放松。(停一停)我们再做一次……"

11)"现在,请抬起你的双腿,向上抬起双腿,弯腰,用力弯曲腰部,保持一会儿。(大约 15 秒)好,放松,彻底放松。(停一停)我们再做一次……"

12)"现在,紧张臀部肌肉,会阴用力上提,保持一会儿。(大约 15 秒)好,放松,彻底放松。(停一停)我们再做一次……"

休息 3 分钟,从头到尾再做一遍放松。

(3)结束放松:"这就是整个放松过程,现在感受你身上的肌肉群,从下至上,使每组肌肉群都处于放松的状态。(大约 20 秒)。请注意放松时温暖、愉快、轻松的感觉,并将这种感觉尽可能地保持 1~2 分钟。然后,我数数,数至"5"时,你睁开眼睛,你会感到平静安详,精神焕发。(停 1~2 分钟)。好,我开始数,"1"——感到平静,"2"——感到非常平静安详,"3"——感到精神焕发,"4"——感到特别的精神焕发,"5"——请睁开眼睛。

5. 学生分组互动放松训练。

【小结】

1. 教师针对学生互动放松训练过程进行效果讲评,解答学生疑问。

2. 布置作业  自我放松体验,与家人、同学和朋友进行放松训练。

(李丽华)

# 实践七  体验临终病人的心理变化过程

【目的】  让学生在角色扮演中观察临终病人复杂的心理变化,体验病人在即将失去生命时的心理状态以及应对。

【准备】

1. 用物  多媒体、训练计划、病例、护士服装、病号服、病床单元以及一些护理病人的简单物品(体温计、血压计)等。

2. 学生 分为两组(护士组、临终病人组)分别穿护士服和病号服。

3. 场所 有病床单元的安静场所。如护理实训室和模拟病房。

4. 时间 1学时。

**【方法与过程】**

1. 教师先播放关于临终关怀的相关教学课件和视频资料。然后,复习临终病人的心理发展5个阶段(否认期、愤怒期、协议期、忧郁期、接受期)。

2. 把全班学生分成护士组和临终病人组两组,并且发放护士服以及病号服,要求学生分别穿戴整齐。

3. 按临终病人的5个心理发展阶段,把扮演护士和临终病人的两组学生再一次分成5个对应组,即:①护士-否认期临终病人;②护士-愤怒期临终病人;③护士-协议期临终病人;④护士-忧郁期临终病人;⑤护士-接受期临终病人。

4. 教师给出5个不同病情和心理反应阶段的临终病人的病例资料,要求每组不管是扮演护士还是扮演病人的学生都要好好揣摩病例。按教师要求进行角色扮演训练。

5. 学生分组进行两两角色扮演排练,教师巡回指导和纠正。

要求:请每一组学生按照所给病例故事,加上自己的体会,组织语言和行为,融入情景进行角色扮演练习。

6. 学生分组汇报表演,其他学生思考并发表意见。

(1) 第一组:护士-否认期临终病人。

请第一组学生模拟护士和否认期临终病人的言行。表演毕,其他学生发言点评、提出问题,教师及时小结,并对学生的扮演给予组内打分和排名。

(2) 其他组方法同上。

7. 表演完毕,教师总结。

对表演形象真实、突出病人特点的小组给予肯定和表扬。再一次强调护士在工作中一定要重视并且正确对待临终病人的不同反应阶段,给予其最大的理解和帮助。

**【小结】**

1. 教师针对学生角色扮演的过程及时进行点评和总结,并解答学生的疑问。

2. 布置作业 鉴于课堂时间短暂,让学生课余继续尝试护士与其他心理反应阶段的临终病人的角色扮演,或护士-病人角色互换。

(李姗姗)

## 实践八  制订心理护理计划

**【目的】** 熟悉心理护理程序,学会制订心理护理计划。

**【准备】**

1. 用物 中年脑卒中病人案例一份,纸,笔。

2. 学生 着装规范。

3. 场所 教室或实验室等。

4. 时间 1学时。

**【方法与过程】**

1. 案例 钱女士,52岁,于入院当日晨练时突然出现口角向左侧偏斜,右侧肢体无力,活动不利,言语不清。急来医院就诊,头部 CT 显示:脑血栓。入院治疗。

平日每日三餐,每日饮水量约 2000ml。发病以来,病人因咀嚼肌、舌肌等运动障碍而出现吞咽障碍,不思饮食,只少量饮水。平日睡眠规律,有午睡习惯,小便时无尿频、尿急及排尿困难,大便每日 1 次,无腹泻、便秘,发病后出现尿潴留而留置尿管。平日喜欢户外活动,每天坚持晨练。因女儿工作较忙,病人近两年来和女儿一家同住,每日负责做饭,接送外孙上幼儿园。发病以来,病人卧床,进食、更衣等日常活动均需他人协助。

病人发现高血压 3 年,最高达 200/110mmHg,平日自觉头晕时才服用药物,未规律服药和监测血压。

病人 50 岁绝经,否认药物及食物过敏史,否认家族遗传史,无烟酒嗜好。

病人视力、听力正常,无定向力障碍,说话含混不清,语速较慢时方可听清。诉说担心预后不良,情绪较为激动,表现为哭泣,说话更加含混不清。

身体评估:T 36.5℃、P 76 次/分、R 18 次/分、BP 150/90mmHg。身高 160cm、体重 59kg。心(-)、肺(-)、腹(-)。神经系统检查:神清,构音障碍,眼底动脉硬化 I 级,伸舌左偏,鼓腮不能,咀嚼力弱,右侧面部浅感觉减退,咽反射存在,右侧肢体肌张力偏低,右侧上肢肌力 II 级,下肢近端 IV 级,远端 III 级,右侧偏身感觉、振动觉均减退,右侧巴宾斯基征(+)。

2. 讨论问题

(1) 提出合适的护理诊断。

(2) 给护理诊断排序。

(3) 制订护理目标。

(4) 根据护理诊断制订护理措施。

3. 每班分成若干组进行讨论。

4. 每组派代表报告本组讨论结果。

【小结】

1. 教师针对学生报告的结果讲评。

2. 解答学生的疑问。

(李　赢)

# 实践九　讨论"护士如何维护自身的心理健康?"

【目的】　根据当前护士主要存在的心理健康问题,通过小组讨论,组内成员提出建议,并相互交流,得出如何维护护士心理健康的结论。

【准备】

1. 用物　桌椅、纸笔、相关资料。

2. 学生　提前通过查阅资料等方式准备好建议。

3. 场所　教室或实验室等安静的场所。

4. 时间　1 学时。

【方法与过程】

1. 教师与学生一起回顾护士的职业特点和职业心理压力。

2. 每 10~15 人为一组,分组讨论。讨论的内容如下:

(1) 如何减轻和消除护士存在的职业心理压力?

（2）怎样给予护士来自社会支持系统的力量?

（3）护士需掌握的自我心理调节方法有哪些?

3. 各小组分别总结,汇报。

【小结】

1. 教师对学生的汇报进行完善和汇总,并解答学生的疑问。

2. 布置作业　完成实践报告。

（周立超）

笔记

# 附录

## 附录一  常用心理测量表（问卷）

### 一、气质问卷调查表

姓名　　　　　　　　　性别　　　　　　　　　年龄

下面60道题可以帮助您大致确定自己的气质类型，在回答这些问题时，您认为：

符合自己情况的　　　　　　　　　记2分
比较符合的　　　　　　　　　　　记1分
介于符合与不符合之间的　　　　　记0分
比较不符合的　　　　　　　　　　记-1分
完全不符合的　　　　　　　　　　记-2分

1. 做事力求稳妥，不做无把握的事。

2. 遇到可气的事就怒不可遏，想把心里话全说出来才痛快。

3. 宁肯一个人干事，不愿很多人在一起。

4. 到一个新环境很快就能适应。

5. 厌恶那些强烈的刺激，如尖叫、噪声、危险的情境等。

6. 和人争吵时，总是先发制人，喜欢挑衅。

7. 喜欢安静的环境。

8. 善于和人交往。

9. 羡慕那种善于克制自己感情的人。

10. 生活有规律，很少违反作息制度。

11. 在多数情况下情绪是乐观的。

12. 碰到陌生人觉得很拘束。

13. 遇到令人气愤的事，能很好地自我克制。

14. 做事总是有旺盛的精力。

15. 遇到问题常常举棋不定，优柔寡断。

16. 在人群中从不觉得过分拘束。

17. 情绪高昂时，觉得干什么都有趣；情绪低落时，又觉得什么都没有意思。

18. 当注意力集中于一事物时，别的事很难使我分心。

19. 理解问题总比别人快。

20. 碰到危险情景，常有一种极度恐怖感。

21. 对学习、工作、事业怀有很高的热情。

22. 能够长时间做枯燥、单调的工作。

23. 符合兴趣的事情，干起来劲头十足，否则就不想干。

24. 一点小事就能引起情绪波动。

25. 讨厌那些需要耐心、细致的工作。

26. 与人交往不卑不亢。

27. 喜欢参加热烈的活动。

28. 爱看感情细腻、描写人物内心活动的文学作品。

29. 工作学习时间长了，常感到厌倦。

30. 不喜欢长时间谈论一个问题，愿意实际动手干。

31. 宁愿侃侃而谈，不愿窃窃私语。

32. 别人说我总是闷闷不乐。

33. 理解问题常比别人慢些。

34. 疲倦时只要短暂的休息就能精神抖擞，重新投入工作。

35. 心里有话宁愿自己想，不愿说出来。

36. 认准一个目标就希望尽快实现，不达目的，誓不罢休。

37. 学习、工作同样长的时间后，常比别人更疲倦。

38. 做事有些莽撞，常常不考虑后果。

39. 老师讲授新知识时，总希望他讲慢些，多重复几遍。

40. 能够很快地忘记那些不愉快的事情。

41. 做作业或做一件事情，总比别人花的时间多。

42. 喜欢运动量大的剧烈体育活动，或参加各种文艺活动。

43. 不能很快地把注意力从一件事转移到另一件事上去。

44. 接受一个任务后，就希望把它迅速解决。

45. 认为墨守成规比冒风险要强一些。

46. 能够同时注意几件事物。

47. 当我烦闷的时候，别人很难使我高兴。

48. 爱看情节起伏跌宕，激动人心的小说。

49. 对工作抱认真严谨、始终一贯的态度。

50. 和周围人们的关系总是相处不好。

51. 喜欢学习学过的知识，重复做自己掌握的工作。

52. 希望做变化大，花样多的工作。

53. 小时候会背的诗歌，我似乎比别人记得清楚。

54. 别人说我"出语伤人"，可我并不觉得这样。

55. 在体育活动中，常因反应慢而落后。

56. 反应敏捷，头脑机智。

57. 喜欢有条理而不甚麻烦的工作。

58. 兴奋的事常使我失眠。

59. 老师讲新概念，常常听不懂，但是弄懂以后就难忘记。

60. 假如工作枯燥乏味，马上就会情绪低落。

## 二、A 型行为类型评定量表

指导语:请回答下列问题。凡是符合你的情况的就在"是"字上打勾;凡是不符合你的情况的就在"否"字上打勾。每个问题必须回答。答案无所谓对与不对,好与不好。请尽快回答,不要在每道题目上太多思考。回答时不要考虑"应该怎样",只回答你平时"是怎样的"就行了。

1. 我常常力图说服别人同意我的观点。    是   否
2. 即使没有什么要紧事,我走路也很快。    是   否
3. 我经常感到应该做的事情很多,有压力。    是   否
4. 即使是已经决定了的事别人也很容易使我改变主意。    是   否
5. 我常常因为一些事大发脾气或和人争吵。    是   否
6. 遇到买东西排长队时,我宁愿不买。    是   否
7. 有些工作我根本安排不过来,只是临时挤时间去做。    是   否
8. 我上班或赴约会时,从来不迟到。    是   否
9. 当我正在做事,谁要是打扰我,不管有意无意,我都非常恼火。    是   否
10. 我总看不惯那些慢条斯理、不紧不慢的人。    是   否
11. 有时我简直忙得透不过气来,因为该做的事情太多了。    是   否
12. 即使跟别人合作,我也总想单独完成一些更重要的部分。    是   否
13. 有时我真想骂人。    是   否
14. 我做事喜欢慢慢来,而且总是思前想后。    是   否
15. 排队买东西,要是有人加塞儿,我就忍不住指责他或出来干涉。    是   否
16. 我觉得自己是一个无忧无虑、逍遥自在的人。    是   否
17. 有时连我自己都觉得,我所操心的事远远超过我应该操心的范围。    是   否
18. 无论做什么事,即使比别人差,我也无所谓。    是   否
19. 我总不能像有些人那样,做事不紧不慢。    是   否
20. 我从来没想过要按照自己的想法办事。    是   否
21. 每天的事情都使我的神经高度紧张。    是   否
22. 在公园里赏花、观鱼等,我总是先看完,等着同来的人。    是   否
23. 对别人的缺点和毛病,我常常不能宽容。    是   否
24. 在我所认识的人里,个个我都喜欢。    是   否
25. 听到别人发表不正确的见解,我总想立即去纠正他。    是   否
26. 无论做什么事,我都比别人快一些。    是   否
27. 当别人对我无礼时,我会立即以牙还牙。    是   否
28. 我觉得我有能力把一切事情办好。    是   否
29. 聊天时,我也总是急于说出自己的想法,甚至打断别人的话。    是   否
30. 人们认为我是一个相当安静、沉着的人。    是   否
31. 我觉得世界上值得我信任的人实在不多。    是   否
32. 对未来我有许多想法,并总想一下子都能实现。    是   否
33. 有时我也会说人家的闲话。    是   否
34. 尽管时间很宽裕,我吃饭也快。    是   否
35. 听人讲话或报告时我常替讲话人着急,我想还不如我来讲。    是   否
36. 即使有人冤枉了我,我也能够忍受。    是   否
37. 我有时会把今天该做的事拖到明天去做。    是   否
38. 人们认为我是一个干脆、利落、高效率的人。    是   否
39. 有人对我或我的工作吹毛求疵时,很容易挫伤我的积极性。    是   否
40. 我常常感到时间晚了,可一看表还早呢。    是   否
41. 我觉得我是一个非常敏感的人。    是   否
42. 我做事总是匆匆忙忙的,力图用最少的时间办尽量多的事情。    是   否
43. 如果犯有错误,我每次全都愿意承认。    是   否

44. 坐公共汽车时,我总觉得司机开车太慢。　　　　　　　　　　　　　　是　否
45. 无论做什么事,即使看着别人做不好我也不想拿来替他做。　　　　　是　否
46. 我常常为工作没做完,一天又过去了而感到忧虑。　　　　　　　　　是　否
47. 很多事情如果由我来负责,情况要比现在好得多。　　　　　　　　　是　否
48. 有时我会想到一些坏得说不出口的事。　　　　　　　　　　　　　　是　否
49. 即使让工作能力和水平很差的人当领导,我也无所谓。　　　　　　　是　否
50. 必须等待什么的时候,我总是心急如焚,"像热锅上的蚂蚁"。　　　　是　否
51. 当事情不顺利时我就想放弃,因为我觉得自己能力不够。　　　　　　是　否
52. 假如我可以不买票白看电影,而且不会被发觉,我可能会这样做。　　是　否
53. 别人托我办的事,只要答应了,我从不拖延。　　　　　　　　　　　是　否
54. 人们认为我做事很有耐性,做什么都不会着急。　　　　　　　　　　是　否
55. 约会或乘车、船,我从不迟到,如果对方耽误我,我就恼火。　　　　　是　否
56. 我每天看电影,不然心里就不舒服。　　　　　　　　　　　　　　　是　否
57. 许多事本来可以大家分担,可我喜欢一个人去干。　　　　　　　　　是　否
58. 我觉得别人对我的话理解太慢,甚至理解不了我的意思似的。　　　　是　否
59. 人家说我是个厉害的暴性子的人。　　　　　　　　　　　　　　　　是　否
60. 我常常比较容易看到别人的缺点而不容易看到别人的优点。　　　　　是　否

| TH = | CH = | L = |
|---|---|---|

## 三、90 项症状自评量表(SCL-90)

姓名　　　　性别　　　　年龄　　　　病室　　　　研究编号
院号　　　　　　评定日期　　　　　　第　次评定

注意:以下表格中列出了有些人可能会有的问题,请仔细地阅读每一条,然后根据最近 1 周以内下述情况影响您的实际感觉,在 5 个方格中选择一格,划一个"√"。

| | 没有<br>1 | 很轻<br>2 | 中等<br>3 | 偏重<br>4 | 严重<br>5 |
|---|---|---|---|---|---|
| 1. 头痛 | ☐ | ☐ | ☐ | ☐ | ☐ |
| 2. 神经过敏,心中不踏实 | ☐ | ☐ | ☐ | ☐ | ☐ |
| 3. 头脑中有不必要的想法或字句盘旋 | ☐ | ☐ | ☐ | ☐ | ☐ |
| 4. 头昏或昏倒 | ☐ | ☐ | ☐ | ☐ | ☐ |
| 5. 对异性的兴趣减退 | ☐ | ☐ | ☐ | ☐ | ☐ |
| 6. 对旁人责备求全 | ☐ | ☐ | ☐ | ☐ | ☐ |
| 7. 感到别人能控制您的思想 | ☐ | ☐ | ☐ | ☐ | ☐ |
| 8. 责怪别人制造麻烦 | ☐ | ☐ | ☐ | ☐ | ☐ |
| 9. 忘性大 | ☐ | ☐ | ☐ | ☐ | ☐ |
| 10. 担心自己的衣饰整齐及仪态的端正 | ☐ | ☐ | ☐ | ☐ | ☐ |
| 11. 容易烦恼和激动 | ☐ | ☐ | ☐ | ☐ | ☐ |
| 12. 胸痛 | ☐ | ☐ | ☐ | ☐ | ☐ |
| 13. 害怕空旷的场所或街道 | ☐ | ☐ | ☐ | ☐ | ☐ |
| 14. 感到自己的精力下降,活动减慢 | ☐ | ☐ | ☐ | ☐ | ☐ |
| 15. 想结束自己的生命 | ☐ | ☐ | ☐ | ☐ | ☐ |
| 16. 听到旁人听不到的声音 | ☐ | ☐ | ☐ | ☐ | ☐ |
| 17. 发抖 | ☐ | ☐ | ☐ | ☐ | ☐ |
| 18. 感到大多数人都不可信任 | ☐ | ☐ | ☐ | ☐ | ☐ |
| 19. 胃口不好 | ☐ | ☐ | ☐ | ☐ | ☐ |

| | | | | | |
|---|---|---|---|---|---|
| 20. 容易哭泣 | □ | □ | □ | □ | □ |
| 21. 同异性相处时感到害羞不自在 | □ | □ | □ | □ | □ |
| 22. 感到受骗、中了圈套或有人想抓住您 | □ | □ | □ | □ | □ |
| 23. 无缘无故地突然感到害怕 | □ | □ | □ | □ | □ |
| 24. 自己不能控制地在发脾气 | □ | □ | □ | □ | □ |
| 25. 怕单独出门 | □ | □ | □ | □ | □ |
| 26. 经常责怪自己 | □ | □ | □ | □ | □ |
| 27. 腰痛 | □ | □ | □ | □ | □ |
| 28. 感到难以完成任务 | □ | □ | □ | □ | □ |
| 29. 感到孤独 | □ | □ | □ | □ | □ |
| 30. 感到苦闷 | □ | □ | □ | □ | □ |
| 31. 过分担忧 | □ | □ | □ | □ | □ |
| 32. 对事物不感兴趣 | □ | □ | □ | □ | □ |
| 33. 感到害怕 | □ | □ | □ | □ | □ |
| 34. 我的感情容易受到伤害 | □ | □ | □ | □ | □ |
| 35. 旁人能知道您的私下想法 | □ | □ | □ | □ | □ |
| 36. 感到别人不理解您,不同情您 | □ | □ | □ | □ | □ |
| 37. 感到人们对您不友好,不喜欢您 | □ | □ | □ | □ | □ |
| 38. 做事必须做得很慢以保证做得正确 | □ | □ | □ | □ | □ |
| 39. 心跳得很厉害 | □ | □ | □ | □ | □ |
| 40. 恶心或胃部不舒服 | □ | □ | □ | □ | □ |
| 41. 感到比不上他人 | □ | □ | □ | □ | □ |
| 42. 肌肉酸痛 | □ | □ | □ | □ | □ |
| 43. 感到有人在监视您,谈论您 | □ | □ | □ | □ | □ |
| 44. 难以入睡 | □ | □ | □ | □ | □ |
| 45. 做事必须反复检查 | □ | □ | □ | □ | □ |
| 46. 难以作出决定 | □ | □ | □ | □ | □ |
| 47. 怕乘电车、公共汽车、地铁或火车 | □ | □ | □ | □ | □ |
| 48. 呼吸有困难 | □ | □ | □ | □ | □ |
| 49. 一阵阵发冷或发热 | □ | □ | □ | □ | □ |
| 50. 因为感到害怕而避开某些东西、场合或活动 | □ | □ | □ | □ | □ |
| 51. 脑子变空了 | □ | □ | □ | □ | □ |
| 52. 身体发麻或刺痛 | □ | □ | □ | □ | □ |
| 53. 喉咙有梗塞感 | □ | □ | □ | □ | □ |
| 54. 感到没有前途没有希望 | □ | □ | □ | □ | □ |
| 55. 不能集中注意 | □ | □ | □ | □ | □ |
| 56. 感到身体的某一部分软弱无力 | □ | □ | □ | □ | □ |
| 57. 感到紧张或容易紧张 | □ | □ | □ | □ | □ |
| 58. 感到手或脚发重 | □ | □ | □ | □ | □ |
| 59. 想到死亡的事 | □ | □ | □ | □ | □ |
| 60. 吃得太多 | □ | □ | □ | □ | □ |
| 61. 当别人看着您或谈论您时感到不自在 | □ | □ | □ | □ | □ |
| 62. 有一些不属于您自己的想法 | □ | □ | □ | □ | □ |
| 63. 有想打人或伤害他人的冲动 | □ | □ | □ | □ | □ |
| 64. 醒得太早 | □ | □ | □ | □ | □ |
| 65. 必须反复洗手、点数目或触摸某些东西 | □ | □ | □ | □ | □ |
| 66. 睡得不稳不深 | □ | □ | □ | □ | □ |
| 67. 有想摔坏或破坏东西的冲动 | □ | □ | □ | □ | □ |
| 68. 有一些别人没有的想法或念头 | □ | □ | □ | □ | □ |
| 69. 感到对别人神经过敏 | □ | □ | □ | □ | □ |

| | | | | |
|---|---|---|---|---|
| 70. 在商店或电影院等人多的地方感到不自在 | □ | □ | □ | □ | □ |
| 71. 感到任何事情都很困难 | □ | □ | □ | □ | □ |
| 72. 一阵阵恐惧或惊恐 | □ | □ | □ | □ | □ |
| 73. 感到在公共场合吃东西很不舒服 | □ | □ | □ | □ | □ |
| 74. 经常与人争论 | □ | □ | □ | □ | □ |
| 75. 单独一人时神经很紧张 | □ | □ | □ | □ | □ |
| 76. 别人对您的成绩没有作出恰当的评价 | □ | □ | □ | □ | □ |
| 77. 即使和别人在一起也感到孤单 | □ | □ | □ | □ | □ |
| 78. 感到坐立不安心神不安 | □ | □ | □ | □ | □ |
| 79. 感到自己没有什么价值 | □ | □ | □ | □ | □ |
| 80. 感到熟悉的东西变成陌生或不像是真的 | □ | □ | □ | □ | □ |
| 81. 大叫或摔东西 | □ | □ | □ | □ | □ |
| 82. 害怕会在公共场合昏倒 | □ | □ | □ | □ | □ |
| 83. 感到别人想占您的便宜 | □ | □ | □ | □ | □ |
| 84. 为一些有关"性"的想法而很苦恼 | □ | □ | □ | □ | □ |
| 85. 您认为应该因为自己的过错而受到惩罚 | □ | □ | □ | □ | □ |
| 86. 感到要赶快把事情做完 | □ | □ | □ | □ | □ |
| 87. 感到自己的身体有严重问题 | □ | □ | □ | □ | □ |
| 88. 从未感到和其他人很亲近 | □ | □ | □ | □ | □ |
| 89. 感到自己有罪 | □ | □ | □ | □ | □ |
| 90. 感到自己的脑子有毛病 | □ | □ | □ | □ | □ |

## 四、生活事件量表(LES)

性别：　　年龄：　　职业：　　婚姻状况：　　填表日期：　　年　月　日

指导语:下面是每个人都有可能遇到的一些日常生活事件,究竟是好事还是坏事,可根据个人情况自行判断。这些事件可能对个人有精神上的影响(体验为紧张、压力、兴奋或苦恼等),影响的轻重程度是各不相同的。影响持续的时间也不一样。请您根据自己的情况,实事求是地回答下列问题,填表不记姓名,完全保密,请在最合适的答案上打勾。

| 生活事件名称 | 事件发生时间 | | | | 性质 | | 精神影响程度 | | | | | 影响持续时间 | | | | 备注 |
|---|---|---|---|---|---|---|---|---|---|---|---|---|---|---|---|---|
| | 未发生 | 一年前 | 一年内 | 长期性 | 好事 | 坏事 | 无影响 | 轻度 | 中度 | 重度 | 极重 | 三个月内 | 半年内 | 一年内 | 一年以上 | |
| 举例:房屋拆迁 | | | √ | | | √ | | √ | | | | | √ | | | |
| **家庭有关问题:** | | | | | | | | | | | | | | | | |
| 1. 恋爱或订婚 | | | | | | | | | | | | | | | | |
| 2. 恋爱失败、破裂 | | | | | | | | | | | | | | | | |
| 3. 结婚 | | | | | | | | | | | | | | | | |
| 4. 自己(爱人)怀孕 | | | | | | | | | | | | | | | | |
| 5. 自己(爱人)流产 | | | | | | | | | | | | | | | | |
| 6. 家庭增添新成员 | | | | | | | | | | | | | | | | |
| 7. 与爱人父母不和 | | | | | | | | | | | | | | | | |
| 8. 夫妻感情不好 | | | | | | | | | | | | | | | | |
| 9. 夫妻分居(因不和) | | | | | | | | | | | | | | | | |

| | | | | | | | | | | | | | | |
|---|---|---|---|---|---|---|---|---|---|---|---|---|---|---|
| 10. 夫妻两地分居(工作需要) | | | | | | | | | | | | | | |
| 11. 性生活不满意或独身 | | | | | | | | | | | | | | |
| 12. 配偶一方有外遇 | | | | | | | | | | | | | | |
| 13. 夫妻重归于好 | | | | | | | | | | | | | | |
| 14. 超指标生育 | | | | | | | | | | | | | | |
| 15. 本人(爱人)做绝育手术 | | | | | | | | | | | | | | |
| 16. 配偶死亡 | | | | | | | | | | | | | | |
| 17. 离婚 | | | | | | | | | | | | | | |
| 18. 子女升学(就业)失败 | | | | | | | | | | | | | | |
| 19. 子女管教困难 | | | | | | | | | | | | | | |
| 20. 子女长期离家 | | | | | | | | | | | | | | |
| 21. 父母不和 | | | | | | | | | | | | | | |
| 22. 家庭经济困难 | | | | | | | | | | | | | | |
| 23. 欠债 | | | | | | | | | | | | | | |
| 24. 经济情况显著改善 | | | | | | | | | | | | | | |
| 25. 家庭成员重病、重伤 | | | | | | | | | | | | | | |
| 26. 家庭成员死亡 | | | | | | | | | | | | | | |
| 27. 本人重病或重伤 | | | | | | | | | | | | | | |
| 28. 住房紧张 | | | | | | | | | | | | | | |
| **工作、学习中的问题:** | | | | | | | | | | | | | | |
| 29. 待业、无业 | | | | | | | | | | | | | | |
| 30. 开始就业 | | | | | | | | | | | | | | |
| 31. 高考失败 | | | | | | | | | | | | | | |
| 32. 扣发奖金或罚款 | | | | | | | | | | | | | | |
| 33. 突出的个人成就 | | | | | | | | | | | | | | |
| 34. 晋升、提级 | | | | | | | | | | | | | | |
| 35. 对现职工作不满意 | | | | | | | | | | | | | | |
| 36. 工作、学习中压力大(如成绩不好) | | | | | | | | | | | | | | |
| 37. 与上级关系紧张 | | | | | | | | | | | | | | |
| 38. 与同事邻居不和 | | | | | | | | | | | | | | |
| 39. 第一次远走他乡异国 | | | | | | | | | | | | | | |
| 40. 生活规律重大变动(饮食、睡眠规律改变) | | | | | | | | | | | | | | |
| 41. 本人退休离休或未安排具体工作 | | | | | | | | | | | | | | |
| **社交与其他问题:** | | | | | | | | | | | | | | |
| 42. 好友重病或重伤 | | | | | | | | | | | | | | |

| 43. 好友死亡 | | | | | | | | | | | | |
|---|---|---|---|---|---|---|---|---|---|---|---|---|
| 44. 被人误会、错怪、诬告、议论 | | | | | | | | | | | | |
| 45. 介入民事法律纠纷 | | | | | | | | | | | | |
| 46. 被拘留、受审 | | | | | | | | | | | | |
| 47. 失窃、财产损失 | | | | | | | | | | | | |
| 48. 意外惊吓、发生事故、自然灾害 | | | | | | | | | | | | |
| **如果您还经历其他的生活事件,请依次填写:** | | | | | | | | | | | | |
| 49. | | | | | | | | | | | | |
| 50. | | | | | | | | | | | | |

| 正性事件值: |
|---|
| 负性事件值: |
| 总值: |

| 家庭有关问题: |
|---|
| 工作学习中的问题: |
| 社交及其他问题: |

## 五、社会支持评定量表(SSRS)

姓名:　　　　　性别:　　　　年龄:

文化程度:　　　　职业:　　　　婚姻状况:

住址或工作单位:

填表日期:　　　年　月　日

指导语:下面的问题用于反映您在社会中所获得的支持,请按各个问题的具体要求,根据您的实际情况填写,未标明的题目均为单选。谢谢您的合作。

1. 您有多少关系密切,可以得到支持和帮助的朋友

(1) 一个也没有

(2) 1~2个

(3) 3~5个

(4) 6个或6个以上

2. 近一年来您

(1) 远离他人,且独居一室

(2) 住处经常变动,多数时间和陌生人住在一起

(3) 和同学、同事或朋友住在一起

(4) 和家人住在一起

3. 您与邻居

(1) 相互之间从不关心,只是点头之交

(2) 遇到困难可能稍微关心

(3) 有些邻居很关心您

(4) 大多数邻居都很关心您

4. 您与同事

(1) 相互之间从不关心,只是点头之交

(2) 遇到困难可能稍微关心

(3) 有些同事很关心您

(4) 大多数同事都很关心您

**5. 从家庭成员得到的支持和照顾（在合适的框内划"√"）**

| | 无 | 极少 | 一般 | 全力支持 |
|---|---|---|---|---|
| A. 夫妻（恋人） | | | | |
| B. 父母 | | | | |
| C. 儿女 | | | | |
| D. 兄弟姐妹 | | | | |
| E. 其他成员（如嫂子） | | | | |

6. 过去，在您遇到急难情况时，曾经得到的经济支持和解决实际问题的帮助的来源有
（1）无任何来源
（2）下列来源（可选多项）
A. 配偶；B. 其他家人；C. 亲戚；D. 朋友；E. 同事；F. 工作单位；G. 党团工会等官方或半官方组织；H. 宗教、社会团体等非官方组织；I. 其他（请列出）

7. 过去，在您遇到急难情况时，曾经得到的安慰和关心的来源有
（1）无任何来源
（2）下列来源（可选多项）
A. 配偶；B. 其他家人；C. 亲戚；D. 朋友；E. 同事；F. 工作单位；G. 党团工会等官方或半官方组织；H. 宗教、社会团体等非官方组织；I. 其他（请列出）

8. 您遇到烦恼时的倾诉方式
（1）从不向任何人诉述
（2）只向关系极为密切的1~2个人诉述
（3）如果朋友主动询问您会说出来
（4）主动诉述自己的烦恼，以获得支持和理解

9. 您遇到烦恼时的求助方式
（1）只靠自己，不接受别人帮助
（2）很少请求别人帮助
（3）有时请求别人帮助
（4）有困难时经常向家人、亲友、组织求援

10. 对于团体（如党团组织、宗教组织、工会、学生会等）组织活动
（1）从不参加
（2）偶尔参加
（3）经常参加
（4）主动参加并积极活动

总分：

# 六、医学应对问卷（MCMQ）

姓名：　　　　　　性别：
年龄：　　　　　　职业：
文化程度：　　　　诊断：

说明：下面列出一些问题，以了解您的某些想法、感受和行为，这些想法、感受和行为与您目前所患的疾病有关，请在每一问题后的4个答案中选取与您的实际情况最接近的一个打勾。

1. 你在多大程度上希望自己参与作出各种治疗决定？ *
　　（1）非常希望　　　（2）中等希望　　　（3）有点希望　　　（4）不希望
2. 你是否经常想与亲戚朋友谈论你的疾病？

  (1) 不想　　　　　(2) 有时想　　　　(3) 经常想　　　　(4) 总是想

3. 在讨论你的疾病的时候,你是否经常发现自己却在考虑别的事情?
  (1) 从不这样　　　(2) 有时这样　　　(3) 经常这样　　　(4) 总是这样

4. 你是否经常觉得自己要完全恢复健康是没有指望的? ＊
  (1) 总是这样　　　(2) 经常这样　　　(3) 有时这样　　　(4) 从不这样

5. 近几月来,你从医生、护士等专业人士那里得到多少有关疾病的知识?
  (1) 极少　　　　　(2) 一些　　　　　(3) 较多　　　　　(4) 很多

6. 你是否经常觉得,因为疾病,自己对今后各方面的事不关心了?
  (1) 从不这样　　　(2) 有时这样　　　(3) 经常这样　　　(4) 总是这样

7. 你在多大程度上愿意与亲友谈别的事,因为你没有必要老去考虑疾病?
  (1) 极低程度　　　(2) 一定程度　　　(3) 相当程度　　　(4) 很大程度

8. 在多大程度上你的疾病使你以更积极的态度去考虑生活中的一些事?
  (1) 极低程度　　　(2) 一定程度　　　(3) 相当程度　　　(4) 很大程度

9. 当想到自己的疾病时,你是否会做些别的事情来分散自己的注意力? ＊
  (1) 总是这样　　　(2) 经常这样　　　(3) 有时这样　　　(4) 从不这样

10. 你是否经常向医生询问,对于你的疾病你该如何去做? ＊
  (1) 总是这样　　　(2) 经常这样　　　(3) 有时这样　　　(4) 从不这样

11. 当亲戚朋友与你谈起你的疾病时,你是否经常试图转换话题?
  (1) 总是这样　　　(2) 经常这样　　　(3) 有时这样　　　(4) 从不这样

12. 近几个月,你从书本、杂志、报纸上了解多少有关你的疾病的信息? ＊
  (1) 很多　　　　　(2) 较多　　　　　(3) 一些　　　　　(4) 极少

13. 你是否经常觉得自己要向疾病屈服? ＊
  (1) 总是这样　　　(2) 经常这样　　　(3) 有时这样　　　(4) 从不这样

14. 在多大程度上你想忘掉你的疾病?
  (1) 极低程度　　　(2) 一定程度　　　(3) 相当程度　　　(4) 很大程度

15. 关于疾病,你向医生问了多少问题?
  (1) 没有　　　　　(2) 一些　　　　　(3) 较多　　　　　(4) 很多

16. 遇到患有同样疾病的人,通常你会与他谈论多少有关疾病的细节?
  (1) 极少　　　　　(2) 一些　　　　　(3) 较多　　　　　(4) 很多

17. 你是否经常以看电影、电视等方式来分散自己对疾病的注意?
  (1) 从不这样　　　(2) 有时这样　　　(3) 经常这样　　　(4) 总是这样

18. 你是否经常觉得自己对疾病无能为力? ＊
  (1) 总是这样　　　(2) 经常这样　　　(3) 有时这样　　　(4) 从不这样

19. 亲朋好友向你询问病情时,你是否经常与他谈许多病情细节? ＊
  (1) 总是这样　　　(2) 经常这样　　　(3) 有时这样　　　(4) 从不这样

20. 对于你的疾病,你是否经常感到自己只能听天由命?
  (1) 从不这样　　　(2) 有时这样　　　(3) 经常这样　　　(4) 总是这样

注:＊者为反向评分

## 七、艾森克人格问卷(成人版)(EPQ-88)

姓名_____　性别_____　年龄_____

  指导语:以下一些问题要求你按自己的实际情况回答,不要去猜测怎样才是正确的回答,因为这里不存在正确或错误的问题,也没有捉弄人的问题,将问题的意思看懂了就快点回答,不要花很多时间去想。现在开始吧!(1. 是　2. 否)

  1. 你是否有许多不同的业余爱好?        1  2

  2. 你是否在做任何事情以前都要停下来仔细思考?   1  2

  3. 你的心境是否常有起伏?           1  2

  4. 你曾有过明知是别人的功劳而你去接受奖励的事吗? 1  2

5. 你是否健谈？ 1 2

6. 欠债会使你不安吗？ 1 2

7. 你曾无缘无故觉得"真是难受"吗？ 1 2

8. 你曾经贪图过份外之物吗？ 1 2

9. 你是否在晚上小心翼翼地关好门窗？ 1 2

10. 你是否比较活跃？ 1 2

11. 你在见到一小孩或一动物受折磨时是否会感到非常难过？ 1 2

12. 你是否常常为自己不该做而做了的事,不该说而说了的话而紧张吗？ 1 2

13. 你喜欢跳降落伞吗？ 1 2

14. 通常你能在热闹联欢会中尽情地玩吗？ 1 2

15. 你容易激动吗？ 1 2

16. 你曾经将自己的过错推给别人吗？ 1 2

17. 你喜欢会见陌生人吗？ 1 2

18. 你是否相信保险制度是一种好办法？ 1 2

19. 你是一个容易伤感情的人吗？ 1 2

20. 你所有的习惯都是好的吗？ 1 2

21. 在社交场合你是否总不愿露头角？ 1 2

22. 你会服用有奇异或危险作用的药物吗？ 1 2

23. 你常有"厌倦"之感吗？ 1 2

24. 你曾拿过别人的东西(哪怕是一针一线)吗？ 1 2

25. 你是否常爱外出？ 1 2

26. 你是否从伤害你所宠爱的人而感到乐趣？ 1 2

27. 你常为有罪恶之感所苦恼吗？ 1 2

28. 你在谈论中是否有时不懂装懂？ 1 2

29. 你是否宁愿去看些书而不愿去多见人？ 1 2

30. 你有要伤害你的仇人吗？ 1 2

31. 你觉得自己是一个神经过敏的人吗？ 1 2

32. 对人有所失礼时你是否经常要表示歉意？ 1 2

33. 你有许多朋友吗？ 1 2

34. 你是否喜爱讲些有时确能伤害人的笑话？ 1 2

35. 你是一个多忧多虑的人吗？ 1 2

36. 你在童年是否按照吩咐要做什么便做什么,毫无怨言？ 1 2

37. 你认为你是一个乐天派吗？ 1 2

38. 你很讲究礼貌和整洁吗？ 1 2

39. 你是否总在担心会发生可怕的事情？ 1 2

40. 你曾损坏或遗失过别人的东西吗？ 1 2

41. 交新朋友时一般是你采取主动吗？ 1 2

42. 当别人向你诉苦时,你是否容易理解他们的苦衷？ 1 2

43. 你认为自己很紧张,如同"拉紧的弦"一样吗？ 1 2

44. 在没有废纸篓时,你是否将废纸扔在地板上？ 1 2

45. 当你与别人在一起时,你是否言语很少？ 1 2

46. 你是否认为结婚制度是过时了,应该废止？ 1 2

47. 你是否有时感到自己可怜？ 1 2

48. 你是否有时有点自夸？ 1 2

49. 你是否很容易将一个沉寂的集会搞得活跃起来？ 1 2

50. 你是否讨厌那种小心翼翼地开车的人？ 1 2

51. 你为你的健康担忧吗？ 1 2

52. 你曾讲过什么人的坏话吗？ 1 2

| | | |
|---|---|---|
| 53. 你是否喜欢对朋友讲笑话和有趣的故事? | 1 | 2 |
| 54. 你小时曾对父母粗暴无礼吗? | 1 | 2 |
| 55. 你是否喜欢与人混在一起? | 1 | 2 |
| 56. 你如知道自己工作有错误,这会使你感到难过吗? | 1 | 2 |
| 57. 你患失眠吗? | 1 | 2 |
| 58. 你吃饭前必定洗手吗? | 1 | 2 |
| 59. 你常无缘无故感到无精打采和倦怠吗? | 1 | 2 |
| 60. 和别人玩游戏时,你有过欺骗行为吗? | 1 | 2 |
| 61. 你是否喜欢从事一些动作迅速的工作? | 1 | 2 |
| 62. 你的母亲是一位善良的妇人吗? | 1 | 2 |
| 63. 你是否常常觉得人生非常无味? | 1 | 2 |
| 64. 你曾利用过某人为自己取得好处吗? | 1 | 2 |
| 65. 你是否常常参加许多活动,超过你的时间所允许? | 1 | 2 |
| 66. 是否有几个人总在躲避你? | 1 | 2 |
| 67. 你是否为你的容貌而非常烦恼? | 1 | 2 |
| 68. 你是否觉得人们为了未来有保障而办理储蓄和保险所花的时间太多? | 1 | 2 |
| 69. 你曾有过不如死了为好的愿望吗? | 1 | 2 |
| 70. 如果有把握永远不会被人发现,你会逃税吗? | 1 | 2 |
| 71. 你能使一个集会顺利进行吗? | 1 | 2 |
| 72. 你能克制自己不对人无礼吗? | 1 | 2 |
| 73. 遇到一次难堪的经历以后,你是否在一段长时间内还感到难受? | 1 | 2 |
| 74. 你患有"神经过敏"吗? | 1 | 2 |
| 75. 你曾经故意说些什么来伤害别人的感情吗? | 1 | 2 |
| 76. 你与别人的友谊是否容易破裂,虽然不是你的过错? | 1 | 2 |
| 77. 你常感到孤单吗? | 1 | 2 |
| 78. 当人家寻你的差错,找你工作中的缺点时,你是否容易在精神上受挫伤? | 1 | 2 |
| 79. 你赴约会或上班曾迟到过吗? | 1 | 2 |
| 80. 你喜欢忙忙碌碌和热热闹闹过日子吗? | 1 | 2 |
| 81. 你愿意别人怕你吗? | 1 | 2 |
| 82. 你是否觉得有时浑身是劲,而有时又是懒洋洋的? | 1 | 2 |
| 83. 你有时把今天应做的事拖到明天去做吗? | 1 | 2 |
| 84. 别人认为你是生气勃勃的吗? | 1 | 2 |
| 85. 别人是否对你说了许多谎话? | 1 | 2 |
| 86. 你是否对某些事物容易冒火? | 1 | 2 |
| 87. 当你犯了错误时,你是否常常愿意承认它? | 1 | 2 |
| 88. 你会为一动物落入圈套被捉拿而感到很难过吗? | 1 | 2 |

## 八、抑郁自评量表(SDS)

姓名_____　性别_____　年龄_____

请仔细阅读每一条,把意思弄明白,然后根据您最近1周的实际情况,选择最适合您的答案!

(1. 没有或很少时间　2. 小部分时间　3. 相当多时间　4. 绝大部分或全部时间)

| | | | | |
|---|---|---|---|---|
| 1. 我觉得闷闷不乐,情绪低沉 | 1 | 2 | 3 | 4 |
| 2. 我觉得一天之中早晨最好 | 1 | 2 | 3 | 4 |
| 3. 我一阵阵哭出来或觉得想哭 | 1 | 2 | 3 | 4 |

| | | | | |
|---|---|---|---|---|
| 4. 我晚上睡眠不好 | 1 | 2 | 3 | 4 |
| 5. 我吃得跟平常一样多 | 1 | 2 | 3 | 4 |
| 6. 我与异性密切接触时和以往一样感到愉快 | 1 | 2 | 3 | 4 |
| 7. 我发觉我的体重下降 | 1 | 2 | 3 | 4 |
| 8. 我有便秘的苦恼 | 1 | 2 | 3 | 4 |
| 9. 我心跳比平时快 | 1 | 2 | 3 | 4 |
| 10. 我无缘无故地感到疲乏 | 1 | 2 | 3 | 4 |
| 11. 我的头脑跟平常一样清楚 | 1 | 2 | 3 | 4 |
| 12. 我觉得经常做的事情并没有困难 | 1 | 2 | 3 | 4 |
| 13. 我觉得不安而平静不下来 | 1 | 2 | 3 | 4 |
| 14. 我对将来抱有希望 | 1 | 2 | 3 | 4 |
| 15. 我比平常容易生气激动 | 1 | 2 | 3 | 4 |
| 16. 我觉得作出决定是容易的 | 1 | 2 | 3 | 4 |
| 17. 我觉得自己是个有用的人,有人需要我 | 1 | 2 | 3 | 4 |
| 18. 我的生活过得很有意思 | 1 | 2 | 3 | 4 |
| 19. 我认为如果我死了别人会生活得好些 | 1 | 2 | 3 | 4 |
| 20. 我平常感兴趣的事我仍然照样感兴趣 | 1 | 2 | 3 | 4 |

## 九、焦虑自评量表(SAS)

姓名_____  性别_____  年龄_____

请仔细阅读每一条,把意思弄明白,然后根据您最近1周的实际感觉,选择最适合您的答案!

(1. 没有或很少时间  2. 小部分时间  3. 相当多时间  4. 绝大部分或全部时间)

| | | | | |
|---|---|---|---|---|
| 1. 我觉得比平常容易紧张和着急 | 1 | 2 | 3 | 4 |
| 2. 我无缘无故地感到害怕 | 1 | 2 | 3 | 4 |
| 3. 我容易心里烦乱或觉得惊恐 | 1 | 2 | 3 | 4 |
| 4. 我觉得我可能将要发疯 | 1 | 2 | 3 | 4 |
| 5. 我觉得一切都好,也不会发生什么不幸 | 1 | 2 | 3 | 4 |
| 6. 我手脚发抖打颤 | 1 | 2 | 3 | 4 |
| 7. 我因为头痛、颈痛和背痛而苦恼 | 1 | 2 | 3 | 4 |
| 8. 我感觉容易衰弱和疲乏 | 1 | 2 | 3 | 4 |
| 9. 我觉得心平气和,并且容易安静坐着 | 1 | 2 | 3 | 4 |
| 10. 我觉得心跳得很快 | 1 | 2 | 3 | 4 |
| 11. 我因为一阵阵头晕而苦恼 | 1 | 2 | 3 | 4 |
| 12. 我有晕倒发作,或觉得要晕倒似的 | 1 | 2 | 3 | 4 |
| 13. 我吸气呼气都感到很容易 | 1 | 2 | 3 | 4 |
| 14. 我的手脚麻木和刺痛 | 1 | 2 | 3 | 4 |
| 15. 我因为胃痛和消化不良而苦恼 | 1 | 2 | 3 | 4 |
| 16. 我常常要小便 | 1 | 2 | 3 | 4 |
| 17. 我的手脚常常是干燥温暖的 | 1 | 2 | 3 | 4 |
| 18. 我脸红发热 | 1 | 2 | 3 | 4 |
| 19. 我容易入睡并且一夜睡得很好 | 1 | 2 | 3 | 4 |
| 20. 我做噩梦 | 1 | 2 | 3 | 4 |

## 附录二　选择题参考答案

第一章

1. B    2. D    3. E    4. D    5. B    6. C    7. D    8. E    9. D    10. E    11. A    12. C

13. B    14. C    15. D

第二章

1. C    2. B    3. A    4. E    5. B    6. C    7. A    8. D    9. A    10. D    11. A    12. B
13. B    14. E    15. A    16. C

第三章

1. B    2. E    3. D    4. B    5. D    6. B    7. A    8. B    9. B    10. B    11. C    12. D
13. D    14. E    15. D

第四章

1. D    2. B    3. D    4. B    5. A    6. D    7. E    8. D    9. C    10. E    11. C    12. D
13. B    14. B    15. C

第五章

1. D    2. D    3. A    4. D    5. A    6. B    7. C    8. B    9. E    10. C    11. C    12. E
13. D    14. B    15. B

第六章

1. A    2. B    3. E    4. D    5. C    6. B    7. D    8. D    9. C    10. D    11. B    12. B
13. D    14. C    15. A

第七章

1. E    2. B    3. D    4. C    5. A    6. A    7. E    8. B    9. E    10. A    11. C    12. D
13. A    14. D    15. B

第八章

1. E    2. C    3. C    4. D    5. E    6. A    7. B    8. D    9. B    10. A    11. E    12. A
13. C    14. E    15. A

第九章

1. C    2. E    3. D    4. E    5. C    6. C    7. B    8. E    9. E    10. A    11. D    12. C
13. E    14. D    15. B

# 中英文名词对照索引

| | | |
|---|---|---|
| 90 项症状自评量表 | symptom check list-90, SCL-90 | 66, 85 |

**A**

| | | |
|---|---|---|
| 艾森克人格问卷 | Eysenck personality questionnaire, EPQ | 84 |

**B**

| | | |
|---|---|---|
| 本我 | id | 44 |
| 变态心理学 | abnormal psychology | 2 |
| 病人角色 | patient role | 111 |
| 驳斥和辩论不合理信念 | disputing irrational beliefs, D | 54 |

**C**

| | | |
|---|---|---|
| 操作条件反射 | operant conditioned reflex | 49 |
| 测验法 | test method | 8 |
| 超我 | superego | 44 |
| 传染病 | infectious diseases | 125 |

**D**

| | | |
|---|---|---|
| 代偿 | compensation | 47 |
| 抵消 | undoing | 47 |
| 调查法 | survey method | 7 |
| 动机 | motivation | 32 |

**E**

| | | |
|---|---|---|
| 俄狄浦斯情结 | Oedipus complex | 45 |
| 厄勒克特拉情结 | Electra complex | 45 |
| 恶性肿瘤 | malignant tumor | 126 |

**F**

| | | |
|---|---|---|
| 反向 | reaction formation | 46 |
| 访谈 | interview | 80 |
| 放松疗法 | relaxation training | 97 |
| 否认 | denial | 46 |

**G**

| | | |
|---|---|---|
| 感觉 | sensation | 15 |
| 感觉阈限 | sensory threshold | 15 |
| 感受性 | sensitivity | 15 |
| 格式塔心理学 | Gestalt psychology | 53 |

| 个案法 | ease study | 8 |
|---|---|---|
| 工具操作条件反射 | instrumental conditioned reflex | 49 |
| 观察法 | observational method | 6 |

## H

| 合理化 | rationalization | 47 |
|---|---|---|
| 合理情绪疗法 | rational emotive therapy, RET | 53 |
| 护理心理学 | nursing psychology | 1 |
| 幻想 | fantasy | 47 |

## J

| 急性病 | acute disease | 122 |
|---|---|---|
| 记忆 | memory | 19 |
| 家庭疗法 | family therapy | 102 |
| 焦虑自评量表 | self-rating anxiety scale, SAS | 86 |
| 结果 | consequences | 53 |
| 解释 | interpretation | 97 |
| 经典条件反射 | classical conditioned reflex | 48 |
| 精神分析理论 | psychoanalysis | 43 |
| 精神分析疗法 | psychoanalytic psychotherapy | 96 |

## L

| 临床心理评估 | clinical psychological assessment | 76 |
|---|---|---|
| 临床心理学 | clinical psychology | 2 |
| 临终病人 | terminal patients | 129 |

## M

| 满灌疗法 | flooding therapy | 99 |
|---|---|---|
| 慢性病 | chronic disease | 123 |
| 明尼苏达多相人格调查表 | Minnesota multiphase personality inventory, MMPI | 83 |
| 模拟实验 | imitative experiment | 8 |

## N

| 能力 | ability | 34 |
|---|---|---|

## P

| 普通心理学 | general psychology | 1 |
|---|---|---|

## Q

| 气质 | temperament | 35 |
|---|---|---|
| 器官移植 | organ transplantation | 127 |
| 前意识 | preconsciousness | 44 |
| 潜意识 | unconsciousness | 44 |
| 情感 | feeling | 26 |
| 情绪 | emotion | 26 |

## R

| 人本主义心理学 | humanistic psychology | 51 |
|---|---|---|
| 人格 | personality | 30 |
| 人际关系 | interpersonal relationship | 153 |
| 认识过程 | cognitive process | 15 |
| 认知 | cognition | 53 |
| 认知疗法 | cognitive therapy | 100 |
| 认知评价 | cognitive appraisal | 61 |
| 认知心理学 | cognitive psychology | 53 |

## S

| 社会心理支持系统 | social psychology support system | 149 |
|---|---|---|
| 社会再适应量表 | social readjustment rating scale，SRRS | 60 |
| 社会支持 | social support | 62 |
| 社会支持评定量表 | social support rating scale，SSRS | 66 |
| 升华 | sublimation | 47 |
| 生活变化单位 | life change unit，LCU | 60 |
| 生活事件 | life event | 60 |
| 生活事件量表 | life events scale，LES | 65 |
| 生理心理学 | physiological psychology | 2 |
| 生物反馈 | biofeedback | 50 |
| 生物反馈疗法 | biofeedback therapy | 99 |
| 实验法 | experimental method | 8 |
| 实验室实验 | laboratory experiment | 8 |
| 释梦 | dream interpretation | 97 |
| 手术 | operation | 124 |
| 思维 | thinking | 22 |

## T

| 疼痛 | pain | 127 |
|---|---|---|
| 投射 | projection | 46 |
| 退化 | regression | 47 |

## W

| 危机干预 | crisis intervention | 105 |
|---|---|---|

## X

| 系统脱敏疗法 | systematic desensitization | 98 |
|---|---|---|
| 现场实验 | field experiment | 8 |
| 想象 | imagination | 24 |
| 心理测验 | psychological test | 82 |
| 心理冲突 | mental conflict | 59 |
| 心理挫折 | frustration | 59 |
| 心理干预 | psychological intervention | 91 |

| 心理护理 | psychological nursing | 134 |
| 心理护理计划 | planning of psychological nursing | 138 |
| 心理护理评估 | assessment of psychological nursing | 136 |
| 心理护理评价 | evaluation of psychological nursing | 142 |
| 心理护理实施 | implementation of psychological nursing | 139 |
| 心理护理诊断 | diagnosis of psychological nursing | 137 |
| 心理健康 | mental health | 150 |
| 心理评估 | psychological assessment | 76 |
| 心理社会应激调查表 | psycho-social stress scale, PSS | 66 |
| 心理危机 | psychological crisis | 104 |
| 心理应激 | psychological stress | 59 |
| 心身疾病 | psychosomatic disease | 68 |
| 心身医学 | psychosomatic medicine | 2 |
| 心身障碍 | psychosomatic disorder | 68 |
| 新的情绪和行为的治疗效果 | new emotive and behavioral effects, E | 54 |
| 信念 | beliefs, B | 53 |
| 兴趣 | interest | 33 |
| 行为疗法 | behavior therapy | 97 |
| 行为学习理论 | learning theory of behavior | 48 |
| 性格 | character | 37 |
| 需要 | need | 31 |

## Y

| 压抑 | repression | 46 |
| 厌恶疗法 | aversive therapy | 99 |
| 医学模式 | medical model | 3 |
| 医学心理学 | medical psychology | 2 |
| 医学应对方式问卷 | medical coping modes questionnaire, MCMQ | 66 |
| 移情分析 | transference | 97 |
| 抑郁自评量表 | self-rating depression scale, SDS | 86 |
| 意识 | consciousness | 44 |
| 意志 | will | 29 |
| 应对 | coping | 64 |
| 应激 | stress | 58 |
| 应激反应 | stress reaction | 62 |
| 应激源 | stressor | 59 |
| 幽默 | humor | 47 |
| 诱发事件 | activating events, A | 53 |

## Z

| 支持疗法 | supporting treatment | 94 |
| 知觉 | perception | 16 |
| 职业认同感 | professional sense of approval | 152 |
| 职业压力 | occupational stress | 148 |
| 注意 | attention | 25 |

| 转移 | displacement | 47 |
| 自我 | ego | 44 |
| 自我防御机制 | ego defense mechanism | 46 |
| 自我功能 | ego function | 46 |
| 自由联想 | free association | 96 |
| 阻抗分析 | resistance | 96 |

# 参考文献

1. 白洪海. 医学心理学. 上海:上海科学技术出版社,2006.
2. 曹海威. 心理学基础. 北京:科学出版社,2004.
3. 戴晓阳. 护理心理学. 北京:人民卫生出版社,2004.
4. 杜昭云. 心理学基础. 北京:人民卫生出版社,2005.
5. 郭少三. 护理心理学. 西安:第四军医大学出版社,2008.
6. 侯再金. 医学心理学. 北京:人民卫生出版社,2010.
7. 胡佩诚. 医护心理学. 北京:北京大学医学出版社,2005.
8. 姜乾金. 医学心理学理论、方法与临床. 北京:人民卫生出版社,2012.
9. 姜乾金. 医学心理学. 第2版. 北京:人民卫生出版社,2011.
10. 蒋继国. 护理心理学. 北京:人民卫生出版社,2004.
11. 蒋继国. 护理心理学. 北京:人民卫生出版社,2011.
12. 李丽华. 心理与精神护理学. 北京:人民卫生出版社,2012.
13. 刘志敏. 护士修养与护理艺术. 北京:人民军医出版社,2011.
14. 李丽萍. 护理心理学. 北京:人民卫生出版社,2012.
15. 卢桂珍. 医学心理学. 西安:第四军医大学出版社,2006.
16. 钱明. 护理心理学. 北京:人民军医出版社,2007.
17. 史宝欣. 临终护理. 北京:人民卫生出版社,2010.
18. 房民洁,吴泽慧,张昭妍. 临床护士必读. 北京:人民军医出版社,2011.
19. 王江红. 护理心理学. 南京:东南大学出版社,2006.
20. 吴玉斌. 护理心理学. 北京:高等教育出版社,2003.
21. 徐传庚. 心理护理学. 北京:人民卫生出版社,2012.
22. 徐贤淑. 护理心理学. 北京:中国中医药出版社,2006.
23. 杨艳杰. 护理心理学. 第3版. 北京:人民卫生出版社,2012.
24. 张春兴. 现代心理学. 上海:上海人民出版社,2005.
25. 张贵平. 护理心理学. 北京:科学出版社,2010.
26. 张书全. 人际沟通. 北京:人民卫生出版社,2008.
27. 张银玲. 护理心理学. 北京:人民卫生出版社,2009.
28. 张渝成. 美容心理学. 北京:人民卫生出版社,2010.
29. 张仲明. 李世泽. 心理诊断学. 重庆:西南师范大学出版社,2005.
30. 邹恂. 现代护理诊断手册. 北京:北京大学医学出版社,2004.
31. J Burger. 人格心理学. 陈会昌,译. 北京:中国轻工业出版社,2004.
32. Richard Gerrig. 心理学与生活. 第16版. 王垒,译. 北京:人民邮电出版社,2003.
33. R Hock. 改变心理学的40项研究. 白学军,译. 北京:中国轻工业出版社,2004.
34. K Nichols. 临床心理护理指南. 刘晓虹,译. 北京:中国轻工业出版社,2007.
35. Philip Zimbardo. 普通心理学. 第5版. 王佳艺,译. 北京:中国人民大学出版社,2008.